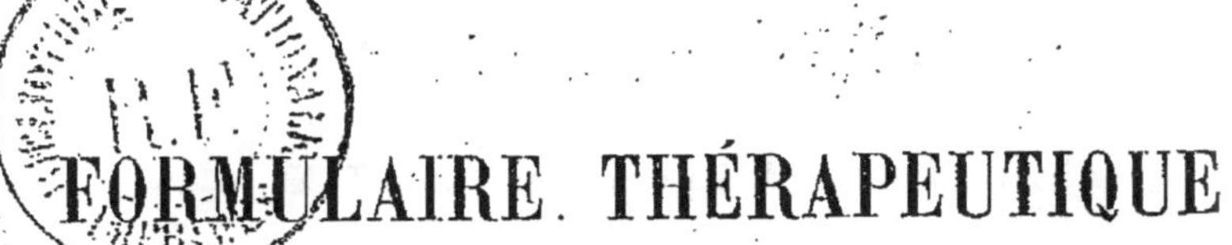FORMULAIRE THÉRAPEUTIQUE

3320-81. — Corbeil. Typ. et stér. Crété.

FORMULAIRE THÉRAPEUTIQUE

A L'USAGE

DES PRATICIENS

CONTENANT

LES NOTIONS ET LES FORMULES RELATIVES A L'EMPLOI
DES MÉDICAMENTS, DE L'ÉLECTRICITÉ
DES EAUX MINÉRALES, DE L'HYDROTHÉRAPIE, DES CLIMATS
ET DU RÉGIME

PAR

J.-B. FONSSAGRIVES

Ancien professeur de thérapeutique et de matière médicale
à la Faculté de médecine de Montpellier
Membre correspondant de l'Académie de médecine
Officier de la Légion d'honneur, etc.

*Non autem colluvie medicaminum, sed
judicio medicina valet.*

PARIS

Adrien Delahaye et Émile Lecrosnier, Éditeurs

Place de l'École-de-Médecine

M DCCC LXXXII

TRAITÉ

DE

T ÉRAPEUTIQUE

APPLIQUÉE

BASÉ SUR LES INDICATIONS

SUIVI

d'un Précis de thérapeutique et de Posologie infantiles
et de Notions de Pharmacologie usuelle sur les Médicaments
signalés dans le cours de l'ouvrage

PAR

J.-B. FONSSAGRIVES

Professeur de thérapeutique et de matière médicale
à la Faculté de médecine de Montpellier
Médecin en chef de la marine, en retraite,
Officier de la Légion d'honneur, etc.

Omnis methodus medendi fit per indicationem.
(GALIEN.)

(Ouvrage couronné par l'Académie de Médecine. Prix Desportes)

2 vol. gr. in-8, de 800 pages chaque. Prix........... 24 fr.

Le *Traité de thérapeutique appliquée* de M. le professeur
Fonssagrives est conçu sur un plan nouveau et absolument pratique. Se proposant beaucoup moins de donner
au médecin une connaissance abstraite du médicament
que de le lui faire envisager dans ses rapports avec

l'usage qu'il est appelé à en faire au lit du malade, il procède d'après la méthode clinique, c'est-à-dire va de l'indication au médicament, et non du médicament à l'indication, méthode qui est dans le sens du problème incessamment posé au thérapeutiste : Qu'y a-t-il à faire? Pourquoi faut-il le faire? Comment le faire? Elle satisfait le mieux aux besoins de la pratique et aux droits de l'esprit, qui ne se contente pas de constater les faits, mais leur cherche une interprétation rationnelle.

Présenter, d'une manière aussi exacte que possible, l'inventaire de nos ressources en présence d'une indication; signaler les lacunes qu'un avenir plus ou moins prochain remplira; se tenir à moitié chemin de la superfluité et de la pauvreté médicamenteuses; chercher le progrès aussi bien dans la restauration de ce que le passé avait de bon que dans les acquisitions de la science contemporaine, tel a été l'objectif constant de l'auteur.

Le moyen tiré de l'hygiène a sa place à côté du moyen pharmacologique, et il prime même l'importance de celui-ci dans la grande classe des maladies chroniques. L'auteur, obéissant à une préoccupation constante qu'explique la nature de son enseignement passé, n'a jamais séparé ces deux catégories de ressources, et, à côté du médicament, il a toujours placé le *régime du médicament*, c'est-à-dire l'ensemble des conditions d'hygiène qui peuvent le mettre en valeur. Les procédés de l'hydrothérapie, les méthodes diététiques, les climats envisagés comme modificateurs thérapeutiques, les eaux minérales, ont naturellement, et dans ce cours d'idées, leur place dans ce traité.

L'auteur a adopté la disposition suivante : la discussion des indications forme le texte même de l'ouvrage; les détails de posologie et les formules qui se rapportent à chaque indication sont placés en notes au bas de chaque page ; et, comme la même formule peut être indiquée en divers endroits, ces notes ont reçu des numéros d'ordre qui, reproduits entre crochets dans le texte, constituent autant de renvois facilitant les recherches et permettant d'éviter les répétitions.

La nécessité de répartir chaque médicament dans les groupes divers des indications qu'il peut remplir faisant perdre un peu de vue son individualité pharmacologique, il y a été pourvu par un dictionnaire très abrégé de matière médicale, indiquant la provenance, l'état naturel, les propriétés, la caractérisation physiologique et thérapeutique de chaque substance.

L'addition d'un précis élémentaire de thérapeutique et de posologie infantiles s'est imposée à l'auteur par l'impossibilité, bien démontrée pour lui, d'aborder avec fruit le traitement des maladies des enfants avec les seules données de la thérapeutique des adultes.

L'auteur a suivi la classification, ou plutôt le groupement clinique qu'il a proposé dans un autre ouvrage qui est, à proprement parler, une introduction à celui-ci (*Principes de thérapeutique générale ou le Médicament envisagé aux points de vue physiologique, clinique et posologique*. Paris, 1875.) Il lui a paru, en effet, se prêter naturellement à une exposition méthodique des ressources dont dispose l'art de guérir, et ramener constamment l'esprit à la notion du rôle dominateur de l'*indication* en thérapeutique.

Trois tables alphabétiques dressées : l'une, d'après l'ordre des médications et des médicaments ; la seconde, d'après l'ordre des maladies et des éléments morbides ; la troisième, d'après les formes pharmaceutiques que revêtent les médicaments, constituent en quelque sorte un résumé analytique de l'ouvrage.

Telle est l'économie de ce traité de thérapeutique appli-

— 4 —

quée, qui, se plaçant constamment au point de vue
pratique et donnant toujours le pas à la clinique sur le
laboratoire, s'est efforcé cependant de ne négliger aucun
fait de physiologie susceptible d'éclairer l'action d'un
médicament et de lui préparer des applications nouvelles.

DU MÊME AUTEUR

TRAITÉ DE MATIÈRE MÉDICALE ET DE PHYSIOLOGIE MÉDICAMEN-
TEUSE, *comprenant l'histoire naturelle, physique et chimique des médicaments principaux ; leur posologie, leur
action physiologique et toxique.* Ouvrage servant de
complément au *Traité de thérapeutique appliquée* du
même auteur. 1 vol. in-8 d'environ 800 pages. (*En
préparation.*)

CORBEIL. — Typ. et stér. CRÉTÉ.

FORMULAIRE THÉRAPEUTIQUE

A L'USAGE

DES PRATICIENS

CONTENANT

LES NOTIONS ET LES FORMULES RELATIVES A L'EMPLOI
DES MÉDICAMENTS, DE L'ÉLECTRICITÉ
DES EAUX MINÉRALES, DE L'HYDROTHÉRAPIE, DES CLIMATS
ET DU RÉGIME

PAR

J.-B. FONSSAGRIVES

Ancien professeur de thérapeutique et de matière médicale
à la Faculté de médecine de Montpellier
Membre correspondant de l'Académie de médecine
Officier de la Légion d'honneur, etc.

*Non autem colluvie medicaminum sed
indicio medicina valet.*

PARIS

Adrien Delahaye et Émile Lecrosnier, Éditeurs
Place de l'École-de-Médecine

M DCCC LXXXII

PRÉFACE

Les formulaires ne manquent pas. Est-ce donc le désir d'en ajouter un de plus à la longue série de ceux qui se partagent, ou se sont partagé, la faveur du public médical qui m'a inspiré la pensée de ce petit livre? En aucune façon; mais il m'a semblé qu'il y avait place, en cette matière, pour une œuvre de simplification et de méthode et qu'un *formulaire thérapeutique*, fait exclusivement pour les cliniciens et ne s'inspirant que des besoins de la pratique médicale, pourrait bien n'être ni superflu, ni inutile.

Ceux qui ont bien voulu attacher quelque attention à mes travaux antérieurs sur la thérapeutique appliquée, reconnaîtront bien vite dans ce livre les liens d'une étroite parenté avec ceux qui l'ont précédé et auxquels il sert de complément naturel. Il s'est inspiré de la même idée : substituer toujours le *médicament* à la *formule* et donner à la détermination clinique, c'est-à-dire à la prescription médicale, la base concrète de l'indication : rationnelle ou physiologique, quand l'état de la science lui permet de revêtir cette forme avancée ; empirique quand, ne pouvant y prétendre encore, elle repose sur la seule constatation, en attendant une théorisation qui viendra ou ne viendra pas plus tard. Le titre de *Formulaire thérapeutique* que j'ai choisi est donc beaucoup moins une variante qu'un programme.

Une longue préface messiérait à un petit livre, et celle-ci ne doit pas aller au-delà d'une simple exposition de l'économie et de l'arrangement des matières que ce Formulaire renferme sous une forme condensée.

Le médicament est beaucoup, sans doute, en thérapeutique appliquée, mais il n'est pas tout. L'électricité, étudiée dans les propriétés physiologiques et thérapeutiques que recèlent ses formes diverses, et disciplinée dans des appareils d'un maniement facile, est devenue l'instrument indispensable d'un grand nombre de médications et il était nécessaire qu'elle trouvât sa place dans l'arsenal des ressources du thérapeutiste, d'où l'idée d'un *formulaire électrologique*, adaptant les divers modes d'emploi de l'électricité aux services cliniques qu'on lui demande. — L'hydrologie s'est fait actuellement dans la thérapeutique des maladies chroniques une place aussi considérable que justifiée, et ses deux formes : l'eau minérale et l'eau froide, sont devenues des médicaments usuels ; le praticien ne peut sans doute prétendre à connaître ces ressources comme les spécialistes qui en ont fait l'objet d'une étude particulière ; mais encore doit-il, sous peine de graves mécomptes, quand il choisit une station thermale ou un procédé hydrothérapique, savoir exactement quelle est la nature du modificateur qu'il va faire entrer en jeu ; j'ai cherché à pourvoir à cet intérêt par un *formulaire hydrologique* contenant des notions sommaires sur les principales eaux minérales et sur les procédés usuels de l'hydrothérapie. — Mais ce n'est pas tout encore : avec les habitudes de déplacement et de voyages qui entrent de plus en plus dans nos mœurs médicales, le choix d'un climat doit avoir pour base la connaissance des éléments les plus importants de sa formule météorologique, et ce problème, plus difficile et plus délicat qu'il n'apparaît à première vue, est posé tous les jours au praticien; j'ai dû, par suite, dresser un *formulaire climatologique*.— Enfin, la direction du régime des malades étant le complément obligé d'une action thérapeutique qui vise réellement à être efficace, un *formulaire bromatologique* m'a paru doublement justifié par l'importance de la diététique et aussi par l'indifférence que l'on professe trop souvent pour cette branche de l'art de guérir.

Ce programme, fondé, je l'espère, sur la nature des choses, embrasse donc toutes les modalités de l'action thérapeutique, sauf, bien entendu, l'action instrumentale qui est trop spéciale pour ne pas être en dehors de ce livre. En réunissant toutes ces choses, très artificiellement séparées d'habitude, j'ai eu aussi la pensée qu'il y avait utilité à rappeler constamment que si les médicaments proprement dits ont puissance pour guérir, ils ne sont qu'un terme dans cette série de moyens qui constituent le vaste domaine de la thérapeutique.

Quant au *formulaire pharmacologique* proprement dit, je me suis attaché à ne pas embarrasser le praticien d'un grand nombre de formules, mais sans vouloir trop restreindre, non plus, l'initiative de son choix, et, fidèle à une méthode dont je ne saurais m'écarter, j'ai groupé ces formules autour de l'indication à laquelle elles se rapportent, de manière à mettre toujours dans un rapprochement fructueux l'idée clinique et le moyen médicamenteux qu'elle suggère. Enfin les prescriptions relatives à la médecine des enfants étant très spéciales, comme formes et comme doses, il m'a semblé utile de réserver dans ce livre une place pour un *formulaire infantile*.

Sous le titre de *procédés thérapeutiques* ont été groupées des indications sommaires sur la façon dont doit être conduite l'intervention manuelle du thérapeutiste quand il a à pratiquer ces opérations que leur simplicité met en dehors du domaine de la chirurgie et qui s'imposent, par leur caractère usuel, à la pratique de tous les jours.

Enfin un *glossaire pharmaceutique* a pour but de familiariser le praticien avec des termes qui ont pour le pharmacien une signification très précise et dont le médecin doit aussi connaître le sens.

Telle est l'économie de ce petit livre qui n'a pas de visées bien hautes, mais qui n'aura pas du moins favorisé cette torpeur somnolente dans laquelle s'endort l'esprit médical quand il s'abandonne au joug humiliant des formules brutes et y trouve plus de repos que de profit. *Penser* ses prescriptions est plus laborieux, sans doute, que d'égrener nonchalamment des formules ; mais il n'y a cependant de thérapeutique efficace qu'à cette condition. Puisse le praticien, en parcourant cet inventaire méthodique des ressources curatives dont nous disposons à l'heure actuelle, s'affermir dans le sentiment de la dignité et de la puissance de l'art de guérir, dont les limites reculent tous les jours, et qui est assez bien muni, dès à présent, pour que l'action thérapeutique, envisageant le possible et ne rêvant pas au-delà, ne se sente jamais complètement désarmée.

FONSSAGRIVES.

Kergurionné, 30 septembre 1881.

PREMIÈRE PARTIE

FORMULAIRE PHARMACOLOGIQUE

Ire SECTION. — PROLÉGOMÈNES

ART. I. — RAPPORTS DU MÉDECIN ET DU PHARMACIEN.

Les rapports du médecin et du pharmacien sont journaliers ;
ils doivent être étroits et assidus dans l'intérêt même du malade, qui doit seul, en cette matière, entrer en ligne de compte.
Je ne puis que répéter ici ce que j'ai dit ailleurs de ces rapports : « Associés dans une même œuvre, celle du salut des
malades, le médecin et le pharmacien, rapprochés d'ailleurs par
le voisinage de leurs études et le partage inégal, mais réel, d'une
responsabilité commune, doivent avoir entre eux les liens d'un
commerce confiant et de relations incessantes. Un pharmacien
instruit et consciencieux est, pour le médecin, une condition de
sécurité professionnelle et scientifique. Il peut, au milieu des
préoccupations qui l'absorbent, se laisser aller, en rédigeant
ses prescriptions, à des erreurs qui, s'il n'en était averti, au-
raient des conséquences parfois très graves et qu'il redresse,
dès qu'un doute intelligent lui est suggéré ; et d'ailleurs, que
devient sa médecine, comme profit pour ses malades et comme
école d'expérience pour lui-même, s'il ne peut compter ni sur
la qualité ni sur le dosage des médicaments qu'il prescrit ? Une
bonne pharmacie est donc la condition nécessaire de toute médecine fructueuse. Aussi un pharmacien qui aime son art et qui
lui donne son instruction, sa vigilance, son assiduité, est-il un
homme public dont les services sont dignes de toute estime et
qu'une assimilation injurieuse pourrait seule confondre avec un

industriel dont le lucre est le seul but : il doit sans doute ga-
gner sa vie ; et l'acquisition dispendieuse de son diplôme, la
servitude et la sédentarité pénibles auxquelles il est condamné
par sa profession, la responsabilité de conscience et la responsabilité légale qui pèsent sur lui à chaque instant de la journée,
lui donnent droit à des compensations morales qu'il trouve dans
l'estime du public et des médecins, et à des avantages maté-
riels qui le conduisent à l'aisance. Mais cesse-t-il de comprendre
sa mission, se lance-t-il dans l'industrialisme pharmaceutique,
s'affranchit-il du joug de la prescription pour aborder la médecine interlope, il déchoit, trompe les intérêts du public en flat-
tant un de ses travers les plus dangereux, manque à son devoir
en donnant des médicaments sans prescription, des conseils
sans compétence, souvent sans avoir vu les malades (il les ver-
rait qu'il n'en serait pas plus avancé), bat monnaie avec les
idées fausses et les erreurs du public, change sa pharmacie en
boutique et traîne dans la spéculation mercantile une profession
qui, digne et élevée par elle-même, méritait mieux que cela. Le
public qui va chercher une prescription dans une pharmacie est
absurde, le pharmacien qui la lui donne est coupable.

Les médecins, inspirés par un sentiment bien autrement
élevé que ne serait celui de la revendication de leurs droits
professionnels, doivent soigneusement distinguer les pharmaciens qui remplissent bien leur mission utile et qui s'y renferment, et les signaler à la considération et à la confiance du
public. (Fonssagrives, *Dict. de la santé*, Paris, 1875, p. 605.)

Le médecin joue, dans la détermination qui porte les familles
vers tel pharmacien plutôt que vers tel autre, au moins dans
les villes où les distances ne sont pas telles qu'elles règlent
seules le choix, un rôle décisif, et il doit en user avec beaucoup
de discrétion et de prudence. S'assurer pour sa pratique un
auxiliaire instruit, consciencieux, vigilant, qui lui garantisse des
médicaments bien conservés, bien préparés et bien dosés n'est
pas seulement son droit, c'est aussi son devoir, puisqu'en con-
seillant ses clients sur ce point, il prend encore plus leurs intérêts que les siens. Mais là où ces garanties heureuses se
trouvent au même degré, il doit, dans un intérêt de justice,
s'abstenir complètement et laisser ses malades suivre la pente
de leur choix ou de leurs habitudes. Le soin de sa considération

l'oblige d'ailleurs à éviter, ne fût-ce que l'apparence d'une réciprocité de bons offices payant un service par un service analogue. Le cas où il en est ainsi est rare sans doute, mais le malade, qui se venge habituellement sur le médecin des sévices de la maladie, et le juge avec peu de charité, est disposé à lui attribuer une fréquence qu'il n'a pas.

Les officines des pharmaciens étaient jadis pour les médecins ce que les boutiques de libraires étaient pour les gens de lettres : un centre de réunion où l'on s'entretenait des choses du métier, des nouveautés ; où les intérêts professionnels se rencontraient sans se heurter. Les mœurs médicales nouvelles ont emporté cette tradition qui n'était pas sans profit, et qui resserrait d'ailleurs utilement les liens de deux professions dont les points de contact sont incessants. A côté de cet avantage professionnel, il y en avait un autre absolument technique. On voyait les médicaments, on les touchait, on vivait avec eux dans un commerce familier qui donnait, sans travail, la notion de leurs qualités physiques, de leur couleur, de leur goût, de leur odeur, du rapport de leur poids à leur volume, et l'on évitait ainsi ces mécomptes qui n'épargnent pas des médecins, instruits par ailleurs, quand ils prescrivent des médicaments qu'ils n'ont quelquefois jamais vus. Enfin, l'entente s'établissait bien plus facilement, par des rapports directs, sur des questions de préparations ou d'associations médicamenteuses, que quand quelques lignes, tracées à la hâte au bas d'une formule, en apportent seules les éléments.

Art. II. — Provenance des médicaments prescrits.

Le médecin fait entrer dans ses prescriptions deux catégories de médicaments : 1° les médicaments dits *officinaux* qui, susceptibles d'une certaine conservation, se trouvent tout préparés dans les officines ou pharmacies, et sont employés tels quels, sans autre intervention du praticien que la fixation de la dose ; 2° les médicaments dits *magistraux* ou formules complexes que le médecin élabore au gré de son jugement et en vue du résultat qu'il poursuit et dont les éléments, isolés dans l'officine du pharmacien, viennent se grouper sur les indications écrites du praticien se conformant aux règles de l'art de formuler. Les extraits, les sels, les conserves, les mellites, les vins, les pastilles, etc., appartiennent au premier groupe ; les potions, les pilules, les lavements, les liniments, etc., appartiennent au second.

Les pharmacopées ou codex publiés par les soins des différents gouvernements ont pour but de donner aux préparations officinales une uniformité de composition et d'activité, en dehors de laquelle régnerait une véritable anarchie posologique, source d'embarras et de difficultés pour les thérapeutistes et de dangers pour la santé publique. Il est grandement à désirer (et les rapports de plus en plus multipliés des pays entre eux imposent cette unification à un avenir peu éloigné) qu'une pharmacopée universelle, fondée sur une entente internationale, se substitue aux pharmacopées partielles des différents pays et établisse une uniformité de composition des médicaments officinaux, en quelque contrée qu'on les emploie, de telle sorte qu'en deçà et au delà d'une frontière, les médecins n'aient pas à refaire leur instruction posologique.

Le Codex français, qui est en vigueur depuis 1866, a succédé aux pharmacopées légales de 1748 et de 1835 ; et, malgré les quelques critiques de détail qui lui ont été justement adressées, et que les œuvres les meilleures ne sauraient complètement éluder, il n'en reste pas moins un sûr régulateur des prescriptions, empruntant son autorité autant à sa valeur scientifique qu'à son caractère légal.

Il a déjà vieilli sans doute dans cette courte période de quinze ans, et il serait à désirer qu'une révision décennale le tînt constamment au courant ; mais tel qu'il est, il s'impose légalement au pharmacien, et le médecin, mis par lui en possession de ressources très suffisantes pour tous les besoins de son art, ne doit pas davantage s'en écarter jusqu'à ce qu'il ait été révisé à nouveau, ce qui ne peut tarder.

L'illustre président de la commission qui a élaboré le Codex de 1866, J. Dumas, en laissait pressentir dès cette époque la nécessité prochaine : « Il n'appartient pas, disait-il, à une génération médicale d'élaborer un Codex qui puisse convenir tout entier et sans modifications à la génération qui suit. Après quelques années, un tel recueil exige des remaniements, des suppressions, des additions. L'objet et le but de l'ouvrage ne peuvent pas changer, il est vrai ; mais les détails, la forme, l'esprit même, tout se modifie dans un livre dont les éléments sont empruntés aux vraies sources du mouvement et du progrès dans l'ordre matériel, c'est-à-dire aux sciences d'observation et aux sciences expérimentales... Le Codex actuel aura le même sort que ceux qui l'ont devancé et sera modifié plus tard à son tour. » (*Codex medicamentarius*, Paris, 1866, p. 17 et 20.) Le meilleur moyen serait peut-être d'instituer au sein de l'Académie de médecine une *Commission permanente du Codex* qui préparerait les éléments d'une révision de la pharmacopée légale, laquelle devrait avoir lieu à l'expiration de chaque période de dix ans.

On ne sait dans quelle catégorie de médicaments il convient de ranger les *spécialités pharmaceutiques* qui, bien que prescrites par les médecins, sont en dehors des préparations inscrites au Codex et pour le débit desquelles l'action du pharmacien, dépouillée de tout caractère scientifique, se réduit au rôle très humble d'un entrepositaire prélevant un bénéfice sur sa marchandise, et récusant toute responsabilité pour les effets de leur mauvaise préparation, de leur sophistication ou de l'inexactitude de leur dosage. Le nom de *médicaments industriels* caractériserait assez exactement cette catégorie de produits qui va s'accroissant tous les jours, envahit les officines, en exclura bientôt toutes les autres préparations, préjudicie au même degré aux intérêts scientifiques de la pharmacie qu'elle fait descendre au rang des autres commerces, et aux intérêts scientifiques de la médecine qui glisse, sur la pente de la paresse posologique, vers cette simplification trop commode. Les médecins peuvent seuls cependant affranchir les pharmaciens sérieux de ce joug des spécialités pharmaceutiques qui font d'un pharmacien instruit le débitant irresponsable, et souvent inconscient, de médicaments qui lui arrivent avec leurs étiquettes multicolores et leurs programmes fastueux, tout préparés, tout dosés, et dont il n'a à s'occuper que pour calculer les remises qu'il en reçoit. Les pharmaciens qui ont le sentiment de l'importance de leur art voient avec chagrin les grandes traditions s'en perdre, et, avec elles, cette dignité professionnelle qui leur attirait bien de temps en temps les lazzis légers de la satire et les horions inoffensifs de la Comédie, mais qui reposait sur la conscience intime d'un ministère difficile autant qu'il est secourable. La pharmacie s'en va ; le regne des quintessences, la paresse, trop souvent aussi l'inexpérience des médecins à formuler, et le monopole parisien la tuent visiblement ; la médecine, qui est d'ailleurs bien convaincue que l'intérêt du public est menacé par cette invasion des spécialités pharmaceutiques, peut seule la sauver en l'aidant à s'affranchir de ce joug au lieu de le subir elle-même avec docilité.

La loi est malheureusement impuissante à réprimer cet abus dangereux ; non pas parce qu'elle est absente, mais parce qu'elle manque, comme levier d'action, d'une définition précise de ce qu'il faut entendre par le mot de *spécialités pharmaceutiques*, et qu'appliquée dans sa rigueur, elle frapperait du même coup des préparations ayant une utilité réelle et des produits nés de l'amour du lucre, patronnés par une réclame effrénée, exploitant la crédulité des gens et s'inspirant de tout autre intérêt que du souci de la santé publique.

M. Lereboullet, dans un excellent travail critique sur ce sujet, a montré combien le départ de ces deux ordres de médicaments spéciaux est délicat et difficile dans la pratique. Il établit, dans la série presque interminable de ces produits, quatre catégories diverses :

La première comprend des drogues simples, des matières premières ou des produits chimiques bien définis que l'on fait venir de l'étranger, ou qui sont préparés industriellement, dans des conditions qui en garantissent la qualité : tels le kousso, le jaborandi, l'hydrate de chloral ;

Dans la seconde, se placent les médicaments inscrits au Codex, mais qu'un tour de main, un procédé de fabrication offrent avec des qualités que le médecin recherche, ou qui se présentent dans des conditions de division, de forme, d'enrobage, etc., qui en facilitent l'emploi ;

Un troisième groupe comprend des substances alimentaires diverses qui empruntent aux propriétés analeptiques ou toniques qu'on leur attribue un faux air de médicament.

Dans le dernier enfin, vient se placer la tourbe des médicaments composés : pilules, élixirs, vins, teintures, etc., dont la composition n'est connue que du fabricant et vers lesquels les séductions de l'annonce attirent les *owt-laws* de la médecine, les inguéris et les inguérissables.

Comme il le fait très justement remarquer, ce serait confondre le bien avec le mal, le licite avec l'interdit, le commerce loyal avec la spéculation charlatanesque, que d'envelopper tous ces produits dans une même réprobation et de n'établir entre eux aucune distinction de mérite ou de démérite. Mais à qui incombera ce soin ? M. Lereboullet a demandé qu'il fût confié à des commissions permanentes composées de spécialistes pris dans la Société de pharmacie, et s'adjoignant des membres de la Société de prévoyance des pharmaciens, qui jugeraient du caractère nuisible ou inefficace des spécialités pharmaceutiques et dont le jugement servirait de guide à l'Administration pour autoriser, interdire ou révoquer le droit de vente.

L'idée d'une Commission permanente de révision du Codex, que j'ai exprimée tout à l'heure et qui se composerait de membres de l'Académie de médecine recrutés dans les diverses sections compétentes, me paraîtrait mériter la préférence, et elle offrirait toutes les garanties désirables d'autorité et de désintéressement pour conseiller l'Administration dans l'application de la loi de germinal an XI, qui n'est pas abrogée si elle n'est pas appliquée, et dont les rigueurs insupportables dérivent précisément de l'absence de ces distinctions absolument nécessaires.

Le projet de taxation des produits pharmaceutiques spéciaux, déposé à l'Assemblée nationale en 1874 par MM. de Lorgeril et Testelin, n'a pas abouti, et il n'y a pas lieu de le regretter. M. Dechambre a démontré d'une manière péremptoire qu'il était dénué d'efficacité fiscale, qu'il ne remédierait à rien et ne serait préjudiciable qu'au public qui payerait ses médicaments plus cher et n'aurait pas, comme compensation, un brin de sécurité de plus. (Voy. *Gaz. hebd.*, t. XI, 1874, p. 39 et t. XVI, 1879, p. 549 et 565.)

Est-il besoin de répéter que la meilleure digue à opposer à l'invasion des spécialités pharmaceutiques est une instruction posologique des médecins, plus complète qu'elle ne l'est d'ordinaire. Quand ils sauront formuler, ils ne prescriront plus, de ces produits, que ceux qui leur semblent mieux dosés, d'une forme plus acceptable que les médicaments analogues préparés dans l'officine elle-même, et ils substitueront ainsi le choix raisonné à la routine.

ART. III. — CONSTITUTION ET RÉDACTION DE LA FORMULE.

La *formule* ou *prescription* est l'indication, écrite ou dictée directement au pharmacien, de la forme, des doses et du mode d'emploi d'un médicament simple ou complexe.

La partie de la thérapeutique qui trace les règles suivant lesquelles se prescrivent les médicaments, constitue l'*art de formuler*.

On distingue les formules suivant les préparations qu'on emploie en : 1º formules *officinales* dans lesquelles interviennent des médicaments tout préparés et conservés dans les pharmacies ; 2ª *formules magistrales*, celles qui, au gré de l'industrie du médecin, mélangent ensemble des médicaments divers pour leur donner une composition et une forme adaptées au but spécial qu'il poursuit.

Les formules officinales ne se composent que de la simple désignation du médicament, de la fixation de sa dose et de l'indication du mode suivant lequel il doit être administré ; elles sont d'une simplicité très grande et ne supposent en dehors, bien entendu, de sa finalité clinique, que la connaissance de la composition, et par suite, de l'activité de la préparation qu'elles mettent en œuvre. On pourrait appeler les formules officinales, *formules pharmaceutiques*, et les formules magistrales, *formules cliniques* ; l'art du pharmacien entrant bien plus en jeu dans la confection des premières que dans l'exécution des secondes.

La connaissance du Codex est la base indispensable de l'art de formuler : tout médecin, soucieux de ne faire que des prescriptions correctes et d'éviter des erreurs, souvent graves, doit le feuilleter d'une manière assidue. Il serait utile, à ce propos, que l'interrogation dans les examens portât sur celles des préparations, qui y sont consignées, dont l'importance est la plus grande, soit à raison du caractère usuel de leur emploi, soit à raison de leur activité et de la gravité plus grande que peut entraîner une erreur de dose dans les prescriptions où elles figurent.

§ 1. — *Éléments des formules.*

Une formule complète, c'est-à-dire à son summum de complexité, se compose des éléments suivants : la *base*, l'*adjuvant*, le *correctif*, l'*excipient*, l'*intermède*.

1° La *base* est la partie fondamentale d'une formule : c'est le *médicament de l'indication*, celui sur lequel on compte pour obtenir un effet thérapeutique et qui pourrait, à la rigueur, constituer à lui seul la prescription, s'il n'y avait avantage à modifier quelques-unes de ses propriétés et à lui donner une forme pharmaceutique qui n'est pas celle qui lui est naturelle.

2° L'*adjuvant* ou *auxiliaire* est un médicament d'action analogue à celle de la base, mais d'activité moindre, et qui corrobore, dans une certaine mesure, ses propriétés.

3° Le *correctif* a pour but : ou bien de masquer par ses qualités organoleptiques propres celles de la base ; ou bien de supprimer, dans les effets que produit celle-ci, certains symptômes pénibles qui n'ont par eux-mêmes aucune utilité.

4° L'*excipient* ou *ingrédient* ou *véhicule* est un corps inerte ou peu actif, quelquefois solide, le plus souvent liquide, qui a pour but de donner à la préparation sa consistance, d'en augmenter le volume et d'en faciliter le fractionnement.

5° L'*intermède* a pour office de réunir des substances qui ne sont pas miscibles entre elles, comme font le jaune d'œuf, la gomme adragante, le sucre, pour suspendre dans l'eau, en les divisant, le camphre, les essences, les huiles grasses, etc.

Il est des formules magistrales qui réunissent ces cinq éléments. Telle est, par exemple, une potion musquée, dans laquelle le musc (*base*) est suspendu par un jaune d'œuf (*intermède*) dans de l'eau distillée de tilleul (*excipient*), additionnée d'eau de laurier-cerise (*adjuvant* et *correctif aromatique*) et sucrée avec du sirop de gomme (*correctif édulcorant*).

Mais le plus habituellement quelques-uns de ces éléments de la formule font défaut. La base et l'excipient figurent très souvent seuls dans une formule. L'adjuvant et l'excipient sont fréquemment réunis dans une même substance. L'indication du correctif n'existe que quand le médicament principal a des propriétés ingrates ou répulsives ; et celle de l'excipient que quand le médicament actif prend, grâce à lui, une forme plus favorable à son absorption ou à son fractionnement en doses destinées à être prises successivement. Quant à l'intermède, il n'est utile que dans un nombre très limité de prescriptions renfermant, comme je l'ai dit plus haut, des substances qui ne sont pas directement miscibles entre elles.

Le principe posologique est de donner aux formules la moindre complexité possible afin d'y voir plus clair dans les effets produits; d'asseoir la conduite à venir sur une base solide tirée des résultats obtenus; et enfin d'acquérir une notion pré-cise de l'action des médicaments. La réunion dans une même formule de plusieurs substances actives ayant une action ré-putée identique n'est justifiée que quand ces formules com-plexes ont une utilité affirmée par la tradition et l'expérience universelle, et alors il faut faire mentalement abstraction de leur complexité et observer leurs effets *in globo* comme on observe ceux des médicaments composés naturels, tels que l'opium, par exemple, dans lequel se réunissent un très grand nombre de principes dont l'action individuelle est loin d'être concordante avec celle des autres.

Une grande discrétion dans la composition des *thériaques artificielles*, c'est-à-dire des prescriptions complexes, et un grand respect pour les *thériaques naturelles* dont les effets d'en-semble ont d'ailleurs été bien constatés, tel est le principe dont on ne doit pas s'écarter.

C'est dire que le clinicien doit bien se garder de ces assimi-lations trop commodes que l'on établit aujourd'hui entre les médicaments naturels et les alcaloïdes qu'on en tire; ce sont des *espèces pharmacologiques* qui peuvent avoir entre elles des affinités plus ou moins grandes, mais qu'on ne saurait, sans paralogisme et sans préjudice, considérer comme identiques. Les *quintessences médicamenteuses* dont le règne florit au-jourd'hui et qui tendent à détrôner les substances d'où on les tire, ne représentent qu'une partie de leur action, déterminée ou à déterminer, et ne sauraient les remplacer toujours, malgré les avantages qu'offrent pour leur emploi leur plus grande activité et, par suite, l'atténuation de leur volume.

§ 2. — *Choix de la forme pharmaceutique.*

Le médicament étant choisi, il faut arrêter la forme sous laquelle il sera donné avec le plus d'avantages. Le principe chimique : « *Corpora non agunt nisi sint soluta* » s'applique aussi rigoureusement à la pharmacologie, sous la réserve de quelques médicaments topiques qui n'agissent sur les tissus que par leurs qualités physico-chimiques. De là la supériorité de la forme liquide sur la forme solide, des potions, juleps, tisanes, apozèmes, solutions, sur les pilules, bols, granules, etc.

Autrefois les malades étaient moins nerveux et moins sensuels qu'ils ne le sont aujourd'hui ; la pharmacie allait droit à son but, ne comptant ni avec leur impressionnabilité ni avec leurs répugnances ; aujourd'hui, elle se sent moins d'autorité et elle biaise, se préoccupant peut-être moins du but final à atteindre que des ménagements réclamés par la mollesse de ses justiciables. Aussi les formes sèches des médicaments sont-elles de beaucoup les plus communes, et l'apparition contemporaine des granules à l'horizon pharmacologique a encore accentué cette préférence. On peut cependant poser en règle que la forme liquide des médicaments est celle qui leur convient généralement et qu'il ne faut y déroger que quand on ne peut pas faire autrement.

Les pilules durcissent, plus ou moins, suivant leur nature, et au bout d'un certain temps de préparation, elles deviennent réfractaires à l'action digestive et demeurent inertes, à moins que, s'accumulant dans quelque point de la filière intestinale, elles ne s'y ramollissent à la longue et ne produisent des effets de *fausse accumulation médicamenteuse* ainsi qu'on en a cité des exemples. Les granules eux-mêmes, malgré la solubilité de leur enveloppe sucrée, n'éludent pas toujours cet inconvénient, ainsi qu'on l'a démontré. Aussi convient-il de faire dissoudre ces granules dans un peu d'eau avant de les prendre.

Les formes liquides des médicaments sont : les solutions, lotions, potions, juleps, tisanes, teintures, vins, vinaigres, apozèmes, lavements, liniments, etc.

Les formes molles sont constituées par les pommades, les onguents, les savons, les opiats, les électuaires, les mellites, etc.

Les formes solides répondent aux pilules, aux granules, aux bols, aux suppositoires, aux emplâtres, etc.

Nous donnons dans le glossaire pharmaceutique, qui suivra bientôt, la définition de chacune de ces formes. Des détails plus amples sur leur préparation seraient hors de propos ici.

§ 3. — *Fixation des doses.*

La dose opportune d'un médicament pour arriver à un résultat déterminé est dans la tête d'un médecin muni de savoir, de jugement et d'expérience et ne se trouve pas dans un formulaire. C'est, en effet, une quantité qui varie au gré de conditions très diverses et qui est, par suite, indéterminable d'avance, si on se place au point de vue clinique.

Cette fixation ne peut s'entendre que du rapport des doses avec les âges en partant d'une hypothèse irréalisable : à savoir que la condition d'âge étant différente, toutes les autres conditions : d'absorption, de tolérance, d'hyperesthésie et d'apathie médicamenteuses sont exactement les mêmes. Et où trouver deux sujets qui offrent une similitude parfaite à ce point de vue ?

Cette réserve posée, nous devons indiquer les méthodes numériques imaginées pour fractionner les doses suivant les âges, en prenant pour base la dose destinée à l'adulte.

L'induction étant en défaut pour déterminer les doses d'après les âges, on s'est tourné prudemment du côté de l'expérience clinique pour les fixer.

Jérôme David Gaubius (de Leyde) a imaginé à ce sujet une formule devenue classique. Représentant par 1 (1 gramme si l'on veut), la dose qui convient à l'adulte *pour un effet thérapeutique déterminé*, on peut, suivant Gaubius, donner à un enfant de moins d'un an le douzième ou le quinzième de cette dose ; à deux ans le huitième ; à trois ans, le sixième ; à quatre ans le quart ; à sept ans le tiers ; à quatorze ans la moitié (H. D. Gaubius, *Libellus de methodo concinnandi formulas medicamentorum*. Lugd. Batav., MDCCLXVII).

Si l'on soumet, comme je l'ai fait, le barème posologique de Gaubius à l'épreuve de quelques médicaments usuels dont les doses, aux différents âges, sont bien fixées par l'expérience clinique, on constate, qu'acceptable pour certains médicaments, il ne l'est pas pour tous, et que, pour la même substance, il est applicable à certaines périodes d'âges et répugne à d'autres. C'est ainsi que le sulfate de quinine, dosé d'après la méthode de Gaubius, la justifie pour les âges de quatre ans, sept ans et quatorze ans, et la trouve en défaut pour les âges de un an, de deux ans et de trois ans. De même, les doses de Gaubius, s'il s'agit de l'ipéca, exactes pour les périodes intermédiaires de l'enfance, ne le sont plus pour les âges qui se rapprochent de la naissance et de l'adolescence. De même aussi, l'huile de ricin n'obéit pas à ce barême pour les premières années de la vie, etc.

Cottereau a modifié, ou plutôt simplifié, la table de Gaubius en fixant les doses proportionnelles aux âges de la manière suivante :

  1° Dose de l'adulte........ 1
  2° Dose de 1 an à 3 ans................... 1/6
  3° Dose de 3 ans à 7 ans.................. 1/3
  4° Dose de 7 ans à 13 ans................ 1/2
  5° Dose de 14 ans à 20 ans.............. 2/3

Mais ces évaluations, qui embrassent des périodes au lieu d'années, sont passibles des mêmes reproches que celles de Gaubius avec lesquelles elles se confondent, du reste, en plusieurs points (Bricheteau, A. Chevallier et Cottereau, *L'Art de doser les médicaments, tant anciens que nouveaux, suivant les âges*; Paris, 1829).

En Angleterre, on se sert plus volontiers du barême de Young que de celui de Gaubius. La formule de Young consiste à établir une fraction dont le numérateur est l'âge de l'enfant et le dénominateur ce même âge augmenté de 12; en réduisant cette fraction à sa valeur la plus simple, on a la dose qui convient à un âge déterminé.

Soit, par exemple, un enfant de deux ans; sa formule dosologique est la fraction $\frac{2}{2+12} = \frac{1}{7}$. S'agit-il d'un enfant de six ans, cette formule devient $\frac{6}{6+12} = \frac{1}{3}$. Et ainsi de suite.

A douze ans, au lieu de quatorze comme dans le barême de Gaubius, la dose est la moitié de celle de l'adulte. Le tableau suivant indique pour 1 gramme de sulfate de quinine (dose usuelle pour l'adulte), les doses, de la naissance à quinze ans, suivant Gaubius et Young :

AGES.	GAUBIUS.	YOUNG.
Adulte...............	1 gramme.	1 gramme.
20 ans...............	0,66 centigr.	0,63 centigr.
14 ans...............	0,50 —	0,52 —
7 ans...............	0,34 —	0,36 —
4 ans...............	0,25 —	0,25 —
3 ans...............	0,17 —	0,20 —
2 ans...............	0,12 —	0,14 —
1 an...............	0,083 milligr.	0,077 milligr.

On voit qu'il y a une concordance assez remarquable entre les chiffres de Gaubius et ceux d'Young. La formule de ce dernier me paraît préférable pour la série ascendante des âges compris entre deux ans et vingt ans ; le chiffre de Gaubius, pour un an, étant déjà trop faible, celui d'Young est, à plus forte raison, entaché de ce même défaut.

On pourrait, à mon avis, modifier avantageusement le barème de Young en composant le dénominateur de sa fraction avec l'âge de l'enfant augmenté de 12 pour la période de la naissance à 1 an, et de 13 pour les autres. Toutefois cette rectification ne conviendrait pas pour l'extrait thébaïque dont la dose (8 milligr.) pour la période de 0 à 1 an est déjà trop forte, à raison de l'impressionnabilité exquise des jeunes enfants pour ce médicament.

En calculant les doses d'après ces données numériques et en n'admettant que les chiffres ronds. j'ai pu dresser le tableau suivant des doses aux divers âges pour quelques-uns des principaux médicaments. J'ai pris pour point de départ la dose usuelle pour l'adulte, telle que l'expérience l'a établie et indiqué les doses proportionnelles pour les six périodes suivantes : de la naissance à 1 an ; — de 1 à 2 ans ; — de 2 ans à 3 ; — de 3 ans à 4 ; — de 7 ans à 12. Il serait facile de poursuivre ces fixations pour les périodes qui séparent douze ans de l'âge adulte, mais elles offrent beaucoup moins d'intérêt pratique que les dernières :

NATURE DE LA SUBSTANCE.	Dose usuelle pour l'adulte.	1re période de 0 à 1 an.	2e période de 1 an à 2.	3e période de 2 à 3.	4e période de 3 à 4.	5e période de 4 à 7.	6e période de 7 à 12.
	gr	gr	gr	gr	gr	gr	gr
Poudre de belladone.	0.10	0.008	0.014	0.02	0.025	0.035	0.05
Extr. gom. d'opium..	0.05	0.004	0.007	0.012	0.013	0.015	0.025
Ipéca....	1 50	0.12	0.21	0.30	0.38	0.55	0.75
Sulfate de soude.....	60 »	5 »	8 »	12 »	15 »	22 »	28 »
Rhubarbe....	2 »	0.16	0.33	0.40	0.50	0.60	1 »
Manne....	60 »	5 »	8 »	12 »	15 »	22 »	28 »
Calomel....	1 »	0.09	0.14	0.20	0.25	0.30	0.50
Aloès....	0.50	0.05	0.07	0.10	0.12	0.15	0.25
Séné....	10 »	0.70	1.40	2 »	2.50	3.50	5. »
Semen-contra....	8 »	0.65	1.10	1.60	2 »	3.50	4. »
Camphre....	1 »	0.09	0.14	0.20	0.25	0.30	0.50
Musc....	1 »	0.09	0.14	0.20	0.25	0.30	0.50
Tannin....	2 »	0.16	0.33	0.40	0.50	0.60	1. »
Magnésie calcinée....	8 »	0,65	1.10	1.60	2 »	3.50	4. »
Acétate d'ammon....	30 »	2.50	4 »	6 »	7.50	11 »	15 »
Liqr de van Swieten.	30 »	2.50	4 »	6 »	7.50	11 »	17 »
Sulfate de cuivre....	0.10	0.008	0.014	0.025	0.026	0.03	0.05
Poudre de colombo..	4 »	0.30	0.55	0.80	1 »	1.60	2 »
Morphine....	0.01	0.0009	0.0014	0.002	0.0025	0.0035	0.005
Iod. de potassium....	1 »	0.09	0.14	0.20	0.25	0.30	0.50
Cantharides....	0.10	0.008	0.014	0.025	0.026	0.03	0.05
Sous-carbon. de fer..	2 »	0.15	0.26	0.40	0.50	0.80	1 »
Brom. de potassium..	2 »	0.15	0.26	0.40	0.50	0.80	1 »
Hydrate de chloral...	2 »	0.15	0.26	0.40	0.50	0.90	1 »
Narcéine....	0.10	0.008	0.014	0.025	0,026	0.035	0.05
Castoréum....	2 »	0.15	0.26	0.40	0,50	0.80	1 »
Écorce de chêne....	30 »	2.50	4 »	6 »	7.50	11 »	15 »
Chlorate de potasse..	4 »	0.30	0.55	0.80	1 »	1.60	2 »
Mousse de Corse.....	30 »	2.50	4 »	6 »	7.50	11 »	15 »
Kousso....	20 »	1.40	2.80	4 »	5 »	7. »	10 »
Valériane....	10 »	0.70	1.40	2 »	2.50	3.50	5 »
Sulfate de quinine...	1 »	0.09	0.14	0.20	0.25	0.30	0.50
Poudre de Dover....	0.50	0.04	0.07	0.10	0.12	0.20	0.25
Citrate de magnésie..	40 »	4 »	7. »	8 »	10 »	14 »	20 »
Quinquina....	10 »	0.70	1.40	2 »	2.50	3.50	5 »
Poudre de digitale...	0.25	0.02	0.03	0.05	0.06	0.10	0.12
Poudre de scille....	0.20	0.016	0.028	0.04	0.05	0.07	0.10
Noix vom. (poudre)..	0.10	0.008	0.014	0.02	0.025	0.035	0.05
Jalap (p. de racine)..	2 »	0.16	0.28	0.40	0.50	0.75	1 »

Les doses qui sont indiquées dans ce tableau correspondent à l'âge auquel aboutit chaque période : ainsi pour les périodes de trois à quatre ans, de quatre à sept, de sept à douze, les doses correspondent aux âges de 4, de 7, de 12 ans.

On voit, par ces exemples, qu'il serait facile de multiplier, qu'à 12 ans correspond la demi-dose ; à 7 ans le tiers de dose ; à 4 ans le quart de dose ; à 3 ans le cinquième de dose ; à 1 an le douzième.

En résumé, il ne faut pas attacher à ces fixations numériques plus de rigueur qu'elles n'en comportent, mais ces chiffres fournissent des points de départ qui, contrôlés par l'expérience, ne sont pas sans quelque utilité. Il faut accepter ceux qui concordent avec les données cliniques ; ceux qui s'en écartent sensiblement ne méritent, bien entendu, aucun crédit ; tels sont les chiffres relatifs aux doses de l'opium pour les très jeunes enfants (Fonssagrives, *Traité de thérap. appliquée, basé sur les indications*. Paris, MDCCCLXXVIII, t. II, p. 351).

Les doses à donner aux vieillards ne s'écartent pas, quoi qu'on en ait dit, de celles de l'adulte, et il n'y a pas de nécessité de les atténuer, sauf peut-être pour l'opium. Il y a plus, il est permis de se demander si la moindre activité de l'absorption à cet âge ne diminue pas les effets d'une dose ordinaire.

Les femmes, qui se rapprochent en tant de points des enfants, sont, toutes choses égales d'ailleurs, impressionnées plus vivement par les médicaments et en réclament des doses un peu moindres, surtout pour les médicaments à action élective sur le système nerveux ; mais ici comme dans la Fable, « bon nombre d'hommes sont femmes sur ce point. » et il ne faut pas attacher une grande importance à ces généralisations suivant le sexe.

Au principe des doses *absolues* il faut, en clinique, substituer celui des doses *conditionnelles* dont la limite n'est pas fixée par un barème, mais dépend des effets produits ; et, sauf les médicaments dont l'action doit être rapide et passagère, comme un vomitif, un purgatif, etc., il convient de procéder par doses successives, plus ou moins multipliées et plus ou moins rapprochées suivant les effets qu'on obtient. Cette méthode des doses fragmentées et conditionnelles concilie tout : la sûreté de l'action médicamenteuse et la sécurité.

§ 4. — *Associations médicamenteuses.*

Si la prescription des substances médicamenteuses, isolées ou associées seulement à des véhicules peu actifs qui leur donnent une forme sous laquelle elles peuvent être aisément absorbées et développer au maximum leurs propriétés propres, est, en posologie, une règle générale dont l'observance est indispensable à la constatation rigoureuse des effets des médicaments (et cette constatation profite aux malades comme à la science), il y a cependant un bon nombre de cas dans lesquels il est non seulement loisible, mais avantageux d'y déroger. Mais l'expérience clinique est, et doit rester, le seul juge de la légitimité de ces associations.

Quand on réunit deux ou plusieurs médicaments dans une même prescription, on peut se proposer l'une ou l'autre des intentions qui suivent : — corriger ou détruire des propriétés organoleptiques qui sont ingrates et pourraient susciter de la part des malades une indocilité gênante; — mitiger ou faire disparaître l'action offensive que certains médicaments exercent sur l'estomac, action qui est inutile pour le résultat que l'on recherche; — rendre plus facile l'absorption du médicament; — stimuler le jeu des organes éliminateurs pour éviter la saturation ou l'accumulation médicamenteuses; — exalter l'action propre des médicaments; — obtenir par ces associations des effets que l'observation clinique a démontrés différents de ceux des médicaments quand ils sont donnés seuls.

Toute association médicamenteuse n'est donc pas mauvaise en soi, et il ne faudrait pas qu'une réaction, légitime d'ailleurs, contre cette polypharmacie ancienne que le satirique Guy-Patin stigmatisait du nom de « *cuisine arabesque*, » poussât la posologie dans une voie de simplification abusive. Ce qui importe seulement, non moins au salut des malades qu'à la dignité de l'art, c'est qu'à la base des associations médicamenteuses se trouve toujours une *intention clinique*; qu'on sache en un mot, en réunissant deux ou plusieurs médicaments, ce que l'on fait et ce que l'on veut. En procédant ainsi, on évite l'ancienne polypharmacie, répudiée avec raison par le bon sens, dans ce qu'elle avait de systématique et de faux, et on profite de quelques-unes des *thériaques* qu'elle a rencontrées par un hasard heureux, et qui, soumises à l'épreuve d'une observation séculaire, ont démontré leur utilité. Il faut y voir par abstraction, comme nous faisons pour les *thériaques naturelles*, c'est-à-dire ces médicaments composés que nous offre

la nature, des médicaments simples, et étudier leurs effets
d'ensemble sans plus songer à la complexité de leur composition.

Les associations sont *correctes* quand il n'y a pas d'effets
contradictoires entre les substances qu'elles réunissent, et
quand leurs éléments n'agissent pas les uns sur les autres
pour se décomposer ; en d'autres termes, quand il n'y a entre
eux ni incompatibilité physiologique ni incompatibilité chimique. L'étude attentive de la physiologie médicamenteuse et de
la pharmaco-thérapie prévient le premier écueil ; des notions
précises sur les actions chimiques permettent d'éviter le second.

Ce n'est pas cependant que les incompatibilités chimiques
soient toutes à éviter ; quelques-unes mêmes sont intention-
nellement provoquées. C'est ainsi par exemple que pour la
préparation des pilules de Blaud on compte sur la double décomposition du sulfate ferreux et du carbonate de potasse ;
qu'on réunit à dessein quelquefois l'iodure de potassium et le
chlorure mercurique pour obtenir, par la réaction réciproque
de ces deux substances, de l'iodhydrargyrate de potasse, etc. ;
mais ce sont là des exceptions, et la règle est que les médicaments associés, restant sans action les uns sur les autres, conservent leur individualité chimique dans les formules complexes
où on les fait entrer.

A ce titre, il est un grand nombre d'associations médicamenteuses qu'il faut éviter. Nous ne ferons qu'énumérer ici
les principales de ces incorrections posologiques.

1° *Association des acides avec les bases* quand on compte
sur l'action propre de celles-ci : Exemple : Saturation de l'ammoniaque ou de l'eau de chaux par un acide soit minéral soit
végétal entrant dans la composition d'un médicament complexe.

2° *Association des bases avec des sels susceptibles d'être dé-
composés par elles.* Exemples : eau sédative associée à l'alun
ou à l'acétate de plomb.

3° *Action des acides sur les sels susceptibles d'être décompo-
sés par eux.* Exemples : Carbonates alcalins dégageant leur
acide sous cette influence. — Acide méconique de l'opium
agissant sur les sels solubles, etc., de plomb, de cuivre qui entrent dans la composition des collyres astringents ou cathéréti-

ques et forment avec leur base des méconates insolubles, susceptibles de tatouer d'une manière indélébile les ulcérations cornéales.

  4° *Action des sels les uns sur les autres.* Ces incompatibilités sont fondées sur les lois de double décomposition des sels formulées par Berthollet. C'est ainsi que l'acétate de plomb est incompatible avec l'alun, le borax, les carbonates alcalins, les sulfates alcalins ; — que le carbonate de potasse ne peut être associé à l'alun, au chlorhydrate d'ammoniaque, au tartrate antomonico-potassique ; — le chlorure de baryum aux carbonates, sulfates et phosphates solubles ; — le chlorure d'or aux protosels de fer et d'étain, le chlorure de sodium à l'azotate d'argent ; — le deuto-chlorure de mercure aux carbonates alcalins, aux sulfures solubles, à l'iodure de potassium ; — l'émétique aux carbonates alcalins, — l'azotate d'argent aux carbonates et aux chlorures solubles, aux iodures, aux sulfures alcalins, — le sulfate de fer aux carbonates alcalins, au borax, à l'azotate de potasse, **au chlorhydrate** d'ammoniaque, aux savons ; — le sulfate de zinc aux carbonates alcalins, aux sels solubles de plomb, de baryte, de chaux ; — le sous-carbonate d'ammoniaque au deuto-chlorure de mercure, à l'acétate de plomb, au sulfate de fer, etc.

  C'est bien plutôt sur une instruction chimique antérieurement faite que sur les indications des tables d'incompatibilités posologiques que le médecin peut se guider utilement pour éviter des formules incorrectes ; aussi croyons-nous ne pas devoir insister davantage sur ce point.

  A côté de ces erreurs chimiques qui vicient trop souvent les prescriptions magistrales, il faut placer les erreurs pharmacologiques qui dérivent d'une connaissance imparfaite des médicaments que l'on emploie, de leur densité, de leur solubilité ; M. Yvon donne le nom d'*incompatibilités pharmaceutiques* aux difficultés qui sont souvent créées au pharmacien chargé d'exécuter une prescription par l'inexpérience posologique du médecin qui l'a formulée : ce sont de fausses appréciations du volume au poids qui rendraient certaines formules inexécutables si le pharmacien ne prenait sur lui de les rectifier ; d'autres fois deux substances en contact prennent une liquidité ou une dureté qui empêchent de manipuler convenablement leur mélange; dans un autre cas l'insolubilité d'un médicament dans le véhicule d'une potion rend nécessaire l'intervention d'un mucilage qui ne figure pas dans une formule, etc. (P. Yvon, *Traité de l'art de formuler*, Paris, 1879, p. 496.)

Le conseil que donne M. Yvon, de ne pas gêner l'initiative du pharmacien en l'embarrassant de détails techniques sur le *modus faciendi*, qui est du propre domaine de son art, est bon sans doute; mais ce qui serait encore meilleur, c'est que les étudiants en médecine, comme cela se fait dans certaines écoles, en particulier dans les écoles de médecine navale, fissent, pendant la durée de leur scolarité, un certain temps de service pharmaceutique pendant lequel ils verraient, toucheraient, pèseraient, prépareraient les médicaments et acquerraient ainsi, presque sans peine, une instruction pratique qui leur profiterait pour tout le reste de leur carrière, et que les livres et les cours sont parfaitement inhabiles à leur donner. On ne peut formuler convenablement qu'à cette condition.

§ 5. — *Rédaction des prescriptions.*

La façon dont une prescription est rédigée ne juge pas sans doute la valeur d'ensemble d'un praticien, mais elle donne au moins une idée assez nette de son instruction pharmacologique, et les pharmaciens ont là un critérium qui ne les trompe guère d'habitude.

Il y a, à ce point de vue, dans une prescription, à considérer : 1º le matériel; 2º la disposition; 3º la révision.

1º Le *matériel* de la prescription comprend : le papier et l'écriture, deux choses humbles sans doute en elles-mêmes et singulièrement dédaignées, mais qui n'en ont pas moins une réelle importance pour rendre aussi improbables que possible des erreurs de rédaction ou de lecture, qui ne sont pas toutes inoffensives.

Il serait grandement à désirer qu'au lieu d'écrire ses prescriptions sur un papier de hasard : ici détaché d'un carnet, là fourni par la famille elle-même, le médecin se servît d'un modèle imprimé qui aurait l'avantage d'une lecture plus facile, d'un classement plus aisé pour le pharmacien, et qui pourrait très bien d'ailleurs ne pas excéder les dimensions ordinaires d'un portefeuille de poche. Il serait facile, au moyen d'une ligne ponctuée, semblable à celle qui sépare les timbres-poste, de ménager un talon de souche qui resterait attaché au carnet lui-même et sur lequel la prescription serait copiée abréviativement. En cas d'erreur, cette souche rendrait le partage de la responsabilité entre le médecin et le pharmacien facile à déterminer, pourrait servir de pièce justificative dans le cas d'une action juridique, et épargnerait de plus au praticien ces défaillances de la mémoire qui sont si habituelles, au milieu des mille soucis d'une pratique étendue, et qui lui font confondre aisément, au grand scandale des familles, telle prescription avec telle autre, le médicament prescrit à celui-ci avec le médicament prescrit à celui-là; une potion avec des pilules, etc. Et quel est le médecin, j'en appelle à l'expérience communes qui n'a pas à se servir souvent de la mémoire de ses malades ou de leur entourage pour éviter ces confusions désobligeantes, et n'a pas recours souvent à des tâtonnements qui sont un peu compromettants pour lui? De cette façon, le praticien aurait toujours le moyen de se remémorer les prescriptions qu'il a faites dans le cours d'une maladie et d'en établir le début par une date.

C'est surtout dans les maladies longues qu'il est difficile à la mémoire la plus heureuse de conserver le souvenir de toute une série de prescriptions, en y rapportant une date, quand on en est séparé par une longue série de jours, si ce n'est de semaines. Les noms de médicaments se présentent sans doute à l'esprit, mais il ne peut guère aller au delà de cet effort. L'intérêt des malades, et dans une certaine mesure la considération du médecin, pâtissent de ces défaillances inévitables de la mémoire.

Un carnet composé de 150 à 200 feuilles susceptibles d'être détachées pourrait avoir des dimensions très maniables de 15 centim. de longueur sur 9 à 10 centim. de large. Les feuilles de prescriptions pourraient être disposées suivant le modèle ci-après, dont les proportions, par suite de nécessités typographiques, ont été un peu réduites au-dessous de ce qu'elles doivent être en réalité :

Nº DE SOUCHE

Date :

Nom du malade :

PRESCRIPTION.

MODE D'EMPLOI.

NOM DU MÉDECIN : DATE : Nº DE SOUCHE.

Nº *de pharmacie.*

MÉDICAMENTS. DOSES.

Pr.

F. S. A.

Signature :

Indications pour le pharmacien :

Indications à transcrire :

Il serait sans doute désirable que la prescription fût toujours écrite à l'encre, dans l'intérêt de sa netteté et de sa conservation ; mais il est une foule de cas, principalement dans la médecine des classes inférieures, où cette condition est mal aisée à remplir, et l'usage du crayon prévaudra toujours pour les prescriptions qui se font en dehors du cabinet. Encore convient-il que les médecins choisissent un crayon à la fois dur et noir pour que les caractères ne s'estompent pas par le frottement et puissent être lus avec facilité. Il y a dans la gamme de Conti et dans celle de Weber des crayons qui réalisent cette double condition. Le porte-plume à réservoir d'encre, de Mac-Kinnon, serait très utile pour les médecins.

Il est convenu, dans le monde, que les médecins écrivent mal, et cette imperfection est même considérée comme un de leurs attributs professionnels. Sans doute on garde dans la pratique de la médecine l'écriture qu'on y a apportée ; mais l'écriture la plus défectueuse devient lisible quand on y met du soin et *du temps*. Cette dernière condition est indispensable, autant parce qu'elle prémunit le pharmacien contre des erreurs de lecture, que parce qu'elle permet au médecin qui rédige une prescription d'éviter des confusions de mots ou de doses qui peuvent lui échapper avec une rédaction plus précipitée, et d'autant plus facilement qu'il est habituellement préoccupé au moment où il formule. Le danger de *penser* une dose et d'en *écrire* une autre, qui a entraîné des erreurs dont les tribunaux ont eu plus d'une fois à s'occuper, est éludé, presque à coup sûr, quand les prescriptions sont écrites avec lenteur.

Une précaution *qu'il ne faut jamais omettre*, c'est de relire la prescription qu'on a faite, non seulement quand on vient de la rédiger, mais aussi au moment où on prend congé de son malade. Je n'y manque jamais pour mon compte et je dois à cette précaution, que je ne crois en rien superflue, de n'avoir pas, rapproché comme je le suis du terme d'une longue carrière de pratique, un seul accident à regretter. Il est facile d'ailleurs de masquer cette sorte d'inquiétude d'esprit sous le prétexte de recommandations à renouveler aux assistants au moment où on leur remet définitivement la formule. Il est prudent, du reste, de recommander aux pharmaciens avec lesquels on est en rapports professionnels, de surseoir à toute prescription dont la contexture ou les doses leur présenterait quelque chose d'insolite et d'en demander la confirmation.

Comment doivent être écrites les doses? Leur énoncé en toutes lettres est d'obligation quand il s'agit de médicaments très actifs, et pour la raison que j'indiquais tout à l'heure. On se donne le temps matériel de la réflexion, et d'ailleurs la confusion d'une lettre avec une autre est redressée par celles qui la suivent ou la précèdent et par la physionomie générale du mot auquel elle appartient et une double chance d'erreur est ainsi évitée. S'agit-il de médicaments peu dangereux, on peut exprimer en chiffres les quantités, mais indiquer en toutes lettres les unités pondérales auxquelles elles se rapportent. On employait beaucoup jadis les chiffres romains et quelques praticiens ont encore conservé cette habitude; mais ils ne sont guère de mise que pour les quantités peu élevées; au delà on est moins rompu à leur lecture et ils n'ont d'ailleurs aucun avantage de netteté sur les chiffres arabes, qui sont beaucoup plus usuels.

Les prescriptions s'écrivaient jadis en latin, et cette pratique, qui s'est encore conservée dans différentes contrées de l'Europe, n'était pas sans avantages : elle soustrayait en effet le plus ordinairement les formules à l'investigation indiscrète des gens du monde et aux commentaires qu'ils en font au gré de leurs inquiétudes ou de leurs préjugés. Le latin n'est plus guère conservé aujourd'hui dans l'art de formuler que pour dissimuler les noms des médicaments dont la toxicité est notoire et auxquels répugneraient des malades pusillanimes. C'est ainsi que les mots de belladone, de ciguë, de noix vomique peuvent être remplacés avec avantage par les noms latins que la botanique leur attribue. De même aussi, le latin voile souvent d'une manière opportune l'insignifiance de certaines prescriptions qui n'ont d'autre but que d'apaiser les exigences de malades auxquels il convient de ne rien faire parce qu'ils ont abusé des médicaments et qui donneraient à l'abstention du médecin une signification préjudiciable à leur repos d'esprit. Les mots de *mica panis*, de *borrago officinalis*, d'*althæa*, de *glycirrhiza*, etc., remplissent cet office de dissimulation.

Ce n'est pas là d'ailleurs le seul artifice légitime auquel le médecin doit recourir pour tourner la panophobie des malades:

le nom de *solution de Dioscoride* proposé par Trousseau pour masquer une préparation arsénicale est le premier terme d'une série de subterfuges qui sont parfaitement licites puisqu'ils ne profitent qu'aux malades. Des noms de convention arrêtés d'avance avec le pharmacien de la famille permettent d'étendre aussi loin qu'on le veut ces artifices.

ART. IV. — DONNÉES NUMÉRIQUES APPLICABLES A LA
POSOLOGIE.

§ 1. — Poids médicinaux.

I. — *Nature des poids.*

Le *gramme*, unité pondérale, est le poids d'un centimètre cube d'eau distillée, prise à son maximum de densité, c'est-à-dire à + 4°,108.

Les subdivisions décimales du gramme employées en médecine sont : le *décigramme*, le *centigramme*, le *milligramme* et le *déci-milligramme*.

Le *décigramme* peut être considéré comme l'unité de poids des médicaments d'activité moyenne ; le *centigramme* comme l'unité de poids des médicaments actifs ; le *milligramme* comme l'unité de poids des médicaments très actifs ; le *déci-milligramme* comme l'unité de poids des médicaments les plus énergiques.

Les multiples décimaux du gramme ne sont guère employés en médecine que pour les substances très peu actives et qui sont généralement appliquées à l'usage externe.

Les *décagrammes* s'expriment ordinairement en grammes et ne s'emploient que pour les médicaments qui étaient jadis employés par once. Ainsi on dit 60 grammes de sulfate de soude, 30 grammes de mauve, au lieu de 6 décagrammes, de 3 décagrammes.

Les *hectogrammes* ne s'appliquent qu'aux médicaments destinés à l'usage externe. Exemple : racine de valériane et carbonate de soude, pour bains.

Le *gramme* contient 10 décigrammes; 100 centigrammes; 1000 milligrammes ; 10000 déci-milligrammes.

Les subdivisions du gramme s'expriment en chiffres suivant

les règles de la numération décimale, c'est-à-dire en séparant par une virgule la partie décimale du 0 ou du chiffre significatif qui représentent les entiers; en énonçant la partie décimale comme un nombre entier, et en lui donnant le nom de la plus petite division décimale. Exemple : 3^{gr},108 = trois grammes cent huit milligrammes; 0^{gr},35 = trente cinq centigrammes.

Il vaut mieux, dans les formules écrites, remplacer la formule décimale par l'expression en chiffres du nombre des unités entières, suivi de celui des parties décimales, avec la désignation en toutes lettres de la nature des unités entières et de celles des parties décimales. De cette façon on éloigne toute chance d'erreur. Exemple : 2 grammes 25 centigrammes.

II. — *Rapports des poids anciens aux poids métriques.*

Actuellement les poids nouveaux sont exclusivement employés en France par les médecins, mais la lecture des ouvrages antérieurs à l'adoption du système métrique met en présence des poids anciens et il est nécessaire d'en connaître les divisions, la valeur et les rapports qu'ils ont avec les poids nouveaux.

L'unité des poids anciens était la *livre* qui comprenait 2 *marcs*; 16 *onces*; 128 *gros*; 384 *scrupules*; 9216 *grains*.

La relation de ces poids au gramme est la suivante :

1 livre...........................	489^{gr},50
1 marc...........................	244 , 7
1 once...........................	30 ,59
1 gros...........................	3 ,82
1 scrupule........................	1 ,27
1 grain..........................	0 ,053

Les signes représentatifs de ces divers poids étaient figurés ainsi :

Livre.............................	℔
Marc.............................	ß
Once.............................	℥
Gros ou drachme..................	ʒ
Scrupule.........................	℈
Grain............................	gr

·III. — *Poids médicinaux employés dans les pharmacopées étrangères.*

La puissance de l'habitude, et peut-être aussi un sentiment d'amour-propre national, conservent encore dans les pharmacopées étrangères l'usage des anciennes mesures ; mais il est impossible que cette unification, si désirable, tarde beaucoup à être réalisée. Elle est d'autant plus à souhaiter que la diffusion, toujours croissante, des langues, mêle de plus en plus les littératures médicales, et que d'ailleurs la valeur en grammes des unités correspondantes n'est pas la même dans les différents pays et que quelques-uns, comme l'Angleterre par exemple, ont deux unités pondérales de valeur différente, ce qui est une cause toute gratuite de difficultés et de confusion. Mais cette réforme promise à l'avenir n'est pas encore opérée, et il est, par suite, utile de connaître les poids médicinaux des divers pays et leur rapport avec les grammes.

1° *Poids médicinaux anglais.*

On emploie en Angleterre deux sortes de poids : le *Troy-weight* qui sert aux matières d'or et d'argent et l'*Avoir du pois* (*Avoir du pois weight*) qui sert pour les autres marchandises.

La pharmacopée de Londres n'emploie que la *livre-troy* (*Troy pound*), celle de Dublin se sert de la livre *avoir du pois*. Les pharmacologistes anglais se servent à peu près exclusivement de la première. La *livre-troy* contient 373^{gr},24 et la livre *avoir du pois* 340. Celle-ci est donc plus faible de 33 grammes, soit d'un onzième ; mais cette différence est en réalité minime puisqu'il s'agit presque toujours, en médecine, de petites quantités.

La *livre-troy* contient 12 onces ; chaque once 8 drachmes ; chaque drachme 3 scrupules ; chaque scrupule 20 grains.

En d'autres termes, elle répond à 12 onces, à 96 drachmes, à 288 scrupules, à 5760 grains. Évaluée en grammes, la livre-troy et ses divisions ont la valeur qui suit :

Livre-troy (*troy-pound*)...............	373^{gr},241
Once (*ounce*).........................	31 ,10
Drachme (*drachm*).....................	3 ,60
Scrupule (*scruple*)....................	1 ,80
Grain (*grain*)........................	0 ,064

Le rapport du grain anglais au grain français doit être surtout remarqué : le grain anglais vaut 11 milligr. de plus que le grain français, et comme ce poids sert surtout pour les médicaments très actifs, cette différence n'est pas insignifiante, tant s'en faut.

2° *Poids médicinaux autrichiens.*

La livre autrichienne contient 12 onces ; chaque once 8 drachmes ; chaque drachme 3 scrupules ; chaque scrupule 20 grains.

La livre........................ ...	420^{gr}
L'once..........................	35
Le drachme......................	4 ,37
Le scrupule.....................	1 ,45
Le grain........................	0 ,072

3° *Poids médicinaux hollandais et belges.*

La livre	375^{gr}
L'once..........................	31 ,25
Le drachme......................	3 ,9
Le scrupule.....................	1 ,30
Le grain........................	0 ,065

4° *Poids médicinaux russes, danois et suisses.*

Livre...........................	357^{gr},669
Once............................	29 ,80
Drachme.........................	4 ,72
Scrupule........................	1 ,24
Grain...........................	0 ,062

5° *Poids médicinaux prussiens.*

Livre...........................	350^{gr},78
Once............................	29 ,23
Löth............................	14 ,61
Drachme.........................	3 ,65
Scrupule........................	1 ,21
Grain...........................	0 ,061

6° *Poids médicinaux suédois.*

Livre...........................	356^{gr},43
Once............................	29 ,70
Drachme.........................	3 ,71
Scrupule........................	1 ,23
Grain...........................	0 ,061

7° *Poids médicinaux piémontais.*

Livre..	331^{gr},96
Once..	27 ,66
Drachme....................................	3 ,45
Scrupule (1)..............................	1 ,15
Grain..	0 .048

8° *Poids médicinaux espagnols.*

Livre..	314^{gr},82
Once..	28 ,73
Drachme....................................	3 ,59
Scrupule (2)..............................	1 ,19
Grain..	0 ,049

On voit que le grain, mesure habituelle des médicaments actifs, a une valeur très diverse suivant les pays :

France.......................................	53	milligr.
Belgique, Hollande......................	65	—
Russie, Suisse, Danemark............	62	—
Espagne.....................................	49	—
Piémont.....................................	48	—
Prusse, Saxe..............................	61	—
Suède..	61	—
Rome...	49	—
Angleterre..................................	64	—
Toscane.....................................	49	—

Le minimum de valeur du grain est de 48 milligr. (Piémont) et le maximum de 72 milligr. (Autriche).

§ 2. — *Mesures médicinales.*

L'unité de mesure des liquides est le décimètre cube ou le litre dont les sous-multiples sont le décilitre, le centilitre et le millilitre.

I. *Rapport des mesures métriques aux mesures anciennes.*
Les rapports des mesures métriques des liquides aux mesures anciennes sont les suivants :

Litre..	1000 cent. cubes.
Pinte..	951 —

(1) Le scrupule de Piémont vaut 24 grains.
(2) Le scrupule en Espagne vaut 24 grains.

Les mesures de capacité employées en Angleterre sont :

Gallon qui contient 8 pintes ; 160 fluidounces ; 1280 fluidrachms ; 76800 minims = $4^l,543$.

Pint qui contient 20 fluidounces, 160 fluidrachms, 9600 minims = $0^l,567$.

Fluidounce qui contient 8 fluidrachms, 480 minims = $28^{gr},39$.

Fluidrachm qui contient 60 minims = 3,84 grains.

Minim (5 décimillilitres) 1 goutte environ.

II. — *Rapport des poids métriques aux mesures usuelles.*

Il est utile, dans la pratique, de rapporter les mesures usuelles des médicaments doués d'une activité moyenne à des poids déterminés.

La cuiller, le verre, le dé, la goutte, la pincée et la poignée sont les plus employées de ces mesures.

1° *Cuiller.* — On distingue, suivant leur grandeur, trois sortes de cuillers : 1° la cuiller à potage ; 2° la cuiller à entremets ; 3° la cuiller à café.

Le poids d'un même liquide étant représenté par 1 pour la euiller à café, l'est par 3 pour la cuiller à entremets et par 4 pour la cuiller à potage.

Le Codex de 1866 fixe à 20 grammes la contenance d'une cuillerée à potage d'eau et à 5 grammes la contenance d'une cuillerée à café.

M. Yvon s'est efforcé d'arriver à une détermination plus précise, et il a donné les chiffres suivants comme expression du poids des diverses cuillerées : 1° des solutions aqueuses ; 2° des potions ; 3° des sirops ; 4° des teintures et huiles :

1° Solutions	Cuiller à potage	16^{gr}
	Cuiller à entremets	12
	Cuiller à café	4
2° Potions	Cuiller à potage	18
	Cuiller à entremets	13,5
	Cuiller à café	4,5
3° Sirops	Cuiller à potage	21
	Cuiller à entremets	16
	Cuiller à café	5
4° Teintures, huiles	Cuiller à potage	12
	Cuiller à entremets	9
	Cuiller à café	3

On peut toutefois, dans la pratique, se départir de cette précision et fixer, pour le fractionnement des doses, la cuillerée ordinaire des *solutions* à 20 grammes ; la cuillerée à entremets à 15 grammes ; la cuillerée à café à 5 grammes, et adopter la même évaluation approximative en poids pour les *potions.*

Pour les *sirops,* on peut considérer la cuiller à potage comme pesant 25 grammes, la cuiller à entremets 20 grammes, et la cuiller à café 6 grammes.

Le poids des diverses cuillerées de *teintures* et d'*huiles fixes* peut être évalué, en moyenne, à 10 grammes pour la cuillerée ordinaire, à 8 grammes pour la cuillerée à entremets, et à 4 grammes pour la cuillerée à café.

Ces approximations sont plus commodes et les erreurs qu'elles comportent n'ont aucun inconvénient, eu égard à l'activité modérée des substances auxquelles on les applique.

Ces chiffres ont d'ailleurs un autre avantage : ils sont des diviseurs de 180 grammes et l'on pourrait, en fixant à ce poids ou à ses multiples celui des solutions et des potions, arriver à un fractionnement très facile.

C'est ainsi qu'une potion ou une solution de 180 centimètres cubes contiennent exactement 9 cuillerées à potage, 12 cuillerées à entremets, 36 cuillerées à café.

De même, 180 centimètres cubes de teintures ou d'huiles fixes contiennent 18 cuillerées à bouche, 20 cuillerées à entremets et 45 cuillerées à café.

La cuiller ne sert pas seulement de mesure usuelle aux liquides, on peut l'employer pour les poudres peu actives, et elle constitue un mode de dosage très expéditif et très aisé.

Le poids d'un volume d'une même poudre varie beaucoup suivant sa ténuité, ce qui se conçoit, puisque la quantité d'air interposée aux molécules de la poudre est en raison inverse de sa finesse. C'est ainsi que le kermès, qui est moins pesant que l'eau (0,775), se précipite au fond de ce liquide qui en expulse l'air. Il faut donc distinguer le *poids apparent* des poudres aérées, de leur *poids réel* quand l'air en a été chassé. Il ne peut, en pratique, être question que de la *densité apparente* des poudres.

Un professeur très distingué de l'École de médecine de Brest, M. Carpentin, a bien voulu, sur ma demande, déterminer expérimentalement le poids, au litre, de quelques poudres médicamenteuses. Dans un vase taré, d'un litre, il faisait tomber normalement chaque poudre en tassant aussi légèrement que possible, et en rasant la surface avec une carte. Les pesées qu'il a exécutées dans ces conditions lui ont donné les chiffres suivants pour des poudres d'un emploi usuel :

Acide hypo-antimonieux	$1^k,260$
Amidon	0 ,550
Cachou	0 ,600
Cannelle	0 ,529
Colombo	0 ,361
Cubèbe	0 ,467
Cousso	0 ,730
Chlorate de potasse	1 ,035
Calomel à la vapeur	2 ,140
Dover (poudre de)	0 ,680
Diascordium (poudre pour le)	0 ,529
Crème de tartre soluble (en paillettes)	0 ,815
Fer réduit par l'hydrogène	1 ,200
Ipéca	0 ,478
Jalap	0 ,441
Kermès	0 ,775
Lin (graines de)	0 ,680
Magnésique (oxyde)	0 ,147
Réglisse	0 ,453
Rhubarbe	0 ,433
Quinquina gris	0 ,305
Quinquina jaune	0 ,286
Séné	0 ,200
Sulfate de magnésie	0 ,765
Sulfate de quinine	0 ,207
Soufre sublimé et lavé	0 ,710
Valériane	0 ,361

Il est facile, ces poids étant donnés, de déterminer ceux des trois échantillons de cuillerées de ces diverses poudres, comme l'indique le tableau suivant dressé pour les trois modules de cuillers.

NOMS DES POUDRES.	CUILLER à potage.	CUILLER à entremets.	CUILLER à café.
Acide hypoantimonieux........	25gr,60	18gr,90	6gr,50
Amidon.....................	11 ,00	8 ,25	2 ,75
Cachou.....................	12 ,00	9 ,00	3 ,00
Cannelle....................	10 ,58	7 ,93	2 ,64
Colombo....................	7 ,22	5 ,41	1 ,80
Cubèbe.....................	9 ,34	7 ,00	2 ,33
Cousso.....................	4 ,60	3 ,45	1 ,15
Chlorate de potasse..........	20 ,60	15 ,52	5 ,17
Calomel à la vapeur..........	42 ,80	32 ,10	10 ,70
Dover (poudre de)...........	13 ,60	10 ,20	3 ,30
Diascordium (poudre pour le)...	10 ,58	7 ,83	2 ,64
Crème de tartre soluble (en pail- lettes).....................	16 ,30	12 ,22	4 ,07
Fer réduit par l'hydrogène.....	24 ,00	18 ,00	6 ,00
Ipéca......................	9 ,56	7 ,17	2 ,39
Jalap......................	8 ,82	6 ,61	2 ,20
Kermès....................	15 ,50	11 ,62	3 ,87
Lin (farine de)..............	13 ,60	10 ,20	3 ,40
Magnésique (oxyde)..........	2 ,94	2 ,20	0 ,73
Réglisse....................	9 ,06	6 ,79	2 ,26
Rhubarbe...................	8 ,66	6 ,49	2 ,16
Quinquina gris..............	6 ,10	4 ,57	1 ,52
Quinquina jaune.............	5 ,72	4 ,29	1 ,43
Séné.......................	4 ,00	3 ,00	1 ,00
Sulfate de magnésie..........	15 ,30	11 ,57	3 ,82
Sulfate de quinine...........	4 ,14	3 ,10	1 ,03
Soufre sublimé et lavé........	14 ,20	10 ,65	3 ,55
Valériane..................	7 ,22	5 ,41	1 ,80

On voit, en consultant ce tableau :

1° Que le poids de la cuillerée de chaque module est très variable pour les diverses substances, et que, pour celles indiquées plus haut, le maximum pour la cuillerée à bouche est de 42,8 (calomel), et le minimum de 2,94 (oxyde magnésique), c'est-à-dire peut varier dans le rapport de 16 à 1;

2° Que la cuillerée à café de sulfate de quinine contient exactement 1 gramme, c'est-à-dire la dose usuelle de ce médicament pour les fièvres simples, et la cuillerée à bouche 4 grammes, dose à laquelle on peut arriver dans le traitement des pernicieuses paludéennes.

On ne saurait trop s'habituer à rapporter le volume des poudres à leur poids. J'ai vu il y a trente ans, à la Pitié, un chef de service, excellent clinicien par ailleurs, se récrier à propos de l'énormité d'une prescription d'une cuillerée à café de sulfate de quinine, ne se doutant pas que cette mesure répondait à la dose très usuelle de 1 gramme.

Si l'on voulait continuer le tableau tracé plus haut, il conviendrait de procéder de la même façon, c'est-à-dire de remplir des diverses poudres un flacon de 1,000 centimètres cubes, d'en prendre le poids en grammes, de diviser celui-ci par 1,000 pour avoir le poids d'un gramme de la poudre, et de multiplier le chiffre ainsi obtenu par 20 pour avoir le poids de la cuillerée à bouche, par 15 pour avoir celui de la cuillerée à entremets, et par 5 pour avoir celui de la cuillerée à café.

2o *Verres.* — On peut, pour le dosage des médicaments liquides peu actifs, se servir de quatre sortes de verre : 1° le verre ordinaire à boire ; 2° le verre à bordeaux ; 3° le verre à madère ; 4° le verre à liqueur.

Le verre ordinaire contient de 250 à 300 grammes d'eau ; il répond à 3 verres à bordeaux, 4 verres à madère et 12 verres à liqueurs. D'où l'on peut conclure que le verre à bordeaux contient environ 80 à 100 grammes d'eau, le verre à madère de 60 à 75 grammes d'eau et le verre à liqueur de 20 à 25 grammes d'eau.

Ces données suffisent pour fixer approximativement les idées sur les poids des liquides médicamenteux que l'on administre par verrées.

3° *Dé.* — Le dé peut aussi servir de mesure improvisée quand les autres font défaut ; sa capacité varie, il est vrai, dans les proportions d'un tiers, mais cette différence est négligeable dans la pratique. Un dé moyen à coudre contient le huitième environ d'un verre à liqueur, soit $2^{gr},50$ à 3 grammes d'eau. On se sert quelquefois aussi de cette mesure usuelle pour les poudres, mais on comprend que les différences de densité de celles-ci doivent influer sur les poids auxquels répond cette capacité.

Le dé à coudre peut être évalué, comme contenance, à 2 centimètres cubes et demi, et deux dés à une cuillerée à café. Un dé à coudre moyen représente donc, en chiffres ronds, 3 grammes d'oxyde blanc d'antimoine, 1 gr. 30 centig. de poudre de cannelle, 1 gr. 10 centig. de poudre de jalap, 1 gr. 20 de poudre d'ipéca (exactement la dose vomitive pour l'adulte), 3 grammes de fer réduit par l'hydrogène, près de 2 grammes de kermès, 5 grammes de calomel, un peu plus de 1 gramme de rhubarbe, 1 gram. 80 centig. de soufre, 50 centig. de sulfate de quinine, etc.

On peut être isolé, ne pas disposer de balances, et l'on conçoit que la mensuration au dé puisse quelquefois rendre des services. Mais il faut se servir d'un dé moyen, destiné au médius d'un adulte dont les doigts n'offrent rien de remarquable ni comme volume, ni comme gracilité, et n'employer d'ailleurs cette mesure que pour les médicaments qui ne réclament pas un dosage d'une grande précision.

4° *Gouttes.* — Le dosage des médicaments actifs par gouttes est un des plus usuels ; c'est aussi un des plus inexacts, et la fixation moyenne de la goutte médicamenteuse à 5 centigr. est absolument erronée. A ce titre, il faudrait que 20 gouttes des différents liquides correspondissent à 1 gramme ; or, l'expérience enseigne qu'il est certains liquides, comme la teinture éthérée de digitale, le chloroforme, l'éther sulfurique, les uns plus légers, les autres plus denses que l'eau, qui contiennent, au gramme, jusqu'à 50, 60 et même 80 gouttes. La cohésion du liquide joue un rôle qui domine complètement celui de sa pesanteur propre.

Les essais qui ont été faits dans ces dernières années à l'aide des *compte-gouttes*, et en particulier de celui de Salleron, ont montré combien il importe, dans la pratique, de rapporter le nombre des gouttes au poids qu'il représente réellement. Les recherches de O. Reveil et celles de Yvon accusent, il est vrai, pour le même liquide des divergences qui sont sans doute imputables à la façon de procéder, mais qui démontrent la nécessité de ne plus prescrire par gouttes, mais par grammes ou division de gramme, le pharmacien se chargeant de cette transformation.

La liste suivante indique le nombre de gouttes au gramme des principaux liquides médicamenteux, d'après O. Reveil.

Acide azotique à 1,42	27	gouttes.
Acide chlorhydrique à 1,17	20	—
Acide cyanhydrique au 8ᵉ	25	—
Acide cyanhydrique au 20ᵉ	24	—
Acide sulfurique à 1,84	28	—

Alcool à 86°........................	62	gouttes.
Alcool nitrique....................	83	—
Alcoolature d'aconit...............	52	—
Ammoniaque à 22°..................	22	—
Chloroforme.......................	60	—
Eau de laurier-cerise..............	20	—
Eau de Rabel......................	55	—
Ether sulfurique..................	90	—
Ether acétique....................	39	—
Laudanum de Rousseau.............	54	—
Laudanum de Sydenham............	34	—
Liqueur d'Hoffmann................	31	—
Liqueur de Fowler.................	23	—
Teinture d'arnica.................	59	—
Teinture de belladone.............	52	—
Teinture de scille................	54	—
Teinture éthérée de digitale.......	74	—
Glycérine.........................	24	—
Huile de croton...................	49	—
Essence de térébenthine...........	58	—
Sirop à 35°.......................	68	—
Alcool de mélisse.................	57	—
Eau distillée.....................	20	—
Essence de menthe................	50	—
Teinture de castoréum............	51	—
Teinture de semences de colchique..	56	—
Vinaigre blanc....................	26	— (1

5° *Pincée, Poignée, Brassée.* Ces mesures, des plus approximatives, ne sont employées que pour les substances peu actives dont le dosage exact n'offre pas d'intérêt.

La *pincée* (*pugillus*) représentée par le signe abréviatif *Pug.* répond, suivant le Codex, à des poids de 1 à 2 grammes selon les substances ; les pincées de fleurs de camomille, de

(1) Ces évaluations diffèrent sensiblement, en plusieurs points, suivant les observateurs : c'est ainsi que l'acide azotique donne 27 gouttes au gramme suivant Reveil et 21 seulement suivant Yvon ; que le chloroforme donne, d'après le premier, 60 gouttes et d'après le second 54 seulement; le laudanum de Rousseau 54 gouttes pour l'un et 52 pour l'autre, etc. Je dois signaler à M. Yvon un chevauchement de chiffres qui s'est produit dans le tableau qu'il a dressé du rapport des gouttes au gramme dans son excellent traité de l'art de formuler (P. Yvon, *Traité de l'art de formuler.* Paris, 1879, p. 437). Cette incorrection typographique peut d'ailleurs être redressée aisément par le lecteur.

tussilage, de guimauve, de tilleul, de semences d'anis, de fenouil sont d'environ 2 grammes ; celles d'arnica et de mauve sont d'environ 1 gramme. Gaubius donne comme valeur de la pincée 1 demi-drachme ou 1 drachme.

La *poignée* (*manipulus*), dont le signe abréviatif est *M*, vaut environ 4 pincées, soit 2 à 4 drachmes ou 4 à 8 grammes. Ce rapport varie du reste beaucoup.

La *brassée* (*fasciculus*), dont le signe abréviatif est *Fasc.*, équivaut à 12 poignées, soit 50 à 100 grammes. Une poignée de semences d'orge équivaut à 80 grammes.

Ces deux dernières mesures sont peu employées, mais comme elles figurent dans les anciens ouvrages de pharmacologie avec les signes qu'elles représentent, il m'a paru utile, pour faciliter la lecture de ces livres, de les reproduire ici.

§ 3. — *Solubilité maxima de quelques médicaments à froid dans les principaux dissolvants.*

Les principaux dissolvants des médicaments sont l'eau, l'alcool, l'éther, le chloroforme, la glycérine.

I. — *Solubilité dans l'eau.* — 100 gr. d'eau distillée à froid dissolvent les quantités suivantes :

Acide arsénieux opaque	$0^{gr},50$
Acide arsénieux vitreux	2 ,00
Acétate neutre de plomb	66 ,00
Aconitine	0 ,70
Alun de potasse	5 ,40
Azotate d'ammoniaque	100 ,00
Azotate d'argent	100 ,00
Azotate de baryte	8 ,00
Azotate de potasse	30 ,00
Azotate de soude	85 ,00
Benzoïque (acide)	0 ,50
Bicarbonate de soude	10 ,00
Bioxalate de potasse	2 ,50
Borate de soude	8 ,00
Brome	3 ,30
Bromure de potassium	25 ,00
Caféine	1 ,00
Carbonate de soude	15 ,00

Chaux	$0^{gr},13$
Citrique (acide)	50 ,00
Cinchonidine	0 ,04
Chloroforme	1 ,00
Chlorate de soude	100 ,00
Chlorhydrate d'ammoniaque	36 ,00
Chlorhydrate de morphine	6 ,00
Chlorure de sodium	35 ,00
Chlorate de potasse	1 ,50
Codéine	1 ,20
Cyanure de mercure	12 ,00
Cyanure de potassium	12 ,50
Deutochlorure de mercure	6 ,60
Émétine	0 ,10
Émétique	7 ,00
Ether formique	1 ,00
Ether sulfurique	10 ,00
Gallique (acide)	100 ,00
Glycose	100 ,00
Iode	0 ,14
Iodure de potassium	143 ,00
Mannitose	15 ,00
Narcéine	0 ,01
Morphine	0 ,10
Oxalique (acide)	12 »
Quinine	0 ,25
Phosphate de soude	25 ,00
Prussiate jaune de potasse	25 ,00
Sulfate d'ammoniaque	73 ,00
Sulfate de fer	60 ,00
Sulfate de zinc	40 ,00
Sulfate de cuivre	25 ,00
Sulfate de potasse	10 ,00
Sulfate de soude	48 ,00
Sulfate de magnésie	32 ,00
Sel de Seignette	40 ,00
Sulfate neutre de quinine	0 ,15
Sulfate acide de quinine	9 ,10
Strychnine	0 ,02
Sulfate de strychnine	2 ,00
Sulfate d'alumine	133 »
Salicine	100 »
Tartrate neutre de potasse	25 »
Tartrate acide de potasse	0 ,40

Tartrate borico-potassique............... 133^{gr} »
Tartrate de potasse et de soude......... 68 »
Urée.................................... 100 »

II. *Alcool concentré.* — 100 grammes d'alcool à + 16° dissolvent les quantités suivantes :

Acétate de cuivre...................... 7^{gr},00
Acétate de morphine.................... 4 ,00
Arsénieux (acide)...................... 0 ,72
Arséniate de soude..................... 1 ,80
Atropine............................... 40 ,00
Azotate d'ammoniaque................... 43 ,00
Azotate de strychnine.................. 2 ,00
Bromure de potassium................... 0 ,50
Caféine................................ 1 ,00
Cantharidine........................... 0 ,12
Chlorate de potasse.................... 0 ,80
Chlorhydrate de morphine............... 5 ,00
Chlorhydrate bas. de cinchonine........ 4 ,10
Chlorhydrate de codéine................ 5 ,00
Chlorure mercurique.................... 40 ,00
Cinchonidine........................... 8 ,50
Cinchonine............................. 0 ,70
Cyanure de potassium................... 1 ,20
Cyanure de mercure..................... 50 ,00
Digitaline............................. 0 ,80
Iodure mercurique...................... 0 ,80
Morphine............................... 2 ,00
Narcéine............................... 0 ,10
Pipérine............................... 3 ,00
Quinidine.............................. 5 ,00
Quinine................................ 15 ,00
Solanine............................... 0 ,20
Strychnine............................. 0 ,80
Sulfate neutre de quinine.............. 0 ,15
Sulfate acide de quinine............... 9 ,00
Sulfate basique de cinchonine.......... 4 ,10
Santonine.............................. 12 ,00
Solanine............................... 0 ,20
Thébaïne............................... 10 ,00
Théobromine............................ 0 ,07
Urée................................... 20 ,00

III. *Éther sulfurique.* — 100 p. d'éther dissolvent les quantités ci-après :

```
Aconitine.........................  50
Atropine..........................   3
Caféine...........................   0,2
Cantharidine......................   3
Cinchonidine......................   1,3
Cinchonine........................   0,3
Narcotine.........................   1
Quinidine.........................   3
Quinine...........................   2
Santonine.........................   1,4
Vératrine.........................  15
```

IV. *Chloroforme.* — 100 parties de chloroforme dissolvent les quantités suivantes :

```
Aconitine.........................  40
Atropine..........................  30
Brucine...........................  56,7
Caféine...........................  11
Cantharidine......................   1,20
Cinchonine........................   4,3
Morphine..........................   0,6
Narcotine.........................  34
Quinine...........................  17,5
Santonine.........................  23
Strychnine........................  14
Vératrine.........................  58,5
```

V. *Glycérine.* — 100 p. de glycérine dissolvent les quantités suivantes :

```
Acétate neutre de cuivre..........  10
Acide arsénieux...................  20
Acide benzoïque...................  10
Acide borique.....................  10
Alun..............................  40
Arséniate de potasse..............  50
Arséniate de soude................  50
Atropine..........................   3
Azotate n. de strychnine..........   3,8
Bicarbonate de soude..............   8
```

Borax.. 60
Bromure de potassium......................... 25
Brucine... 2,2
Carbonate de soude............................. 98
Chlorate de potasse............................ 3,5
Chlorhydrate d'ammoniaque................... 20
Chlorure de baryum............................ 10
Chlorure de sodium............................. 20
Chlorure de zinc................................ 50
Cinchonine....................................... 0,50
Cyanure de mercure............................ 27
Cyanure de potassium......................... 32
Émétique.. 5,5
Iode... 1,9
Iodure de potassium........................... 40
Iodure de soufre................................ 1,6
Morphine... 0,4
Persulfure de potassium...................... 25
Sublimé... 7,5
Sulfate de cinchonine......................... 6,7
Sulfate de cuivre............................... 30
Sulf. de potasse................................ 10
Sulfate de quinine............................. 2,7
Sulf. de calcium................................ 10
Tannate de quinine............................ 0,7
Tartrate ferrico-potassique.................. 8
Urée.. 50
Vératrine... 1

La glycérine dissout en toutes proportions les acides acétique, citrique, lactique, tartrique, les acides sulfurique, azotique, chlorydrique, phosphorique, l'ammoniaque, le brôme, le chlorure d'antimoine, la codéine, l'azotate d'argent, l'azotate acide de mercure, le perchlorure de fer, la potasse caustique, les hypochlorites alcalins, le protoiodure de fer, le monosulfure de sodium.

§4. — *Quantités d'alcaloïdes contenues dans les sels alcaloïdiques.*

Il est très important de connaître les quantités d'alcaloïdes qui entrent dans la composition des différents sels d'un même alcaloïde. M. Yvon a dressé à ce propos un tableau duquel nous extrayons les chiffres suivants indiquant la quantité d'alcaloïde contenue dans 1 gramme de sel :

Acétate de morphine	80	centigr.
Arséniate de quinine	73	—
Arséniate de strychnine	74	—
Arsénite de quinine	70	—
Azotate d'aconitine	88	—
Azotate de quinine	85	—
Bromhydrate de cicutine	78	—
Bromhydrate de morphine cristal	76	—
Bromhydrate de quinine	76	—
Chlorhydrate d'apomorphine	75	—
Chlorhydrate de cicutine	78	—
Chlorhydrate de quinine	83	—
Chlorhydrate de strychnine	84	—
Citrate de quinine	62	—
Ferro-cyanhydrate de quinine	56	—
Hypophosphite de quinine	83	—
Lactate de quinine	72	—
Salicylate de quinine	70	—
Sulfate d'atropine	75	—
Sulfate de brucine	78	—
Sulfate de quinine	74	—
Sulfate de strychnine	74	—
Tannate de quinine	20	—
Valérianate d'atropine	67	—
Valérianate de quinine	59	—

§ 5. — *Densité de quelques médicaments.*

Densité de l'eau = 1,00

I. *Médicaments moins denses que l'eau :*

Alcool absolu	0,79
Alcool à 85°	0,85
Ammoniaque liquide	0,91
Amylène	0,66
Benzine	0,88
Camphre	0,98
Caoutchouc	0,92
Eau-de-vie	0,91

Essence de térébenthine...................... 0,87
Éther sulfurique............................ 0,72
Éther acétique............................. 0,91
Éther chlorhydrique à 0°.................... 0,87
Huiles d'amandes douces.................... 0,98
Huile de foie de morue blonde.............. 0,92
Huiles d'olives............................ 0,91
Huile de ricin............................. 0,96
Nitrite d'amyle............................ 0,87
Vin de Bordeaux............................ 0,99
Urée....................................... 0,81

II. *Médicaments plus denses que l'eau :*

1° *Médicaments liquides.*

Acide azotique............................. 1,58
Acide chlorhydrique........................ 1,21
Acide acétique............................. 1,06
Acide sulfurique........................... 1,18
Brôme...................................... 2,99
Chloroforme................................ 1,48
Essence de cannelle........................ 1,05
Essence de girofle......................... 1,06
Ether azotique............................. 1,11
Éther bromhydrique......................... 1,43
Éther iodhydrique à 22°.................... 1,92
Lait de vache.............................. 1,03
Petit-lait................................. 1,02
Sulfure de carbone......................... 1,27
Vinaigre................................... 1,01

2° *Médicaments solides.*

Acétate d'ammoniaque crist................. 1,03
Alun....................................... 1,07
Borax...................................... 1,06
Bichlorure de mercure...................... 5,42
Calomel.................................... 7,00
Carbonate de potasse....................... 2,20
Chaux vive................................. 3,20
Chlorate de potasse........................ 2,35
Chlorhydrate d'ammoniaque.................. 1,50
Iode à 17°................................. 4,95

Iodure de potassium...................... 3,00
Gomme arabique....................... 1,51
Mercure à 0°........................ 13,59
Potasse caustique..................... 2,10
Phosphate de soude................... 1,52
Sulfate de cuivre..................... 2,30
Sulfate ferreux....................... 1,90
Sulfate de magnésie................... 1,70
Sulfate de potasse.................... 2,66
Sulfate de zinc...................... 2,04
Sulfure noir de mercure............... 8,13

§ 6. — *Température de fusion et d'ébullition de quelques médicaments.*

I. *Fusion.*

Acide acétique cristallisé............... 16°
Acide benzoïque...................... 120
Acide tartrique...................... 175
Atropine............................ 90
Beurre.............................. 30
Beurre de cacao..................... 30
Bismuth............................ 265
Blanc de baleine..................... 49
Brucine............................ 105
Camphre........................... 175
Chlorure de calcium.................. 29
Cinchonine......................... 165
Cire blanche........................ 64
Codéine............................ 150
Étain.............................. 235
Iode............................... 107
Mannite........................... 166
Narcotine.......................... 170
Nitrate de potasse................... 350
Phosphore.......................... 44
Plomb............................. 335
Potassium.......................... 55
Quinidine.......................... 165
Quinine hydratée.................... 120
Salicine............................ 120
Santonine.......................... 136

Sodium...	90
Soufre...	115
Sucre candi......................................	160
Suif de mouton................................	51

II. *Ébullition :*

Alcool absolu.....................................	78°,4
Acide cyanhydrique...........................	26,5
Acide sulfurique concentré..............	325
Benzine..	80,8
Acide acétique.................................	120
Acide azotique.................................	125
Chloroforme.....................................	60,8
Dissolution saturée de chlorure de sod...	109,7
— de chlorhydrate d'ammoniaq..	114,2
— de nitrate de potasse........	115,9
— de nitrate de soude...........	121
— de carbonate de potasse......	135
— de nitrate de chaux..........	151
— de chlorure de calcium......	179
Eau distillée....................................	100
Éther rectifié...................................	35,5
Éther acétique..................................	74
Essence de térébenthine..................	155
— de citron..............................	170
Mercure...	350
Soufre...	440

§ 7. — *Proportions de principes actifs contenues dans les principales préparations du Codex.*

Il est utile de connaître la nature et la quantité des principes actifs qui sont la base des préparations officinales, afin de se rendre compte au juste de la dose de ces principes que l'on administre en donnant une quantité déterminée de ces préparations (extraits, pilules, sirops, etc.). Nous les avons calculées et rapportées à l'unité pondérale (gramme, litre, nombre) qui convient le mieux à leur nature. Nous avons pu ainsi dresser le tableau suivant dont la première colonne indique la préparation officinale ; la seconde, l'unité pondérale adoptée ; la troisième, la nature du principe qui donne son activité à la préparation ; la quatrième, la proportion de ce principe actif.

PRÉPARATIONS OFFICINALES	UNITÉS PONDÉRALES	PRINCIPES ACTIFS	QUANTITÉ.
Alcoolature d'aconit...	1 gram.	Feuilles fraîches......	50 centig.
— de belladone.	—	id.	—
— de ciguë......	—	id.	—
— de digitale...	—	id.	—
— de jusquiame.	—	id.	—
— de stramoine.	—	id.	—
Apozème de grenadier.	800 —	Écorce sèche de racine	60 gram.
Apozème de cousso....	150 —	Poudre de cousso......	20 —
Bain alcalin..........	200 litres.	Carbonate de soude....	250 —
Bain artificiel de Vichy.	200 —	Bicarbon. de soude....	500 —
Bain art. de Plombières.	200 —	Carbonate de soude....	100 —
		Chlorure de sodium...	20 —
		Sulfate de soude.......	60 —
		Bicarbon. de soude....	20 —
		Gélatine concassée.....	100 —
Bain artif. de Barèges.	200 —	Monosulf. de sod. crist.	60 —
		Chlor. de sodium sec..	60 —
		Carb. de soude desséch.	30 —
Bain sulfuré.........	200 —	Trisulf. de pot. solide..	100 —
Bain sulfuré liquide...	200 —	id. de potassium solid.	100 —
		Eau.................	200 —
Bain sulfuro-gélatin...	200 —	Trisulf. de pot. solide.	100 —
		Gélatine concassée.....	250 —
Bain ioduré..........	250 —	Iode.................	10 —
		Iodure de potassium...	20 —
Bain de sublimé.......	200 —	Bichlor. de mercure ..	20 —
		Alcool à 90°..........	50 —
Bain de sel marin......	200 —	Sel marin.............	5 kilog.
Bain gélatineux.......	200 —	Gélatine concassée.....	500 gram.
Bain aromatique......	200 —	Esp. aromatiques......	500 —
Cérat opiacé..........	100 gram.	Extrait d'opium.......	10 —
Cérat belladoné.......	100 —	id. de belladone...	10 —
Cérat laudanisé.......	100 —	Laud. de Sydenham....	10 —
Cérat de Goulard......	100 —	S.-acétate de plomb...	10 —
Cérat soufré.........	110 —	Soufre sublimé et lavé.	20 —
Conserve de casse.....	155 —	Pulpe de casse........	100 —
Conserve de tamarin...	225 —	Pulpe de tamarin......	75 —
Électuaire diascordium.	10 —	Extrait d'opium........	6 centig.
Émulsion simple......	1000 —	Amandes douces mond.	50 gram.
Émuls. d'huile de ricin.	150 —	Huile de ricin........	30 —
— de rés. de jalap.	160 —	Racine de jalap.......	50 centig.
— de rés. de scammonée.............	140 —	Scammonée d'Alep....	1 gram.
Espèces amères.......	300 —	F. sèch. de chard. bén.	100 —
		Som. fl. de chamœdrys.	100 —
		Som. de pet. centaurée.	100 —

PRÉPARATIONS OFFICINALES	UNITÉS PONDÉRALES	PRINCIPES ACTIFS	QUANTITÉ
Esp. anthelminthiques..	400 gram.	Som. sèch. de grande absinthe............	100 gram.
		Som. de tanaisie......	100 —
		Capitules de camomille	100 —
		id. de semen-contra.	100 —
Espèces aromatiques..	800 —	Feuilles et somnités d'absinthe............	100 —
			100 —
		Feuilles d'hysope......	100 —
		— de menthe poiv.	100 —
		— d'origan.......	100 —
		— de romarin....	100 —
		— de sauge......	100 —
		— de serpolet....	100 —
		— de thym.......	100 —
Espèces carminatives..	400 —	Fruits d'anis, de carvi, de coriandre, de fenouil : de chaque....	100 —
Espèces pectorales....	700 —	Fleurs de bouil. blanc, de coquelicot, de guimauve, de mauve, de pied-de-chat, de tussilage, de violettes...	100 —
Espèces astringentes...	300 —	Épicarpe de grenade...	100 —
		Racine de bistorte.....	100 —
		— de tormentille..	100 —
Espèces diurétiques....	500 —	Racines sèches d'ache, d'asperge, de fenouil, de persil, de p. houx de chaque...........	100 —
Espèces émollientes...	400 —	Feuilles sèch. de bouillon blanc, de mauve, de guimauve, de pariétaire.............	100 —
Espèces narcotiques....	600 —	Feuilles sèches de belladone, de ciguë, de jusquiame, de morelle, de nicotiane, de pavot............	109 —
Espèces béchiques.....	600 —	Feuilles de capillaire du Canada, de lierre terrestre, de scolopendre, de véronique, sommités d'hysope, capsules de pavot blanc (sans les semences)............	100 —
Extr. aqueux de digit.	1 —	Feuilles sèches........	3 gr. 30
Extr. de rhubarbe.....	1 —	Racine de rhubarbe....	4 gram.
Extrait d'opium........	1 —	Opium brut...........	2 —
Ext. alcool. de digitale.	1 —	Feuilles sèches de dig.	3 —

PRÉPARATIONS OFFICINALES.	UNITÉS PONDÉRALES	PRINCIPES ACTIFS	QUANTITÉ
Extr. alcool. de scille.	1 gram.	Squames de scille......	3 gram.
Extr. alcool. de cantha-ride..........	1 —	Poudre de cantharide..	5 —
Ext. alc. de noix vom.	1 —	Noix vomique..........	1,6 —
Ext. de fève de Calabar.	1 —	Semences de Cala-bar..............	26 —
Ext. éthér. de foug. mâl.	1 —	Souches sèches........	10,3 —
Fomentation émolliente.	1 litre.	Espèces émollientes....	50 —
Fomentation de sureau.	1 —	Fleurs de sureau.......	50 —
Fomentation narcot.....	1 —	Espèces narcotiques...	50 —
Gargarisme détersif...	312 —	Miel rosat............	60
		Alcool sulfurique......	2 —
Garg. antiscorbutique.	380 —	Espèces amères........	5 —
		Mellite simple.........	60 —
		Teint. antiscorbutique.	30 —
Garg. au chlor. de pot.	310 —	Chlorate de potasse....	10 —
Garg. astringent......	314 —	Sulf. d'alum. et de pot.	4 —
Granules de digitaline, d'acide arsénieux, d'atropine, de strych-nine............	n° 1.	Digitaline, ac. arsénieux, strychnine, atropine.	1 millig.
Huile camphrée........	100 gram.	Camphre............	10 gram.
Huile de cantharides...	110 —	Cantharides..........	11 —
Huile phosphorée......	10 —	Phosphore............	20 centig.
Injections de morelle, pavot, belladone, jus-quiame, ciguë, noyer.	1050 —	Feuilles ou capsules...	50 gram.
Injection iodo-iodurée.	160 —	Iode..............	5 —
		Iodure de potassium...	5 —
Lotion alcaline........	1050 —	Alcool à 90°..........	50 —
		Carbonate de potasse..	50 —
Lot. avec l'acétate de plomb...........	1000 —	Sous-acétate de plomb liquide............	20 —
		Alcoolat vulnéraire....	80 —
Lotion ammoniacale camphrée..........	1030 gram.	Ammoniaque liquide à 0°,92..............	60 —
		Alcool camphré.......	10
Lotion sulfurée........	1020 —	Chlorure de sodium....	60 —
		Trisulf. de pot. solide.	26 —
Lavement amidon......	515 —	Amidon.............	15 —
Lavement laxatif......	500 —	Mellite de mercuriale..	100 —
Lavement purgatif.....	530 —	Feuilles de séné.......	15 —
		Sulfate de soude.......	15 —
Liniment ammoniacal.	9 —	Ammoniaque liquide...	1 —
Liniment ammoniacal camphré..........	10 —	Huile camphrée.......	9 —
		Ammoniaque liquide...	1 —
Linim. camphré opiacé.	100 —	Huile camphrée.......	80 —
		Cérat de Galien.......	10 —
		Teint. d'opium........	10 —
Liniment oléo-calcaire.	100 —	Huile d'amande douce.	10 —
		Eau de chaux.........	90 —

PRÉPARATIONS OFFICINALES	UNITÉS PONDÉRALES		PRINCIPES ACTIFS	QUANTITÉ	
Linim. au chloroforme.	100	—	Chloroforme.........	10	gram.
Liniment de Rosen...	100	—	Huile concrète de muscade........	5	—
			Huile volatile de girofle.	5	—
			Alcoolat de genièvre..	90	—
Liniment térébenthine.	100	—	Huile de camomille....	50	—
			Essence de térébenth.	50	—
			Baume de copahu....	100	—
Opiat de copahu comp.	300	—	Cubèbe pulvérisé.....	100	—
			Cachou pulvérisé.....	100	—
Pilules d'aloès simples.	n° 1.		Aloès.............	10	centig.
Pilules d'Anderson....	n° 1.		Aloès.............	8	—
			Gomme-gutte......	8	—
Pil. aloét. savonneuses.	n° 1.		Aloès.............	10	—
			Savon médicinal.....	10	—
Pilules alunées d'Helvétius.............	n° 1.		Alun en poudre......	5	—
			Sang-dragon........	5	—
Pilules ante-cibum....	n° 1.		Aloès du Cap........	10	—
			Extrait de quinquina...	5	—
Pilules asiatiques......	n° 1.		Acide arsénieux.......	5	millig.
Pilules de chlorhydr. de morphine........	n° 1.		Chlorhydr. de morph.	1	centig.
Pilules de coloq. comp.	n° 1.		Aloès.............	5	—
			Coloquinte.........	5	—
			Scammonée.........	5	—
Pilules de cynoglosse opiacées...........	n° 1.		Extrait d'opium......	2	—
			Sem. de jusquiame....	2	—
Pilules de Bontius.....	n° 1.		Aloès.............	2	—
			Gomme-gutte........	2	—
			Gomme ammoniaque...	2	—
Pilules de Méglin.....	n° 1.		Ext. alc. de jusquiame.	5	—
			Ext. de valériane.....	5	—
			Oxyde de zinc sublimé.	5	—
Pilules de Vallet......	n° 1.		Carbonate ferreux....	20	—
Pilules de Blancard...	n° 1.		Iodure ferreux.......	5	—
Pilules de Dupuytren.	n° 1.		Deutochl. de mercure..	1	—
			Extrait d'opium......	2	—
Pilules de protoiod. de mercure opiacées.	n. 1.		Protoiod. de mercure..	5	—
			Extrait d'opium......	2	—
Pil. mercur. simples.	n° 1.		Mercure divisé......	5	—
			Mercure...........	5	—
Pilules de Belloste....	n° 1.		Aloès.............	5	—
			Scammonée.........	17	millig.
Pilules de Sédillot....	n° 1.		Mercure...........	5	centig.
Pil. de sulf. de quinin.	n° 1.		Sulfate de quinine....	10	—
Pilules de térébenthine.	n° 1.		Térébenthine........	20	—
Potion antispasmodiq.	142	gram.	Éther sulfurique.....	2	gram.
Potion astringente.....	155	—	Extrait de ratanhia....	5	—
Potion ammoniacale...	130	—	Ammoniaque liquide...	50	centig.
Potion de Choppart....	308	—	Baume de copahu....	60	gram.
			Alcool nitrique........	8	—

PRÉPARATIONS OFFICINALES	UNITÉS PONDÉRALES	PRINCIPES ACTIFS	QUANTITÉ
Potion calmante..........	150 gram.	Sirop d'opium...........	10 gram.
Potion à la magnésie, (*Médec. blanche*)...	118 —	Magnésie calcinée.....	8 —
Potion scillique......	147 —	Oxymel scillit.........	15 —
		Alcool nitrique.......	2 —
Looch diacodé.........	180 —	Sirop diacode.........	30 —
Sirops de fl. d'oranger, d'anis, de cannelle, de laurier-cerise, de menthe............	145 —	Eaux distillées........	50 —
Sirop d'éther...........	100 —	Éther sulfurique.......	5 —
— de codéine.....	100 —	Codéine...............	20 centig.
— de morphine....	100 —	Chlorhydr. de morphine.	5 —
— de strychnine...	100 —	Sulf. de strychnine....	25 millig.
— cyanhydrique...	200 —	Acide cyanhydrique médicinal au 10°.	1 gram.
— tartrique........	100 —	Acide tartrique crist.	2 —
— d'iod. de potas.	100 —	Iodure de potassium...	2,50 —
— d'iod. de fer....	100 —	Iodure de fer.........	50 centig.
— de perchl. de fer.	100 —	Perchlorure de fer.....	50 —
— de pyrophosph. de fer............	100 —	Pyrophosphate de fer.	1 gram.
— de citr. de fer ammoniacal.........	100 —	Citrate de fer ammoniac.	25 décig.
— de monos. de sod.	100 —	Monosulf. de sodium..	10 centig.
— d'aconit........	100 —	Alcoolature d'aconit...	10 gram.
— de digitale......	100 —	Teint. de digitale......	25 décig.
— de belladone....	100 —	Teinture de belladone.	7 gr. 40
— d'ipécacuanha...	100 —	Extrait alcool. d'ipéca.	1 gram.
— diacode.........	100 —	Extrait d'opium........	5 centig.
— d'opium.........	100 —	Extrait d'opium........	20 —
— lactucar. opiacé	100 —	Extrait de lactucarium.	5 —
		Extrait d'opium.......	25 millig.
— de ratanhia.....	100 —	Extrait de ratanhia....	25 décig.
— de chicor. comp.	100 —	Rhubarbe de Chine....	5 gram.
Mellite de mercuriale..	100 —	Suc de mercuriale....	50 —
Oxymel scillitique.....	100 —	Vinaigre scillitique....	25 —
Suppositoire d'aloès....	5 —	Aloès.................	50 centig.
— d'ext. de ratanhia.	5 —	Extr. de ratanhia.....	2 gram.

IIᵉ SECTION. — **PROCÉDÉS THÉRAPEUTIQUES**

Nous décrirons sous ce nom les divers modes de l'intervention manuelle du clinicien, dans un but thérapeutique. Le résultat qu'il poursuit est au prix d'une exécution régulière de ces procédés; il ne saurait donc trop se familiariser avec leur pratique et observer trop scrupuleusement les règles auxquelles l'expérience les a soumises.

L'ordre alphabétique étant le plus favorable à la rapidité des recherches est celui que nous adopterons.

Ablutions froides. — Les ablutions froides, moyen terme entre les affusions et les bains froids, s'emploient avec le plus grand succès comme moyen de combattre l'ataxie typhoïde et scarlatineuse. Pour pratiquer des ablutions méthodiquement, on prépare, dans le voisinage du lit du malade, un lit de sangle garni de toile cirée, on y porte le patient, au préalable dépouillé de ses vêtements, et on promène rapidement sur toute la surface du corps une grosse éponge trempée dans de l'eau à la température de la chambre, ou de l'eau plus froide, suivant qu'on veut exciter une réaction plus ou moins vive. Frölich a établi entre la température organique et celle que doivent avoir ces ablutions une relation régulière. Une température de 38° indique la nécessité de se servir d'eau à 15° ; à 40° il faut employer de l'eau à 4°,4. Le principe que la température des ablutions doit s'abaisser à mesure que la chaleur organique est plus élevée est seul à conserver. On se sert quelquefois pour ces ablutions d'eau vinaigrée ou chlorée. On pourrait, dans la fièvre typhoïde à forme ataxique, ajouter à l'eau des ablutions 1 litre d'eau phéniquée au 1000° ou 500 grammes de liqueur de Labarraque. L'ablution ne doit pas durer plus d'une minute. On la renouvelle aussi souvent que l'indique l'état de la température et du système nerveux. L'ablution terminée, on transporte le malade sur son lit à la surface duquel a été étendue une couverture de laine dans laquelle on l'enveloppe. On favorise la réaction par une boisson chaude, stimulante, quelquefois alcoolique.

Acupuncture. — L'acupuncture consiste dans l'introduction profonde d'aiguilles d'acier, d'or ou d'argent, dans le but de réveiller la contractilité des muscles ou de combattre les douleurs névralgiques ou musculaires. Debout a décrit de la manière suivante le procédé d'introduction des aiguilles à acupuncture : « L'aiguille étant saisie entre le pouce et l'index et la peau suffisamment tendue, on pose sa pointe au lieu d'élection ; on peut alors la faire pénétrer de deux manières : ou bien par *pression* directe, ou bien par *torsion*, c'est-à-dire en la faisant tourner entre les doigts, comme s'il s'agissait de faire pénétrer une vis. Berlioz l'introduisait peu à peu en la roulant entre les doigts. Lorsqu'on veut introduire une aiguille dans le cuir chevelu et au niveau des os superficiellement placés, Cloquet donne le conseil de percer d'abord la peau perpendiculairement ou obliquement suivant qu'il y a plus ou moins d'épaisseur des parties molles. » (Debout, *Dict. encyclopédique des sciences médicales*. Paris, MDCCCLIX, t. I, p. 676.)

La durée du séjour des aiguilles varie de quelques minutes à quelques heures ; on en introduit une seule ou plusieurs à la fois.

Affusions froides. — Pour faire une affusion, pratique dans laquelle le choc mécanique de l'eau s'ajoute à l'action du froid, on place le malade dans une baignoire vide, et l'on verse sur le corps, de plus ou moins loin, quelques seaux d'eau à la température de la chambre ; on enveloppe ensuite le malade dans des couvertures de laine et on le place dans son lit. On favorise la réaction par des boissons chaudes et aromatiques.

Artériotomie. — Pour pratiquer l'artériotomie de la branche antérieure de la temporale superficielle, on fixe l'artère, dont on sent les battements, entre le pouce et l'index gauches, et avec un bistouri on fait la section complète du vaisseau ; une carte pliée en gouttière sert à conduire le sang dans le vase destiné à le recevoir. On applique ensuite de petites compresses graduées sur la plaie, et on les maintient avec une bande circulaire se croisant sur les compresses, ou enfin par le bandage dit *nœud d'emballeur* dont les tours horizontaux et verticaux se croisent à angle droit au niveau de la saignée. On pourrait, avec plus de commodité pour le malade, remplacer le nœud d'emballeur par une bande épaisse en caoutchouc passant sur les compresses graduées et allant se boutonner sur la tempe opposée.

Cautères. — On peut appliquer les cautères ou fonticules : 1° par le bistouri ; 2° par les caustiques. Ce dernier mode de

pratiquer les cautères est à peu près le seul employé aujour-
d'hui. Le procédé du bistouri, fondé sur l'interposition d'un
corps étranger aux lèvres d'une plaie saignante pour en entretenir la suppuration, n'est, au fond, qu'une sorte de séton, mais
moins étendu et moins actif que celui-ci. On a à peu près
renoncé aujourd'hui à ce procédé pour ouvrir un cautère, à
cause de son caractère chirurgical qui impressionne les malades.

La *potasse caustique* impure, ou *potasse caustique à la chaux*,
très employée pour établir des cautères avant l'adoption du mélange dit *pâte de Vienne*, a l'inconvénient de fuser, et le rapport
de 1 à 4, établi d'habitude entre le volume de la pastille de
potasse caustique et l'étendue de l'eschare produite, n'est rien
moins que constant.

Le *caustique de Vienne*, mélange sec de chaux vive et de
potasse caustique, est d'un emploi plus commode, et c'est à lui
qu'on a recours le plus souvent aujourd'hui. Pour appliquer un
cautère à la pâte de Vienne, on fait avec cette poudre caustique
et de l'alcool ou de l'eau de Cologne une pâte molle, d'une
épaisseur de 2 à 3 millimètres, que l'on applique au centre perforé d'un morceau de diachylum ayant une ouverture qui mesure celle de l'eschare qu'on veut produire. Au bout de 6 à
10 minutes, la pâte est retirée et l'on en détruit le résidu en
lavant la partie avec de l'eau vinaigrée. Quand l'eschare tarde
trop à se détacher, on la fend crucialement avec le bistouri ;
on résèque les angles avec des ciseaux courbes sur le plat, et
on applique au centre un pois qui, sous une légère pression, ne
tarde pas à faire son trou.

Les pois à cautère sont des pois ordinaires qui se gonflent
et empêchent le fonticule de s'obturer ; les pois d'iris se gonflent
moins et sont, par suite, moins douloureux ; on les perce d'un
trou que traverse un fil pour pouvoir les retirer plus facilement.
Les pois ordinaires peuvent suffire pour cet office ; on peut les
rendre suppuratifs en les enduisant d'une couche de pommade
de garou. Il est important que ces pois puissent se gonfler en
absorbant l'humidité de façon à distendre, par un effort excen-
trique, la cavité qui les contient et à l'empêcher de s'obturer.
De petites sphérules d'éponge préparée, ou de laminaire, conviennent très bien pour cet office.

Choroformisation. — La chloroformisation n'est pas seulement un procédé chirurgical ; elle est aussi, en thérapeutique médicale, d'un usage très fréquent ; de plus elle tend à entrer dans le domaine de l'obstétrique, sinon comme méthode générale, au moins comme moyen répondant à des indications importantes. Quelques détails sur la pratique de la choroformisation sont donc doublement à leur place dans cet ouvrage.

1° *Contre-indications.* — Elles sont moins nombreuses actuellement qu'elles ne l'étaient autrefois, et il est probable que le nombre s'en réduira encore. L'état d'extrême faiblesse, la tendance syncopale, les affections avancées du cœur, une dyspnée intense résument à peu près ces contre-indications; encore les deux premières ne sont elles pas absolues. On peut en effet y remédier par le moyen indiqué par Douglas, Morton et Glover, et qui consiste dans l'emploi préventif de l'eau-de-vie donnée à la dose d'une cuillerée à bouche, quinze ou vingt minutes avant la chloroformisation. Ces praticiens font même de l'usage des alcooliques une mesure générale pour éviter la dépression cardiaque que produit le chloroforme et qui aboutit quelquefois à une syncope mortelle. Beaucoup de contre-indications du chloroforme impliquent seulement l'obligation de ne donner cet anesthésique que *lentement* et à *petites doses.*

2° *Choix du chloroforme.* — La qualité du chloroforme doit être examinée attentivement. On reconnaît le bon chloroforme à: sa densité qui doit être de 1,48 ; — à la transparence parfaite des gouttes de ce liquide quand elles arrivent au fond d'un verre plein d'eau ; — à la façon dont il se comporte par rapport au papier de tournesol, qu'il ne doit ni rougir ni décolorer ; — à ce caractère qu'il ne blanchit pas avec l'azotate d'argent et, à plus forte raison, ne forme pas avec lui de précipité ; — à l'odeur franche et agréable de chloroforme qu'il exhale, sans mélange d'odeur nauséeuse, quand on en fait évaporer quelques gouttes sur une feuille de papier ; — à l'absence de coloration que prend l'acide sulfurique pur (d'une densité de 1,84) quand on l'agite avec ce chloroforme ; — à l'absence d'alcool, démontrée par l'essai au moyen d'une solution de permanganate de potasse dans l'acide sulfurique.

Le chloroforme doit être contenu dans un flacon gradué et

tenu à l'abri de la lumière. En ajoutant 10 pour 100 de bicarbonate de soude, on augmente les garanties de pureté.

3° *Choix de l'appareil.* — Le meilleur appareil est celui qui permet le mieux le mélange d'air respirable et de chloroforme ; qui laisse à découvert la plus grande partie du visage du malade ; qui empêche la diffusion au dehors des vapeurs du chloroforme ; enfin qui offre le plus de simplicité et le plus de facilité pour son maniement. Le cornet de carton à diaphragme de flanelle, imaginé par Reynaud, et qui est en usage dans tous les hôpitaux de la marine, répond bien aux conditions de ce programme complexe, et je le crois très supérieur aux autres moyens.

4° *Technique.* — Le malade étant dans le décubitus dorsal, la tête plutôt basse qu'élevée, la fenêtre de la chambre restant ouverte, si la saison le permet, on isole son lit de façon à pouvoir circuler autour ; on le débarrasse de tout ce qui pourrait exercer une constriction sur le cou ou la poitrine. Cela fait, on verse sur le diaphragme du cornet de 4 à 8 grammes de chloroforme, et on tient le cornet à quelques centimètres de la bouche, de façon à habituer le patient au contact des vapeurs de chloroforme avec la muqueuse des bronches ; on le rapproche peu à peu et l'on arrive à appliquer le bout évasé de façon à ce qu'il embrasse l'ovale inférieur du visage et comprenne les narines et la bouche. Il n'y a plus alors qu'à observer les effets produits, en ne perdant pas de vue le visage du malade et en explorant son pouls avec la main restée libre. Si tout se passe normalement, la chloroformisation déroule ses phases successives, et on l'arrête quand l'effet d'analgésie ou d'amyosthénie que l'on recherche est obtenu. Cela fait, on n'a plus qu'à prolonger ce résultat en présentant de temps en temps le cornet, si la douleur ou les convulsions reparaissent. Une ou deux bouffées suffisent quelquefois pour arrêter ces velléités de retour des accidents. En procédant ainsi, on peut, sans faire courir aucun danger aux malades, les maintenir, quelquefois pendant plusieurs heures, dans un état de répit. Il n'est nullement nécessaire, pour obtenir ce résultat, que la chloroformisation des hémisphères persiste ; des malades absolument réveillés peuvent être maintenus longtemps dans un état d'obtusion réelle de la sensibilité. Il n'y a pas, comme pour la chloroformisation chirurgicale, à aller *vite*

et loin; il faut au contraire procéder avec lenteur et ménage
ments et remplacer l'intensité de l'impression chloroformique
par sa durée. Employé ainsi, le chloroforme est le moins dangereux des médicaments actifs.

5° *Accidents.* — Dans ces conditions, je ne crois guère à la
possibilité d'accidents et je n'en ai jamais observé pour mon
compte. S'il survenait une syncope, on la combattrait : par les
affusions froides sur la tête ; la déclivité et même l'*inversion*,
le malade étant placé la tête en bas (Nélaton) ; l'excitation faradique de la région du cœur (J. Lecoq, Abeille) ; la flabellation
de la figure, etc.

Étuve (bains d'). — Les bains d'étuve, sèche ou humide,
se prennent dans deux conditions différentes : les malades y sont
plongés tout entiers ; ou ils respirent au dehors.

Les bains d'*étuve sèche* sont ceux qui sont chauffés par une
source calorifique ; les bains d'étuve humide reçoivent leur chaleur de la vapeur d'eau qui y pénètre.

L'*étuve humide* est une chambre, ordinairement en bois blanc,
de 10 mètres de capacité. Elle est en communication avec un
générateur de vapeur par un tube muni d'un robinet. Le malade,
couché sur un lit de camp en jonc, tient à sa portée de l'eau
froide et une éponge avec laquelle il se lotionne constamment
le front et le visage. Dans les hôpitaux, l'étuve est spacieuse et
munie de gradins au niveau desquels la température est d'autant plus élevée qu'ils sont placés plus haut. « Le bain d'étuve
le plus simple, dit Devergie, consiste à étendre le malade sur
le lit de camp, l'étuve étant chauffée à 35°, par émission préalable de la vapeur. Après quelques minutes, on élève graduellement, et peu à peu, la température, en ouvrant le robinet
de vapeur à moitié, de manière à monter successivement à 38,
40 et 42°. Cette température est suffisante pour les personnes
d'un tempérament lymphatique et lymphatico-sanguin qui suent
facilement. Une fois atteinte, on peut l'entretenir en ouvrant
de temps en temps, le robinet ou en le laissant ouvert au sixième
ou au huitième de son diamètre. Une personne qui sue difficilement a besoin d'une température plus forte ; mais, à cet égard,
je préfère n'obtenir la sueur qu'au troisième ou quatrième bain,
sauf à maintenir une basse température. Quand il s'agit d'affec-

tions rhumatismales, où il ne faut pas seulement provoquer la sueur, mais où il convient de porter une certaine excitation à la peau, on peut faire monter l'étuve à 50 ou 55°; c'est même la routine pour tous les bains de vapeur à Paris. Elle est très fâcheuse pour les maladies de la peau, et j'ai beaucoup de peine à obtenir un abaissement de température pour mes malades. Au surplus, il doit en être de même d'un bain de vapeur comme d'un bain d'eau : il faut qu'il soit agréable au malade; et, du moment qu'il amène des palpitations notables, du mal de tête, la sensation de battements dans la tête, c'est qu'il est trop chaud. La durée du bain est généralement de 20 à 25 minutes. Une circonstance importante à connaître, c'est qu'un bain de vapeur peut être pris après qu'on a mangé. Il y a plus, il vaut mieux n'y pas aller à jeun et prendre un potage ou un bouillon avant d'y entrer. En un mot, ces bains ne troublent pas la digestion comme font les bains d'eau. » (Devergie, *Remarques sur l'administration des bains et douches de vapeur*, in *Bullet. de Thérap.*, t. XLIV, 1853, p. 481.)

Les bains de vapeur dans lesquels les malades respirent au dehors peuvent être donnés à l'aide d'appareils diversement disposés, dans lesquels la totalité ou une partie du corps est enveloppée et qui constituent une atmosphère circonscrite dans laquelle on fait arriver la vapeur d'un générateur. Un des appareils à vapeur portatifs les plus employés est celui d'Adam : il est constitué par une sphère de cuivre contenant de l'eau chauffée avec une lampe à esprit-de-vin et de laquelle part un tube qui s'introduit sous les couvertures du malade, convenablement disposées pour le recevoir.

Serre (d'Alais) a indiqué, comme moyen utile de sudation, la chaleur dégagée de la chaux vive au moment de son hydratation. On prend un morceau de chaux vive, gros comme la moitié du poing; on l'enveloppe dans un morceau de toile grossière, mouillée. On entoure ce linge dans un autre sec et l'on met une de ces boules de chaque côté du malade. La chaleur qui se développe ne tarde pas à provoquer une sueur assez abondante, sans qu'il soit nécessaire d'employer ni des boissons chaudes ni l'enveloppement dans des couvertures épaisses. Ce mode de sudation est extrêmement commode ; il doit toutefois, dans certains cas, être employé avec prudence. Nous avons vu la chaux vive déterminer en effet une brûlure au second degré chez un malade atteint de myélite et dont les jambes étaient frappées d'analgésie. C'est là toutefois un danger qu'il est facile de prévenir par de simples précautions.

J'indiquerai, à propos de l'hydrothérapie, le moyen de sudation conseillé par Fleury, et qui constitue un artifice très commode pour l'établissement d'une étuve sèche incomplète.

Les *bains orientaux, bains turcs,* combinent l'étuve avec le massage et constituent un moyen très puissant pour obtenir la sudation. Les bains d'étuve térébenthinés, employés empiriquement dans la Drôme, ont été préconisés par Chevandier et Benoît (de Die), comme moyen de combattre le rhumatisme chronique ; l'action stimulante des vapeurs aromatiques s'ajoute ici à celle de la chaleur.

Ingestion des médicaments. — L'ingestion des médicaments, avec les artifices de dissimulation et les correctifs dont nous disposons aujourd'hui, ne rencontre de difficultés que chez les enfants indociles et les aliénés. Chez ces derniers, les injections hypodermiques, qui embrassent à peu près aujourd'hui, toutes les médications principales, sauf la médication purgative, permettent de tourner cette difficulté sans recourir à la pratique, laborieuse et pénible, de la sonde œsophagienne. La difficulté n'existe donc réellement que pour les enfants.

Quand ils résistent et quand il y a urgence, il faut procéder par coercition. Dans ce cas, l'enfant étant assis sur les genoux de sa mère ou de l'infirmière, en face d'une fenêtre, la tête un peu renversée en arrière, les bras contenus dans une alèze, les arcades dentaires sont écartées et la cuillerée de potion est projetée dans l'arrière-gorge ; on rend le succès de cette manœuvre plus sûr en obturant les narines avec le pouce et l'index de la main gauche jusqu'à ce qu'un mouvement de déglutition ait fait pénétrer le médicament. On laisse reposer le petit malade un instant, et l'on recommence la même manœuvre, après avoir sans succès, et à titre d'essai, enjoint à l'enfant d'accepter de lui-même la cuillerée de potion en lui faisant comprendre, par le ton impératif de la voix, qu'il n'aura pas le dessus dans cette lutte.

Le procédé des injections nasales, donné récemment comme nouveau, décrit, il y a vingt-cinq ans environ, par le Dr Henriette, médecin de l'hospice des Enfants-Trouvés de Bruxelles, et adopté par Malgaigne, peut, dans le cas de résistance invincible des enfants, ouvrir une double ressource comme moyen de les nourrir et de les médicamenter.

Voici comment le Dr Henriette a décrit la manœuvre, bien simple, que nécessitent ces injections, alimentaires ou médicamenteuses. « L'enfant étant couché horizontalement dans son berceau, ou mieux encore sur les genoux de sa nourrice, le médecin, placé à sa droite, appuie, pour maintenir et assujettir la tête, la paume de la main gauche sur le front de l'enfant, le pouce resté libre vient s'appliquer sur la lèvre supérieure près de l'ouverture nasale. La main droite, armée d'une seringue à oreille, un peu chauffée, appuie légèrement l'extrémité de la canule sur le pouce, resté libre, de la main gauche, en le présentant à l'ouverture du nez, sans jamais l'introduire de plus d'une ligne de profondeur. Cela n'est pas nécessaire pour la facilité d'introduction du liquide et l'on évite ainsi l'éternument qui ne manquerait pas de se produire si on négligeait de suivre le conseil que nous donnons ; d'autre part, on s'exposerait à blesser les enfants qui sont quelquefois, mais très rarement, indociles ; car c'est même une chose surprenante que la facilité avec laquelle ils s'y habituent. Cela fait, le médecin qui tient le corps de la seringue entre l'extrémité de l'indicateur et du médius du côté droit, le pouce étant engagé dans l'anneau du piston, pousse très lentement le liquide, lequel tombe goutte à goutte, à travers les fosses nasales, sur la partie postérieure du pharynx, dans l'œsophage et dans l'estomac. Aucun accident de toux ou d'éternument ne vient contrarier cette légère et inoffensive opération ; le liquide est avalé avec la plus grande facilité ; et chose remarquable, si l'enfant pleure au moment où il est soumis aux injections, il s'arrête pour respirer et le liquide est précipité alors, par un mouvement de déglutition forcée, involontaire, jusque dans l'estomac. (*Revue médico-chir.* 1853, t. XIII.)

Inoculations médicamenteuses. — Le procédé ingénieux des inoculations sous-épidermiques de divers médicaments a été imaginé, il y a une quarantaine d'années, par Lafargue de Saint-Émilion, et celui des injections hypodermiques ne saurait le faire oublier. Le premier en effet est applicable à des régions (cuir chevelu, face) où les injections ne sont guère praticables et, s'il s'agit d'un médicament analgésique, il a l'avantage de le répandre sur tout le trajet anatomique des branches nerveuses en état d'hyperesthésie, au lieu de le concentrer sur un seul point. Lafargue a étendu ce procédé à divers médicaments, il en a fait un moyen de pustulation régulière, mais il s'applique surtout fructueusement à la strychnine et à la morphine.

Pour l'inoculation sous-épidermique, on délaye dans une goutte d'eau sur une plaque de verre, la quantité de l'alcaloïde qui doit être employée ; on en fait une pâte liquide dont on charge la pointe d'une lancette et on *vaccine* une série de points déterminés, en se conformant à toutes les règles de l'inoculation vaccinale. S'il s'agit du cuir chevelu ou des régions de la face recouvertes de barbe, on trace, au peigne, des sillons dans des directions convenables et on inocule sur leur trajet.

Injections. — Les injections ont pour but de faire pénétrer dans des cavités organiques des fluides médicamenteux divers, liquides ou gaz, destinés à y séjourner plus ou moins longtemps et à en modifier la surface ; leur but, comme dans les injections hypodermiques, est aussi quelquefois d'ouvrir à l'absorption des médicaments actifs une voie plus rapide et plus sûre.

I. *Injections auriculaires.* — On en distingue deux sortes : celles qui, poussées par le conduit auditif externe, n'agissent que sur la face interne du conduit auriculaire et la face de la membrane du tympan qui le termine ; celles qui font pénétrer des médicaments dans la caisse du tympan à la faveur du cathétérisme de la trompe d'Eustache.

Les injections auriculaires atteignent très mal le but et doivent être remplacées par des instillations. Si toutefois on veut les pratiquer et qu'on ait en vue, non pas seulement un simple lavage du conduit auditif externe, mais une modification de sa muqueuse, il faut appuyer la tête du malade sur une table et pousser l'injection ; le liquide remplit le conduit auriculaire le trop-plein déborde seul, et le contact de l'injection avec la muqueuse est prolongé.

II. *Injections hypodermiques.* — Cette pratique, imaginée par Wood et vulgarisée chez nous par Béhier, a pris en thérapeutique une place des plus importantes ; ses services sont incalculables, mais il faut déjà signaler l'abus qu'on en fait et la tendance actuelle à substituer les injections aux modes anciens d'introduction des médicaments. C'est une exagération réelle. Nul doute que, quand il faut agir vite, la voie du tissu cellulaire ne soit autrement prompte et sûre que celle de l'estomac ou du rectum ; mais il ne faut pas oublier que, dans des cas très rares, il est vrai, le traumatisme de la ponction a pû amener du tétanos, de la gangrène, que l'on peut pousser l'injection dans une veinule, et enfin que l'on est conduit, par cette méthode, à substituer dans tous les cas les alcaloïdes aux médicaments d'où ils proviennent, et de se placer dans l'hypothèse, évidemment fausse, qu'ils en synthétisent toutes les propriétés. Ces réserves posées, et elles ne s'adressent qu'à l'abus de cette pratique et non pas à la pratique elle-même qui a réalisé un progrès très réel et dont nous ne saurions plus nous passer désormais, voici les règles qui doivent présider aux injections hypodermiques :

1° Se servir de solutions bien dosées et limpides.

2° Employer une seringue contenant exactement 1 gramme d'eau et dont la course du piston se compose de vingt demi-tours ; chacun d'eux introduira une goutte, et si la solution est au centième, 1 milligramme de la substance active : dix demi-tours correspondront à 1 centigramme, 20 à 2 centigrammes ; 5 à 5 milligrammes.

3° La solution de sulfate d'atropine doit être de 1/2 milligramme par tour, ou de 1 centigramme par gramme (sulfate d'atropine 30 centigr. ; eau distillée 30 grammes). — Celle de sulfate de strychnine doit être dosée de la même façon. — Celle de chlorhydrate de morphine doit contenir 1 milligr. par demi-tour (chlorhydrate de morphine 60 centigr. ; eau distillée, 30 grammes). (C. Paul.)

4° Il faut choisir pour les injections, quand le lieu n'est pas imposé, les régions où la peau a le plus de laxité, est le moins vasculaire, et présente le moins de finesse. La peau de la face dorsale du bras et de l'avant-bras, et celle de la face externe de la cuisse, réunissent surtout ces conditions.

5° On fait un pli à la peau avec le pouce et l'indicateur de la main gauche et on introduit à sa base la canule-trocart, en ayant soin de procéder avec lenteur de façon à ce que le poinçon ne traverse que l'une des parois du pli, et en donnant au poinçon une demi-verticalité pour qu'il pénètre assez profondément et dépasse le derme. La mobilité de sa pointe et le défaut de sensation de la canule à travers la peau explorée par le doigt indiquent que la canule est bien dans le tissu cellulaire. S'il y a une veinule apparente dans le point où l'on va ponctionner, on se tient, bien entendu, en dehors de son trajet.

6° La seringue ayant été préalablement remplie par aspiration, on imprime au piston autant de demi-tours qu'on veut injecter de demi-milligrammes ou de milligrammes, suivant la nature de la substance active, et, par suite, la formule de la solution employée. Il faut abstraire les quatre ou cinq premiers demi-tours qui servent à remplir la canule.

7° L'injection terminée, on retire la canule rapidement et on exerce quelques frictions légères sur le point injecté, de manière à répandre le liquide injecté dans le tissu cellulaire, et à favoriser ainsi son absorption.

8° Les injections hypodermiques ont jusqu'ici été utilisées pour les médications suivantes : *analgésique* (morphine, atropine), *tétanique* (strychnine), *fébrifuge* (quinine), *arsenicale*, *vomitive* (apomorphine). La médication purgative est encore en dehors du cercle de leurs applications. Peut-être l'*élatérine* pourra-t-elle être employée par voie hypodermique.

III. *Injections dans les séreuses.* — Le but de ces injections, qui ont réalisé dans la thérapeutique un progrès considérable, est de mettre des séreuses, en état d'hypercrinie permanente et qui ne saurait se dissiper d'elle-même, au contact d'un liquide irritant qui en modifie la vitalité et tarit la source de l'épanchement.

Il n'est pas de séreuses auxquelles n'aient été maintenant appliquées les injections. Nous indiquerons rapidement le manuel opératoire qui se rapporte à chacune de ces injections, renvoyant au mot IRRITANTS du *Formulaire* pour la composition de ces diverses injections.

1° *Injections dans l'hydrocéphalie.* — Tous les points du crâne dans lesquels il y a écartement des os, et par suite bourrelet fluctuant, sont susceptibles d'être ponctionnés. On peut donc choisir une des fontanelles ou une suture. La fontanelle antérieure n'est pas assez déclive; la postérieure est trop éloignée des ventricules latéraux; la suture coronale est dans le même cas. Comme on doit toujours supposer qu'on a affaire à une hydrocéphalie ventriculaire, il faut choisir un point qui se rapproche le plus de l'un des ventricules latéraux; la suture fronto-pariétale offre cet avantage. C'est à un pouce au-dessus de l'angle antéro-supérieur du ventricule gauche que Kitsell ponctionna son fils. Ce point paraît, en effet, le plus favorable. La méthode des évacuations successives est de beaucoup la meilleure; elle doit être suivie dans tous les cas. On a cité plusieurs observations d'ouverture, spontanée ou accidentelle, qui se sont terminées par la guérison; ce résultat imputable, à notre avis, à l'évacuation progressive et très ménagée du liquide porte avec lui son enseignement. L'art doit imiter la lenteur avec laquelle s'opère l'évacuation spontanée du liquide, et ne pas soustraire brusquement le cerveau à une pression à laquelle il est habitué.

Quelques médecins ont recommandé de maintenir l'ouverture béante pour faciliter l'écoulement du liquide, au fur et à mesure qu'il se reproduit; c'est la pratique qu'a employée Kitsell; mais on préfère généralement, et avec raison, les ponctions successives. Pour cette opération, on se servait jadis du bistouri, d'une aiguille cannelée ou d'un trocart; mais le trocart aspirateur a aujourd'hui remplacé avec avantage tous ces instruments et lui seul doit désormais être employé.

Quand on a évacué une quantité suffisante de liquide, on exerce, à l'aide de bandelettes de diachylon, une compression exacte sur le crâne, qui a été préalablement rasé. La production d'accidents de compression serait, bien entendu, une raison pour relâcher ces bandelettes.

Le liquide évacué en grande partie, on injecte la solution iodée, et, si celle-ci est faible, on l'abandonne à elle-même (Méthode de Brainard); si elle est forte, on ne la laisse séjourner qu'une minute (Méthode de Velpeau).

2° *Injection dans l'hydrorachis.* — Pour ponctionner la poche du spina-bifida, A. Cooper se servait d'une aiguille à coudre qu'il enfonçait dans le point le plus fluctuant. Une quantité de sérosité variant de une à deux onces sortait par cette ponction que l'on réitérait dès que la tumeur tendait à reprendre son volume primitif. Dans un cas, il pratiqua ainsi, en quatre mois, trente et une ponctions successives. Dans l'intervalle des ouvertures, un morceau de carton mouillé était maintenu serré sur la poche à l'aide d'une bande de flanelle. La compression était suspendue dès qu'il se manifestait de la fièvre ou une tendance aux convulsions. Cette méthode était, avant l'emploi de l'aspiration, celle qui offrait le plus d'avantages, et il n'était pas rare de la voir aboutir à une guérison radicale. Les ponctions aspiratrices donnent aujourd'hui de bien autres garanties d'innocuité et de réussite. L'intervention du trocart permet seule d'ailleurs de tenter la cure radicale par les injections.

Si on a recours à celles-ci, il faut comprimer le pédicule de la tumeur pour prévenir, autant que possible, le passage de l'injection dans la cavité rachidienne.

3º *Injection dans l'ascite.* — Quand on a ponctionné l'abdomen, suivant le procédé classique, c'est-à-dire en enfonçant un trocart, avec ou sans incision préalable de la peau, au niveau de la partie moyenne d'une ligne étendue entre l'ombilic et l'épine iliaque antéro supérieure gauche, on retire les deux tiers du liquide, on ferme la canule avec une cheville de bois, on verse dans la seringue 15 à 30 grammes de la solution iodée, on adapte la canule de la seringue à celle du trocart et on pousse lentement et à froid cette injection dans le péritoine. La cheville obturatrice est remise en place et un aide malaxe les parois de l'abdomen de manière à mettre le liquide injecté en contact avec tous les points de la surface péritonéale ; on facilite, du reste, ce résultat en faisant varier les attitudes du malade. Au bout de quatre à cinq minutes, on laisse écouler le liquide. Quelques médecins recommandent de ne faire l'injection que quand tout le liquide est évacué. Je crois que c'est une mauvaise pratique : d'abord parce que le liquide doit localiser son action irritante sur des points circonscrits de la séreuse, et puis aussi parce que la recommandation de faire sortir 150 à 200 grammes de liquide d'une cavité aussi grande et aussi anfractueuse est parfaitement impossible à suivre.

La pâleur, l'état de dépression générale, le malaise syncopal qui suivent l'impression de l'injection iodée sur le péritoine sont combattus par des stimulants. Peut-être même y aurait-il lieu de recourir préventivement à ceux-ci et de faire prendre un verre de porto, de madère ou de cognac avant la ponction. Quant à la péritonite consécutive qui est constante, et sans laquelle la guérison ne saurait être obtenue, si les signes en sont modérés, il n'y a pas lieu d'intervenir et ils se dissipent en trente-six ou quarante-huit heures; s'ils dépassent une mesure utile, on les combat par les moyens que l'on oppose ordinairement à la péritonite due à toute autre cause.

4° *Injections dans la plèvre.* — Les injections iodées n'ont pas été employées jusqu'ici dans l'hydrothorax, et l'on n'y a recours que contre les épanchements purulents, et à la suite de l'empyème. Si l'on croyait devoir étendre à l'hydrothorax la méthode des injections iodées, il faudrait se comporter comme pour l'ascite : n'évacuer qu'une partie du liquide ; pousser l'injection et laisser, après quatre à cinq minutes, sortir le reste du liquide.

5° *Injections dans le péricarde.* — Après avoir délimité, par la percussion, l'épanchement péricardique, et avoir tracé ses limites à l'encre, on cherche, au sthétescope, les points dans lesquels on n'entend pas les bruits du cœur, ceux où ces bruits sont faibles, ceux enfin où ils ont leur intensité habituelle. Cela fait, on choisit le lieu de la ponction. On ponctionnne généralement le quatrième ou le cinquième espace intercostal, suivant que l'un ou l'autre répond le mieux à la zone de silence cardiaque absolu. On enfonce lentement la pointe du trocart et, quand la liberté de l'extrémité interne de celui-ci montre qu'il a pénétré dans la cavité péricardique, on retire le poinçon et on procède comme pour les autres injections.

Nous indiquerons plus loin les formules de ces diverses injections.

IV. *Injections uréthrales.* — On profite, pour pratiquer ces injections, du moment où, le malade venant d'uriner, le canal est débarrassé du muco-pus qui le remplit. On pousse l'injection ; une compression exercée au niveau du méat et une autre au périnée maintiennent l'injection aux points où elle

4.

doit agir. On la conserve trois ou quatre minutes. S'il y a, à la suite, de l'agitation, des douleurs un peu vives, un bain en vient à bout. Le bromure de potassium conviendrait aussi dans ce cas.

V. *Injections utérines.* — Ces injections, d'une innocuité très contestable, sont repoussées par le plus grand nombre des gynécologistes. Courty, en particulier, s'en déclare très médiocrement partisan, à raison du séjour du liquide caustique dans la cavité de l'organe, par le fait du spasme de la cavité cervicale qui s'oppose à son évacuation, et enfin de la pénétration possible du liquide dans les trompes. Cet accident redoutable peut dépendre de ce qu'on a injecté une quantité de liquide qui dépasse la capacité de la cavité utérine, mais il faut aussi, à mon avis, tenir compte de la mise en jeu de la contractilité utérine au contact d'un liquide irritant, d'où résulte une compression du liquide qui, s'il ne sort pas par l'orifice du col, peut pénétrer dans les trompes, comme on voit une rétention d'urine dans la vessie s'accompagner souvent d'un certain degré de dilatation urétérale.

Quoi qu'il en soit, pour pratiquer ces injections, on introduit dans la cavité de l'utérus une sonde en caoutchouc contenant un mandrin, et, adaptant à son extrémité une petite seringue, on en pousse lentement le contenu dans la cavité utérine.

VI. *Injections vaginales.* — Les injections vaginales ont pour but de mettre au contact de divers liquides médicamenteux la muqueuse du vagin ou du museau de tanche. La manière dont sont faites, d'habitude, ces injections est très vicieuse, et elles n'atteignent pas le but qu'on se propose, c'est-à-dire une modification suffisante de la muqueuse. Courty établit en principe que ces injections, pour être utiles, doivent être faites par le médecin lui-même. Ce gynécologiste a tracé avec soin les règles qui doivent présider à la pratique des injections vaginales. Elles peuvent être résumées ainsi : 1° les malades doivent être allongées sur le dos, le siège au bord du lit, les pieds arc-boutant sur une commode ou le dos d'un fauteuil de manière à donner au fond du vagin une position déclive par rapport à l'orifice vulvaire; 2° on se sert d'une seringue ordinaire dont on introduit la canule sur le doigt indicateur jusqu'au fond du cul-de-sac vaginal, et on pousse le liquide très lentement de façon à prolonger autant que possible le contact ; 3° on peut aussi, après avoir introduit la canule, obturer autour d'elle l'orifice vaginal de manière à empêcher le liquide de s'échapper ; 4° on peut enfin se servir de la *seringue sans canule* de Ricord, qui remplit le vagin et qu'on retire très lentement au fur et à mesure qu'on pousse l'injection de façon à ce que celle-ci agisse sur les divers points de la muqueuse vaginale.

Ces injections sont surtout détersives, car on ne peut guère attendre d'elles des modifications énergiques de la muqueuse, à raison de la difficulté de prolonger le contact.

VII. *Injections vésicales*. — On vide la vessie par le cathétérisme ; on pousse l'injection ; au bout de quelques minutes, on la remplace par une injection d'eau tiède et le malade évacue le contenu de la vessie. Si l'irritation et la douleur dépassent la mesure utile, on les combat par des moyens appropriés (lavements camphrés et laudanisés, bains, etc.).

Instillations. — Les instillations, qui consistent à verser un liquide goutte à goutte, ne s'emploient que pour les collyres actifs. Le meilleur moyen de les pratiquer est de se servir d'une petite pipette. Le malade a la tête renversée en arrière dans un milieu faiblement éclairé, on écarte les paupières avec le pouce et l'index de la main gauche et on manœuvre la pipette de l'autre main.

Insufflation. — Par insufflation on entend deux choses distinctes : 1° la projection par l'air de divers médicaments sur les points auxquels ils sont destinés ; 2° la projection d'air dans la poitrine pour rétablir la respiration quand elle est suspendue.

1° *Insufflation médicamenteuse*. — Les médicaments projetés par insufflation sont solides ou liquides. Quand ils sont en poudre, on se sert d'un tube en verre chargé de la substance et, en soufflant à l'autre extrémité, le médicament est projeté sur la surface malade. C'est ce qu'on fait journellement pour les insufflations d'alun. Le petit soufflet à poudre insecticide de pyrèthre dont la douille serait munie d'un tube remplirait encore mieux cet office. La pulvérisation à l'aide du néphogène n'est par le fait qu'une insufflation appliquée aux formes liquides des médicaments.

2° *Insufflation aérienne.* — Employée longtemps seule pour ranimer les nouveau-nés en état d'asphyxie ou de mort apparente, l'insufflation doit, à mon avis, n'être que le complément de la méthode Sylvester (Voy. RESPIRATION ARTIFICIELLE).

Pour pratiquer l'insufflation chez les enfants, on se sert d'un tube spécial, dit *tube laryngien de Chaussier,* ou d'une sonde élastique de gros calibre. On l'introduit plutôt par la bouche que par la narine, car cette dernière voie expose davantage à faire fausse route. La bouche étant aussi largement ouverte que possible, on déprime la base de la langue avec l'indicateur gauche qui, pénétrant profondément, va à la recherche de l'épiglotte, l'atteint par son bord droit, la relève et sert de conducteur à la sonde qui pénètre dans le larynx. On doit préférer l'insufflation de bouche à bouche; si l'on emploie un soufflet, il faut se servir d'un petit soufflet, dit *soufflet de salon,* et se rappeler que l'air appelé dans la poitrine par une inspiration n'excède pas un demi-litre. De cette manière on évitera la production d'un emphysème par déchirure.

Inversion. — Cette pratique consiste, dans le cas de syncope grave, à placer la tête dans une position très déclive et même complètement en bas; le sang afflue avec force vers le cerveau et stimule cet organe. C'est surtout la syncope chloroformique qui indique l'inversion. Nélaton a, dans ce cas, sauvé un malade par cette pratique si simple.

Lavage de l'estomac. — Le lavage de l'estomac, conseillé par Kusmaul et pratiqué par lui à l'aide de la pompe stomacale, est devenu dans ces derniers temps, entre les mains de Faucher, d'une manœuvre extrêmement facile et a vu son application s'étendre. A la pompe stomacale il a substitué un siphon constitué par un tube souple de caoutchouc de 1^m,50 de longueur, de 10 millimètres de diamètre, muni à l'une de ses extrémités d'un entonnoir en métal. Pour le faire fonctionner, on l'enduit de glycérine, on porte son extrémité effilée dans l'arrière-gorge, et à la faveur des mouvements de déglutition exécutés par le malade, il pénètre, avec une facilité qui surprend, dans l'œsophage et de là dans l'estomac. Un point de repère, marqué sur le tube à 40 ou 50 centimètres, indique, quand il affleure la commissure des lèvres, que le siphon est arrivé dans l'estomac. Le patient étant, autant que possible debout, on élève l'entonnoir et on y verse le liquide. Quand il a séjourné un temps suffisant, on renverse rapidement l'entonnoir et l'estomac se vide, par le mécanisme du siphon amorcé. Les malades prennent très aisément l'habitude de cette pratique, qui peut, dans les affections chroniques de l'estomac, mais surtout dans les empoisonnements et les indigestions graves, rendre de réels services.

Lavements médicamenteux. — La muqueuse du rectum est, pour la plupart des médicaments, comme Savory et Demarquay l'ont démontré (*Union médicale* 1867), une surface d'absorption plus active et plus rapide que celle de l'estomac, d'où la nécessité de doser très exactement les médicaments pris par le rectum et d'assurer la conservation des lavements médicamenteux jusqu'à ce que l'absorption en soit opérée. On arrive à ce double résultat en se conformant aux règles suivantes qui s'appliquent partout à la médecine des enfants :

1º Substituer pour les lavements médicamenteux la seringue ordinaire aux irrigateurs afin qu'une partie du liquide actif ne se perde pas dans les méandres du tuyau éjecteur ;

2º Ne donner ces lavements qu'une heure après qu'il y a eu une selle soit spontanée, soit provoquée par un simple lavement évacuatif. La succession à court intervalle (comme cela se pratique presque toujours) du lavement médicamenteux au lavement simple trouve en effet le gros intestin dont la muqueuse est excitée, même par le contact de l'eau, très irritable et disposée à se débarrasser du lavement actif :

3º S'il s'agit d'un enfant, introduire la canule et attendre, pour pousser le lavement, que l'enfant soit calme, les expirations convulsives du cri tendant à faire repousser le lavement ;

4º Ne se servir que d'une petite quantité de liquide, et l'employer à la température de 38º environ ;

5º Le pousser peu à peu de façon à ne pas surprendre la sensibilité de la muqueuse rectale ;

6º Le lavement pris, on assoit l'enfant sur ses genoux en rapprochant les deux fesses avec les mains et on cherche à le distraire des premières sensations expulsives ;

7° Au bout de dix minutes, on couche le petit malade la tête un peu basse et le siège relevé par un coussin de façon à ce que le liquide du lavement suivant la loi de la déclivité s'éloigne du sphincter et n'exerce pas sur lui une stimulation qui provoque le rejet du lavement ;

8° Quand l'âge du sujet le permet et qu'il n'y a ni incompatibilité posologique ni contre-indication, on doit toujours additionner le lavement médicamenteux de 2 à 4 gouttes de laudanum pour en assurer la conservation.

Manipulations thérapeutiques. — Dally a proposé ce mot pour exprimer l'action mécanique de la pression et des mouvements que la main peut exercer sur les divers organes. Il a compris sous cette désignation : l'application simple de la main, les frôlements, les frictions, les pressions, le pétrissage et la malaxation ou massage, les pincements, les percussions, le sciage, les vibrations, les mouvements musculaires.

Massage. — Le massage ou pétrissage des tissus est une manipulation qui se définit par son nom même. Tantôt le massage s'exerce sur toute la surface du corps, comme celui qui suit les bains turcs, tantôt on le limite à une région plus ou moins circonscrite. Cette pratique se propose de modifier la sensibilité de la peau ou des organes sous-jacents, d'exciter les muscles dont la contractilité ou la nutrition sont languissantes, de stimuler le réseau des vaisseaux lymphatiques et des veines, de façon à augmenter leur activité absorbante et à dissiper des engorgements sanguins ou séreux. La rapidité avec laquelle le massage fait rentrer dans la circulation des liquides extravasés s'affirme par la réduction qu'il opère dans le volume des bosses sanguines, des paupières ou du prépuce œdématiés. Son action s'étend même au delà des parois musculaires des cavités et elle pénètre jusque dans les viscères eux-mêmes, comme le montre l'efficacité du massage des parois abdominales pour réveiller la contractilité utérine et intestinale.

Le massage se pratique ordinairement à sec et à main nue et suivant des manœuvres qui varient avec le volume, la potion et la forme des organes massés. On peut se servir de deux ou de l'ensemble des doigts d'une main, des deux mains dont les doigts s'entre-croisent et dont les faces palmaires malaxent les points opposés d'une région. Les mouvements, si le massage a pour but de résoudre des engorgements, s'opère, bien entendu, de la périphérie vers le centre. Sa durée, la diversité des manœuvres qu'il emploie dépendent du but que l'on poursuit, et il y a, dans ce moyen, si simple en apparence, un faisceau de médications très diverses.

Moxas. — Les moxas constituent une importation, dans la médecine européenne, d'un procédé de cautérisation graduelle très usité chez les Chinois. La pratique des moxas, très répandue chez nous jadis, est remplacée aujourd'hui par les autres modes de cautérisation. On employait le moxa préparé avec des sommités d'armoise, le moxa dit de Marmorat, constitué par une bande de calicot roulée et imprégnée de sous-acétate de plomb liquide ; le moxa de Jacobson, au chromate de plomb, etc.

Pour appliquer un moxa, on le place sur la peau à [l'aide d'une pince ou d'un instrument spécial ; on l'allume, et la chaleur se communiquant avec une énergie croissante à mesure que le feu approche de la peau, on produit une cautérisation qui peut, suivant la durée de l'application, ne pas dépasser le second degré ou atteindre le troisième.

Phlébotomie. — La phlébotomie est sortie de nos habitudes, mais cette éclipse, si préjudiciable à la pratique, sera courte, nous en sommes convaincu ; aussi n'hésitons-nous pas à donner à la saignée une place parmi les procédés thérapeutiques dont les praticiens doivent connaître le maniement. La saignée du bras, celle de la jugulaire, celle de la saphène, celle des veines ranines ont chacune leur manuel particulier.

I. *Saignée du bras.* — La saignée du bras se pratique sur la médiane céphalique, la basilique, quelquefois sur une veine radiale ou cubitale. La médiane céphalique est la veine de choix pour la saignée du bras, parce que son calibre est suffisant, et puis surtout parce qu'elle est assez éloignée de l'artère brachiale et que son ouverture offre toute sécurité.

Le point de la saignée étant choisi et marqué avec l'ongle, l'opérateur place le bras du malade dans l'extension et applique au pli du coude le plein d'une bande qu'il remonte avec pression pour bien tendre les tissus, jusqu'à 4 centimètres au-dessus de ce pli ; cela fait, il noue la bande après un double tour circulaire, à l'aide d'une rosette simple, sur le côté externe ; la face palmaire de sa main gauche embrasse le coude, sa main droite exerce des frictions de bas en haut pour remplir les veines ; le pouce de la main gauche est alors appliqué fortement au-dessous du point choisi, et la lancette étant disposée de façon à ce que sa lame et son manche forment un angle obtus, et tenue entre le pouce et l'indicateur droit, le petit doigt servant de point d'appui, la pointe est enfoncée obliquement d'avant en arrière, puis relevée au point d'émergence de façon à élargir la plaie et prévenir le thrombus. Le sang jaillit, et il n'y a plus qu'à diriger le jet dans une poêlette graduée, et, s'il n'a pas une force suffisante, à faire exécuter au malade des mouvements des doigts et à exercer des passes de bas en haut sur l'avant-bras, après s'être assuré, bien entendu, que ce ralentissement dans l'écoulement du sang, ne dépend pas d'une constriction exagérée ou trop faible de la bande.

Quand une quantité suffisante de sang a été retirée, le pouce de la main gauche est appliqué sur la plaie, pendant que l'autre main dénoue rapidement la bande. L'avant-bras est fléchi, on essuie rapidement, on applique une petite compresse mouillée, et un bandage croisé avec un ou deux tours circulaires au-dessous de la piqûre, si l'écoulement a de la peine à s'arrêter, complètent le pansement.

II. *Saignée de la jugulaire.* — La saignée de la jugulaire se pratique de la manière suivante : on place, *au-dessous* du point à saigner, une petite compresse graduée sur laquelle est cousue la partie moyenne d'une bande dont les deux chefs sont noués sous l'aisselle opposée, et on ouvre la veine à 3 centimètres au-dessus de la clavicule par une large incision perpendiculaire aux fibres du peaucier, c'est-à-dire à peu près transversale. On applique une carte en gouttière au-dessous de l'incision pour conduire le sang dans un vase. Le sang s'arrête de lui-même ; s'il continuait à couler, une compression au-dessus de la piqûre en viendrait à bout ; il est inrare qu'on ait besoin d'avoir recours à un point de suture entortillée.

III. *Saignée de la saphène.* — Pour pratiquer cette saignée, on donne un pédiluve chaud de manière à produire la turgescence des veines ; cela fait, on applique à trois travers de doigt au-dessus des malléoles une bande assez fortement serrée ; on place le pouce gauche au-dessous du point où la veine doit être ouverte, la paume de la main embrassant le talon, et on enfonce la lancette en relevant la pointe de manière à agrandir l'ouverture. Si le sang coule en jet, on le reçoit dans une poêlette ; dans le cas contraire, le pied est immergé dans l'eau chaude.

IV. *Saignée de la ranine.* — Cette saignée, restaurée de nos jours par Mestivié et Aran, a, dans le traitement des angines inflammatoires et de la glossite, une très réelle utilité. Les veines ranines placées de chaque côté du raphé de la face inférieure de la langue où elles tracent un sillon bleu sous la muqueuse, sont loin de l'artère linguale placée le long du bord externe de la langue, de sorte que la lésion de ce vaisseau n'est pas possible. Voici comment se pratique la saignée des ranines.

1° *Premier temps.* — La langue ayant été saisie par la pointe à l'aide des deux ou trois premiers doigts de la main gauche garnis de linge ou de doigts de gant, et légèrement relevée, ou mieux encore, si le malade est docile, celui-ci, relevant avec force la pointe de la langue contre l'arcade dentaire supérieure et faisant saillir entre les dents la face inférieure de l'organe, ce qui facilite encore l'opération, à raison du gonflement des veines ranines qui est la conséquence de cette manœuvre, on divise très doucement et à petits coups, de haut en bas et longitudinalement, la membrane muqueuse le long de la veine à l'aide d'une lancette bien tranchante de manière à mettre ce vaisseau à découvert dans une étendue de 1 centimètre à 1 centimètre et demi. La veine fait immédiatement saillie entre les lèvres de la plaie.

2° *Deuxième temps.* — On divise également de haut en bas et en reportant la lancette vers l'angle supérieur de la plaie, la veine ranine dans l'étendue de la surface où elle a été mise à découvert. Le sang coule immédiatement, mais en bavant et jamais par un jet.

FONSSAGRIVES. 5

« La même opération est pratiquée sur la veine ranine gauche et par le même procédé, avec cette particularité que, si l'on est obligé de tenir la langue, on se sert de la main droite, tandis que la main gauche incise successivement la muqueuse et la veine. Les deux veines ranines ainsi ouvertes, il reste à assurer l'écoulement du sang par l'introduction de quelques gorgées d'eau tiède, de minute en minute, et par des mouvements imprimés à la langue. On continue ainsi pendant douze ou quinze minutes, plus ou moins, à favoriser l'écoulement du sang, suivant que cet écoulement est plus ou moins abondant, le soulagement plus ou moins rapide, et il suffit ensuite de mettre la langue au repos pour que le sang s'arrête de lui-même. Chez quelques personnes, cependant, dès qu'elles parlent ou qu'elles mangent des aliments solides, le sang recommence à couler, et j'ai vu deux malades chez lesquels le sang n'était point complètement arrêté après vingt-quatre heures. Ce qu'il y a de certain, cependant, c'est que cet écoulement est fort insignifiant et n'est pas suivi d'accidents ; il y aurait de l'imprudence à ne pas le surveiller chez les femmes et surtout chez les enfants. On s'en rendrait maître, d'ailleurs, avec une grande facilité, soit en comprimant la langue avec un morceau d'agaric, soit en portant dans la plaie un stylet rougi au feu, un crayon de nitrate d'argent ou du perchlorure de fer. » (Aran, *De l'Emploi de la saignée des veines ranines dans le traitement des maladies du pharynx, du larynx, etc., et du meilleur procédé à suivre dans cette petite opération*, in *Bullet. de Thérap.*, 1857, t. LII, p. 105.)

Respiration artificielle. — La respiration artificielle comprend plusieurs procédés : 1º la méthode ordinaire ou des pressions thoraciques ; 2º celle de Marshall-Hall modifiée par Sylvester ; 3º celle de Pacini-Bain ; 4º l'emploi du *spirophore* de Woillez ; 5º la faradisation des muscles respiratoires ; 6º l'insufflation et l'aspiration.

1º Dans la méthode ordinaire, le patient étant sur le dos, la tête un peu inclinée à droite, un aide se tenant en avant entre ses jambes écartées, l'autre étant placé derrière la tête de l'asphyxié, on comprime fortement le ventre et les parties antéro-latérales de la poitrine, de manière à diminuer ainsi les diamètres vertical, transversal et antéro-postérieur de la poitrine et à produire une expiration artificielle. Ce résultat obtenu, on cesse toute compression ; il se produit mécaniquement un acte inspiratoire et l'on fait se succéder ainsi une double série de mouvements artificiels d'inspiration et d'expiration avec régularité et lenteur de façon à produire mécaniquement de 12 à 15 respirations par minute.

2° Dans la méthode de Marshall-Hall, le corps de l'asphyxié est placé dans le décubitus abdominal, la poitrine reposant sur une couverture roulée de façon à provoquer par compression la sortie de l'air ; cela fait, on le retourne sur le côté et dans ce mouvement une inspiration se produit. Cette manœuvre se répète 15 à 16 fois par minute. La position en avant donnée au patient a pour but de faire tomber la langue dans ce sens et d'empêcher l'abaissement de l'épiglotte.

Le procédé de Sylvester qui a une bien autre valeur consiste : 1° à donner à l'asphyxié une position telle qu'il soit sur le dos, les pieds appuyés, les épaules soulevées et soutenues par un vêtement replié placé au-dessous d'elles ; 2° à assurer la libre introduction de l'air en nettoyant la bouche et les narines et en maintenant la langue tirée au dehors ; 3° à se placer derrière lui et à mouvoir ses bras de façon à les amener, d'abord perpendiculairement à l'axe du corps, puis parallèlement, en les mettant sur le prolongement des jambes et en ligne droite avec elles ; dans cette position, qui est maintenue deux secondes, la poitrine s'élargit, et il se fait une inspiration artificielle ; 4° à opérer l'expiration en ramenant les bras, repliés aux coudes, sur les parties latérales de la poitrine qu'ils compriment et en faisant en même temps déprimer les parois du ventre par un aide placé entre les jambes du patient.

3° Dans le procédé Pacini, on place l'asphyxié sur un plan légèrement incliné, la bouche ouverte et débarrassée de tout obstacle, la poitrine et le ventre bien dégagés ; on se place derrière lui, on saisit à pleines mains les moignons de l'épaule, on les attire vers soi en haut et en dehors ; le bruit laryngé de l'inspiration se produit, on abandonne alors les épaules à elles-mêmes, l'élasticité des côtes ramène la poitrine à l'expiration.

4° Le spirophore de Woillez est un récipient dans lequel on place l'asphyxié, la tête seule restant au dehors, et qui communique avec un fort soufflet ; quand on en écarte les valves, il se fait un vide dans le cylindre et l'air affluant par la bouche dilate la poitrine et produit une inspiration ; quand on insuffle de l'air dans l'appareil en rapprochant les valves du soufflet, il se produit une expiration mécanique par compression de la poitrine.

5° L'électrisation musculaire, directe ou indirecte, peut aussi provoquer une respiration artificielle, et la mise en jeu de la sensibilité remplit en même temps l'indication de stimuler les centres nerveux. On peut faradiser les nerfs phréniques ou les muscles respirateurs en appliquant l'un des rhéophores dans l'aisselle et en promenant l'autre, en ceinture, au niveau du septième ou du huitième espace intercostal. L'électropuncture des attaches du diaphragme peut aussi rendre des services signalés.

6° Quant à l'*insufflation* (voy. ce mot) elle peut être employée solément ou bien être combinée avec le temps inspiratoire des procédés mécaniques indiqués plus haut. Nul doute que si on avait de l'oxygène sous la main, l'insufflation de ce gaz ne fût de beaucoup préférable à celle de l'air.

En résumé, le procédé de Sylvester, pour rétablir la respiration suspendue par une cause quelconque l'emporte de beaucoup sur les autres pour la simplicité d'exécution et l'efficacité.

Sangsues. — I. *Technique générale du maniement des sangsues.* — 1° *Choix des sangsues.* — Autant que possible, employer des sangsues qui n'ont jamais servi, ces annélides pouvant, cela n'est plus douteux, servir de véhicules à certains principes contagieux ; prendre des sangsues de même grosseur pour mieux évaluer la quantité de sang qu'elles fournissent, et laisser de côté les sangsues qui, irritées par le frottement avec un linge sec ou légèrement pressées, dégorgent du sang, en quelque minime quantité qu'il soit.

2° *Préparation de la partie.* — L'absterger soigneusement, ou mieux la laver pour enlever les sécrétions ou les résidus des médicaments dont le goût ou l'odeur peuvent répugner aux sangsues ; on peut, au besoin, étendre un peu de sang sur la partie où elles doivent être appliquées, et faire des frictions rudes sur le point choisi, pour congestionner le réseau vasculaire et diminuer l'épaisseur des couches épidermiques.

3° *Application des sangsues*. — Procédés très divers et très nombreux, tels que : cylindre de diachylum enroulé, la matière emplastique en dedans, le bord inférieur incisé dans sa périphérie, étalé perpendiculairement à l'axe du cylindre et collé sur la peau ; les sangsues étant appliquées au fond du cylindre, on les maintient en place en faisant adhérer au-dessus d'elles, par une pression entre deux doigts, les deux parois de ce cylindre ; — carte roulée et maintenue ainsi par un bout ; les sangsues sont introduites, une à une ou deux à deux, et maintenues à l'aide d'un crayon qui les refoule jusqu'à la peau (c'est l'appareil de Brunninghausen simplifié et improvisé) ; — verre à liqueur ou à madère ayant au fond un tampon de linge pour maintenir les sangsues ; — pomme acide excavée en cupule et logeant les sangsues dans sa cavité, etc.

4° *Chute des sangsues*. — Quand elles tardent trop, les exciter par des attouchements, des frictions, les saupoudrer de sel fin ou de tabac à priser — éviter des tractions qui sont douloureuses et peuvent briser les mâchoires de l'annélide au fond de la petite plaie.

5° *Entretien de l'écoulement du sang*. — Ablutions avec une éponge et de l'eau tiède — cataplasmes tièdes de farine de lin après enlèvement des caillots — bain local si la disposition de la partie le permet — ventouses sèches.

6° *Arrêt de l'hémorrhagie*. — Agaric tomenteux maintenu avec le doigt et surmonté de rondelles sèches, avec ou sans bandage compressif. — Solution de perchlorure de fer à 30° appliquée sur chaque piqûre avec le bois d'une allumette, et au moment où l'on vient d'absterger la petite plaie, avant la réapparition d'une gouttelette de sang. — Boulette de cire jaune délayée dans de l'huile (Morand). — Applications sur les piqûres d'une compresse en plusieurs doubles sur laquelle on promène un fer à repasser chaud ou une cuiller d'argent contenant des charbons incandescents (Sabatier). — Emploi de la *drogue* des soldats ou d'une serre-fine. — Dans les cas pressants, suture entortillée embrassant la piqûre (moyen infaillible). — Fil passé avec une aiguille à travers la peau. — Stylet rougi à blanc.

II. *Technique spéciale suivant le point d'application*. — 1° *Sangsues aux malléoles*. — Pédiluve chaud pour congestion-

ner la peau. On place une alèze au pied du lit, les couvertures
sont relevées au degré nécessaire, et si le sang coule trop abondamment ou trop longtemps, on a, dans le plan résistant sur lequel reposent les piqûres, une condition de compression efficace. Dans le cas contraire, on peut faire intervenir un pédiluve
chaud. Il est utile de joindre à l'action fluxionnante des sangsues celle d'une ligature de la partie inférieure des cuisses au-
dessus des genoux.

2° *Sangsues à l'anus.* — On peut, quand on applique des
sangsues à l'anus, se dispenser d'introduire un tampon dans le
rectum : ce corps étranger suscite en effet des contractions im-
portunes ; mais chez la femme il convient d'obturer l'orifice inférieur du vagin pour prévenir l'introduction de ces annélides
dans la cavité de cet organe. On a vu quelquefois (chez des gens
à sphyncter anal très lâche, il est vrai) une sangsue s'introduire
dans le rectum ; le Dr Laforêt (de Lavit) a constaté ce fait chez
un enfant de quatre ans ; mais ce cas est fort rare et l'on remédie aisément à cet accident en prescrivant un lavement d'eau
vinaigrée ou mieux d'eau salée. Quand on applique des sangsues à l'anus il faut les compter exactement à mesure qu'elles
se détachent.

3° *Sangsues sur le col utérin.* — Courty a tracé avec soin les
règles de l'application des sangsues sur le col (A. Courty, *Traité
pratique des maladies de l'utérus et de ses annexes*, Paris, 1876,
p. 185). On peut les résumer ainsi : 1° la femme est placée sur
le bord du lit, comme pour l'application du spéculum ; 2° on
introduit un spéculum plein assez large pour bien embrasser le
col ; 3° on absterge celui-ci avec un tampon de ouate porté au
moyen de pinces ; 4° on jette dans le spéculum 7 sangsues et on
les y retient au moyen d'un fort tampon de coton ; 5° on maintient le spéculum, même la femme étant recouverte et appuyant
ses pieds sur un siège peu élevé pour éviter la fatigue ; 6° au
bout de vingt minutes, on voit le sang sourdre autour du tampon ; on ôte celui-ci, on incline le spéculum pour faire tomber
les caillots ; 7° si les sangsues ne tombent pas au bout d'un quart
d'heure, on va les chercher avec le doigt et on les ramène au
dehors ; 8° pendant l'écoulement du sang, qui dure ordinairement quelques heures, la malade est dans son lit garni d'alèze,
et au repos ; 9° si l'écoulement devient hémorrhagique, on fait

des injections d'eau vinaigrée froide, et si ce moyen ne réussit pas, on réapplique le spéculum; on y verse de l'eau froide; celle-ci s'écoule, on porte sur le col un fort bourdonnet de coton imprégné de la solution de perchlorure de fer à 30°, et l'on place par dessus de gros bourdonnets secs qu'on pousse avec des pinces à mesure qu'on retire le spéculum, de façon à pratiquer un véritable tamponnement vaginal. L'introduction d'une sangsue dans le col est un accident rare et qu'on peut du reste toujours prévenir en introduisant un petit tampon dans l'orifice vaginal du col.

Séton. — Pour appliquer un séton on fait un pli à la peau, on le maintient entre le pouce et l'indicateur gauche et on le transperce brusquement avec l'aiguille de Boyer dans un point plus ou moins rapproché de sa base, suivant la distance que l'on veut établir entre les deux ouvertures. Cette aiguille est enfilée d'une bande de linge, effilée sur ses bords, d'une mèche de coton ou mieux d'un tube à drainage perforé que l'on a, au préalable, enduit de cérat. Cela fait, on applique un large gâteau de charpie, et le quatrième jour, au moment où l'on suppose la suppuration établie, on procède au premier pansement. Il consiste à faire cheminer de gauche à droite la partie de la mèche qui a séjourné dans la plaie, à couper le bout souillé par le pus, à panser à plat et à envelopper soigneusement l'extrémité opposée de la mèche dans un linge fin de façon à l'empêcher d'être mouillée par le pus ou le sang, ce qui la rendrait rigide et causerait des douleurs aux pansements suivants. Quand la mèche est sur le point d'être épuisée, on en coud une nouvelle, à points plats, avec son extrémité. On n'a recours au stylet aiguillé dont le passage cause des douleurs au malade que quand la mèche est sortie fortuitement de son trajet. Les complications du séton peuvent être : 1° l'*hémorrhagie* à laquelle on remédie aisément par la compression si la région la rend facile, comme à la nuque ; 2° une *inflammation* trop vive qui est justiciable des cataplasmes et peut, quand elle prend le caractère phlegmoneux, indiquer le retrait de la mèche ; 3° des *douleurs* que l'on combat en enduisant la mèche de cérat belladoné ou opiacé ; 4° l'*atonie* avec absence de suppuration, que l'on combat, soit en augmentant le volume de la mèche, soit en la rendant plus irritante à l'aide de pommade de garou.

Tamponnement. — Le tamponnement a pour objet d'obturer momentanément une cavité à l'aide d'un tissu spongieux, souple et élastique, de façon à arrêter un écoulement hémorrhagique. Nous ne nous occuperons ici que du tamponnement des fosses nasales et du tamponnement du vagin.

I. *Tamponnement des fosses nasales.* — Le tamponnement de la narine est *simple* ou antérieur ou *double* et antéro-postérieur. Il faut toujours débuter par le premier, qui suffit souvent et qui est infiniment moins pénible et moins difficile à pratiquer que le tamponnement double.

On peut se servir pour tamponner les narines : de charpie (Abernethy, Pelletan), d'éponge préparée (Calvy, de Toulon), d'amadou (Morand).

Le procédé de Calvy consiste à diviser en trois parties égales, dans le sens de sa longueur, un bâton d'éponge préparée ayant la grosseur d'un tuyau de plume ordinaire et d'une longueur de 3 à 5 centimètres ; on en arrondit les arêtes et on l'introduit dans la narine en laissant déborder un peu l'extrémité antérieure pour pouvoir retirer l'éponge facilement. Si l'écoulement paraît provenir de la partie postérieure de la fosse nasale on introduit profondément un morceau d'éponge préparée et en lui donnant la forme d'une sonde. On peut d'ailleurs revêtir cette éponge préparée de diverses substances hémostatiques.

Si l'on se sert de charpie on emploie le tamponnement à queue de cerf-volant pratiqué à l'aide de petits bourdonnets de coton noués en ligne sur un même fil.

Quel que soit le mode de tamponnement antérieur qui soit employé, il convient d'exercer une compression sur la narine tamponnée : on y arrive à l'aide du doigt, ou bien en employant un pince-nez ou une *drogue* analogue à celle des soldats.

Pour pratiquer le double tamponnement on se sert de la sonde de Belloc, ou à son défaut, d'une sonde en caoutchouc percée d'un œil à son extrémité. On l'introduit sur le plancher de la fosse nasale, et quand elle est arrivée derrière le voile du palais on pousse le mandrin qui porte un bouton perforé ; la courbure du ressort l'amène dans la bouche ; on y attache par un fil double un bourdonnet de charpie de la grosseur du pouce et de 5 centim. de longueur. Un fil simple, placé à l'opposite de celui-ci est destiné à rester dans la bouche et on le fixe à l'une des commissures, le ressort rentre alors par traction dans la sonde et le bourdonnet, guidé au besoin par le doigt, étant appliqué sur l'orifice postérieur de la fosse nasale, on écarte les deux fils, on leur interpose de la charpie enfoncée par l'orifice antérieur et on les noue sur elle. Quand on veut retirer e tamponnement, on désobstrue la narine, et le tampon postérieur est retiré par des tractions opérées sur le fil ménagé à cet effet.

II. *Tamponnement du vagin.* — On peut pratiquer le tamponnement vaginal de diverses manières : 1° à l'aide du *pessaire à air*, moyen défectueux et qui n'arrête qu'imparfaitement l'hémorrhagie ; 2° avec un linge fin qu'on introduit au fond du vagin, qu'on déplisse à la vulve et dont on remplit la cavité à l'aide de charpie, d'étoupe, de coton ; 3° avec un mouchoir de batiste usée qui s'introduit par un de ses angles le reste étant refoulé peu à peu de façon à remplir la cavité vaginale ; 4° avec des bourdonnets réunis sur un fil (tamponnement en queue de cerf-volant) ; 5° avec des bourdonnets isolés, introduits à l'aide du spéculum. Ce dernier tamponnement est de beaucoup le meilleur. On peut se servir de coton préalablement trempé et exprimé (Courty), de bourdonnets de charpie entremêlés de morceaux d'agaric (Pajot). Ces bourdonnets sont, au besoin, trempés dans des solutions astringentes ou recouvertes de poudres hémostatiques. Le spéculum en place, on garnit les culs-de-sac vaginaux, et à mesure qu'on retire peu à peu le spéculum, on complète le tamponnement ; on garnit la vulve et on place un bandage en T. Au bout de deux heures, on enlève les bourdonnets extérieurs pour permettre la miction. Au bout de vingt-quatre à quarante-huit heures, on enlève peu à peu le tamponnement, bourdonnet par bourdonnet, sans exercer de tractions.

Transfusion. — La pratique de la transfusion du sang soulève plusieurs questions : 1° le choix du sang ; 2° son emploi à l'état naturel ou après défibrination ; 3° sa température ; 4° la quantité qu'on doit injecter ; 5° le choix de l'appareil ; 6° la technique de la transfusion.

5.

1º *Choix du sang.* — Il est démontré, en physiologie expérimentale, que la transfusion est d'autant plus dangereuse que l'animal qui fournit le sang s'éloigne davantage de l'espèce de celui auquel on l'injecte. Ainsi, elle s'opère sans danger de l'âne au cheval ; mais elle échoue habituellement d'un herbivore à un carnivore, et la transfusion du sang d'un mammifère à un oiseau amène promptement la mort de celui-ci ; ce qu'explique vraisemblablement, au moins en partie, la différence de forme et de volume de leurs globules. C'est dire assez que, malgré les faits de réussite avec du sang d'autres mammifères, d'agneau, par exemple, c'est le sang humain qui doit servir à la transfusion pratiquée sur l'homme. Cette condition réunit d'ailleurs les avantages de la commodité à ceux de la sécurité et doit être recherchée dans tous les cas. Le sang est fourni par l'un des assistants, qui doit, autant que possible, présenter des conditions favorables de vigueur et de santé.

2º *Sang complet ou défibriné.* — On a eu la pensée, pour prévenir la formation d'embolies, de défibriner le sang par le battage, au sortir de la veine et de n'injecter, par suite, que le sérum tenant en suspension les globules. Le Dr Polli a fait trois transfusions avec le sang défibriné et n'a pas eu d'accidents ; mais Monneret a vu la mort survenir dans ces conditions, et Béhier a démontré que la défibrination était une mauvaise pratique et l'on y a renoncé aujourd'hui.

3º *Température du sang injecté.* — Le bon sens indique que le sang doit avoir sa température normale, c'est-à-dire 38° centigrades et que les efforts du transfuseur doivent avoir pour but de la lui conserver.

4º *Quantité de sang à injecter.* — Elle varie suivant le but qu'on se propose : s'il s'agit de remédier aux conséquences menaçantes d'une hémorrhagie, il faut porter jusqu'à 150, 200 et même 300 grammes la quantité du sang que l'on infuse ; mais s'il s'agit de combattre une anémie grave avec vomissements et tendance syncopale, une dose de 60 à 100 grammes est suffisante (Oré, Béhier). On pourrait dépasser cette dose, mais en injectant avec lenteur et en se guidant sur les effets observés.

5º *Choix de l'appareil.* — L'hématophore de Moncoq, modifié par Mathieu est, entre les appareils imaginés, celui qui vaut le mieux comme facilité de maniement et comme sécurité ; mais en cas d'absence de cet appareil, une seringue à hydrocèle, un petit trocart ou même une sonde en gomme élastique peuvent suffire pour la transfusion.

6° *Technique de la transfusion*. — On pratique d'ordinaire la transfusion sur la médiane céphalique ou sur la médiane basilique. Celle-ci doit être préférée quand la première, comme cela arrive souvent, est peu volumineusc. La peau est divisée dans une étendue de 2 centimètres ; la veine est disséquée avec soin, puis isolée, et à l'aide d'un stylet aiguillé on passe au-dessous d'elle un fil qui servira à fixer la canule. Nélaton a recommandé de passer deux fils dont l'inférieur est destiné à prévenir l'afflux du sang veineux dans la plaie, mais le doigt d'un aide suffit habituellement. La veine est alors soulevée avec une pince, puis on l'incise avec un bistouri dans une étendue de 4 millimètres, ou bien, comme l'a fait Nélaton, on pratique d'uu coup de ciseau un lambeau en V. On introduit alors la canule sur laquelle on tient la veine fixée au moyen du fil supérieur et un aide la maintient sur cet instrument à l'aide d'un doigt.

Cette sorte de dissection de la veine a des inconvénients ; aussi a-t-on songé à faire pénétrer directement la canule à laquelle doit s'adapter l'appareil transfuseur. On se sert pour cela d'une petite canule à poinçon. On applique une bande au-dessus de l'endroit où la veine doit être piquée et l'on enfonce le trocart presque horizontalement ; la liberté avec laquelle joue son extrémité indique qu'il est dans la veine ; mais il peut se faire qu'on transperce celle-ci, ce qui est non seulement un traumatisme pour le vaisseau, mais encore peut faire échouer l'opération. C'est là le manuel qui a été suivi par Béhier ; mais il recommande plutôt de faire une ouverture avec la lancette, comme pour la saignée, et d'introduire par là la canule munie d'un mandrin mousse. Je crois ce procédé plus facile et moins dangereux.

La canule introduite, le manuel diffère suivant qu'on se sert de la seringue à hydrocèle ou de l'appareil Moncoq.

Dans le premier cas, on reçoit le sang provenant d'une saignée soit dans le corps de la seringue, soit dans une palette maintenue, au bain-marie, à une température de 38 à 40° centigrades. On pousse alors le piston de manière à expulser l'air aussi complètement que possible et on injecte lentement et sans secousses. La pratique des transfusions successives de petites quantités de sang, recommandée par quelques auteurs, n'est pas à suivre ; c'est assez, en effet, de faire courir une seule fois au patient les chances d'introduction de l'air et de phlébite consécutive. La lenteur avec laquelle on pousse le sang pourvoit à tout.

Si l'on se sert de l'appareil Moncoq-Mathieu, la canule étant en place, on l'obture provisoirement à l'aide d'un mandrin mousse ; on prépare l'appareil en y faisant passer de l'eau chaude, on remplit, du sang qui coule de la saignée, la cupule supérieure, on le fait descendre dans le corps de pompe en abaissant le piston à l'aide d'une tige en crémaillère et quand le corps de pompe en contient une quantité suffisante, on relève le piston par un mouvement en sens inverse, c'est-à-dire de bas en haut ; le sang foulé s'échappe par un tuyau éjecteur que termine une canule entrant à frottement dans celle qui a été introduite dans la veine.

7º *Soins consécutifs.* — On coupe le fil, on retire la canule ; on applique le bandage de la saignée et on emploie simultanément des stimulants diffusibles, des moyens artificiels de caléfaction,

8º *Accidents. a.* — *Mort par syncope.* — On peut la prévenir en maintenant la tête très basse pendant la transfusion. Si la syncope survient : respiration artificielle ; faradisation de la région cardiaque ; inversion. *b.* — *Défaut de réaction.* — On y pourvoit par l'emploi des stimulants cardio-vasculaires. *c.* — *Embolies. d.* — Entrée de l'air. La bonne entente des différents temps de la transfusion éloigne, autant que possible, la chance de voir ces accidents redoutables se produire.

Ventouses. — Les ventouses sont *sèches* ou *sanglantes*, autrement dites scarifiées. Les premières ne produisent qu'une contrefluxion congestive sur le point auquel on les applique, les secondes joignent à l'hyperhémie deux autres actions : la douleur et l'hémorrhagie.

Pour appliquer les ventouses on se sert soit de cloches de verre dans lesquelles on raréfie l'air par la chaleur, soit de cloches dans lesquelles on fait le vide à l'aide d'une pompe à main, soit de cloches en caoutchouc qui, comprimées dans la main, contiennent, quand on les abandonne à elles-mêmes, un air raréfié, lequel développe les effets de gonflement et de turgescence de la peau que l'on demande aux ventouses sèches. Ces dernières ventouses, dont l'usage tend à se répandre de plus en plus parce que leur maniement est commode, sont beaucoup moins efficaces que les ventouses classiques en verre qui doivent seules être employées. On a renoncé également aux ventouses mécaniques à cause de leur complication.

Pour faire le vide dans les ventouses ordinaires, on peut employer divers artifices : 1° verser un peu d'éther ou d'alcool dans les ventouses de manière à simplement humecter leurs parois, enflammer le liquide et appliquer rapidement la ventouse ; 2° placer sur la peau deux, trois ou quatre petites veilleuses à mèche de cire et les recouvrir d'une ventouse (Hammond) ; le vide se fait avec une grande perfection et la peau se soulève énergiquement ; 3° se servir d'un morceau de papier qui est projeté enflammé au fond de la ventouse.

Pour retirer celle-ci, on prend la cloche par le bouton, on l'incline et en déprimant un des points de la peau, on laisse pénétrer un peu d'air.

Les ventouses Junod, dites *ventouses-monstres*, sorte de bottes imperméables s'appliquant sur les membres inférieurs et dans lesquelles on fait le vide à l'aide d'une pompe à main, constituent un moyen puissant de contre-fluxion sanguine dont le résultat est de dériver le sang avec assez d'énergie, quand on l'applique aux membres inférieurs, pour produire un état demi-syncopal. La durée de l'application des *ventouses Junod* varie d'un quart d'heure à une heure. Les malades doivent avoir la tête dans une position un peu déclive, afin de prévenir la syncope.

Simpson (d'Édimbourg) a préconisé l'usage d'une ventouse intra-utérine consistant en un tube fénêtré à son extrémité, qui s'introduit dans la cavité utérine et se visse sur un corps de pompe dans lequel on fait le vide. Cette aspiration fluxionne la muqueuse utérine et provoque souvent le retour des mois dans le cas d'aménorrhée.

Vésicatoires. — Les vésicatoires sont dits *volants* quand leur application a pour but de soulever l'épiderme en phlyctène, et que, ce résultat obtenu et la sérosité évacuée, on laisse l'épiderme en place de façon à éviter la suppuration ; et *suppurés* quand on enlève l'épiderme et qu'on applique à la surface du derme mis à nu des topiques irritants de manière à produire et à entretenir la suppuration. Quel que soit celui de ces deux buts qu'on poursuive, les agents phlycténogènes sont les mêmes.

Les règles relatives à l'application et à la direction des vésicatoires se rapportent : 1° à la production de la phlyctène ; 2° au pansement consécutif ; 3° aux moyens suppuratifs ; 4° aux irrégularités ou complications que peut présenter la marche des vésicatoires suppurés.

I. *Application des vésicatoires.* — 1° *Vésicatoires cantharidiens.* — Il convient avant d'appliquer un vésicatoire, de faire subir à la peau une sorte de préparation. On la frictionne d'ordinaire avec un linge rude ou avec du vinaigre, ou bien on applique un morceau de papier sinapisé à l'endroit où le vésicatoire doit être placé. Grâce à ces pratiques, la vésication est plus prompte, on peut laisser moins longtemps en place l'emplâtre cantharidé et on diminue ainsi les chances de retentissement sur la vessie. On prévient, du reste, avec assez de sûreté cet inconvénient en arrosant l'emplâtre vésicatoire avec une solution saturée de camphre dans l'éther (Vée). Quelques médecins, et entre autres, Bretonneau, Trousseau, Davis, etc., ont conseillé, pour éviter la cystite cantharidienne, d'interposer entre la peau et l'emplâtre un morceau de papier brouillard imbibé d'huile ; la cantharidine, principe actif des cantharides se dissout dans l'huile, le vésicatoire agit plus promptement et on peut ne le laisser en place que quelques heures. Dans des essais faits à la Charité, Trousseau n'a constaté, sur 200 enfants, qu'un seul cas de cystite, grâce à l'emploi de ce moyen. Davis a recommandé de ne laisser le vésicatoire en place que trois ou quatre heures ; la phlyctène n'existe pas encore à ce moment, mais l'épiderme est plissé et il ne tarde pas à se soulever, soit spontanément, soit sous l'influence d'un cataplasme.

2° *Vésicatoire ammoniacal.* — L'ammoniaque liquide à 22° appliquée sur la peau, l'irrite et soulève l'épiderme en phlyctène. Elle a, sur la cantharide, l'avantage de produire une vésication rapide et de ménager la vessie. Les procédés d'emploi de l'ammoniaque liquide pour établir un vésicatoire sont nombreux. On peut les ramener aux suivants : frictions rudes avec un morceau de flanelle imbibée d'ammoniaque, moyen sûr et très prompt mais qui doit être réservé pour les cas où le sujet est sans connaissance (Trousseau) ; — verre de montre contenant du coton imbibé d'ammoniaque (Darcq) ; — rondelles de linge imbibées d'ammoniaque placées sur une pièce de cinq francs (Lafargue, de Saint-Émilion) ; — amadou dont la face tomenteuse est imbibée d'ammoniaque (Boniface) ; — dé à coudre rempli de coton mouillé par l'ammoniaque (Bretonneau) ; — pommade de Gondret. Pour se servir de cette pommade dont nous donnerons plus tard la formule, on en façonne, à la spatule, une rondelle que l'on applique sur la peau. « Au moment de l'application, disent Trousseau et Pidoux, elle produit un sentiment de fraîcheur qui ne dure qu'un instant et qui est remplacé par une impression de chaleur à laquelle, deux ou trois minutes après, succède celle de la cuisson. Cette sensation n'est pas, à beaucoup près, aussi pénible qu'on pourrait le présumer d'après la rapidité avec laquelle se fait la vésication ; elle est portée à un si faible degré que jamais les malades ne témoignent de véritable douleur ; 3, 5, 10 ou 15 minutes après l'application de la pommade, l'épiderme est soulevé. Il y a pourtant des différences nombreuses qui dépendent surtout du siège du vésicatoire et de l'activité de la pommade. Du reste il faut attendre, avant d'enlever celle-ci, qu'on voie apparaître autour d'elle une petite auréole rouge. » (Trousseau et Pidoux, *Traité de thérap. et de matière médicale*, 1862, 7ᵉ édit., t. I, p. 450.)

Les vésicatoires à l'ammoniaque ont l'inconvénient de tendre à se sécher plus que les vésicatoires cantharidés et de conserver moins longtemps leur fonction absorbante. Au reste les injections hypodermiques ont rendu très rare ce mode de vésication qui était surtout destiné à faire pénétrer des médicaments actifs. On n'y a plus guère recours maintenant que quand il s'agit d'albuminuriques ou quand on a besoin de produire une vésication instantanée.

3° *Vésicatoire au marteau de Mayor.* — On trempe un marteau à large tête dans l'eau bouillante, et quand il est en équilibre de température avec elle, on l'applique sur la peau en le maintenant 10 à 15 secondes ; l'épiderme blanchit dans le point d'application qu'entoure une auréole érythémateuse, et on en détermine le soulèvement par l'application d'un cataplasme. Si l'on ne recherche que la révulsion par la douleur, on fait un pansement à l'ouate.

4° *Vésicatoire au sainbois.* — Pour appliquer un vésicatoire au sainbois ou garou, l'on fait macérer un morceau d'écorce de garou dans du vinaigre fort et on l'applique sur la peau, au préalable rubéfiée par une friction rude. Il faut de 36 à 48 heures pour que l'ulcération soit produite.

II. *Pansement des vésicatoires.* — On coupe la phlyctène à sa périphérie avec des ciseaux, et on enlève, totalement ou en partie, l'épiderme suivant l'étendue que l'on veut donner à la surface suppurante ; s'il s'agit d'un vésicatoire volant, on incise la phlyctène dans une partie déclive et on ménage avec le plus grand soin l'épiderme. Si le liquide que contient celle-ci est fibrineux, on multiplie ces petites incisions sur les divers points de la phlyctène. On applique à sa surface un morceau de coton. Dans le premier cas, le derme étant mis à nu, on le recouvre d'un morceau de papier de soie ou de linge graissés de cérat. Le contact de ce corps étranger suffit quelquefois pour amener la suppuration ; mais si elle ne s'établit pas, ou si le vésicatoire prend cet aspect qui annonce de la tendance à sécher, il faut employer des pommades, des onguents ou des papiers épispastiques. Le *papier d'Albespeyres* ou le *papier épispastique* du Codex, sont les moyens suppuratifs ordinairement employés. On débute par le n° 1 qui est le plus faible. On découpe une rondelle de papier épispastique de la largeur de la surface que l'on veut faire suppurer ; on l'applique sur la peau dénudée et on la recouvre d'un ou de plusieurs morceaux de papier de soie pliés en plusieurs doubles. Celui qui est appliqué directement sur le papier épispastique est enduit d'un corps gras pour éviter les tiraillements. Le *papier au garou* du Codex doit être substitué au papier aux cantharides quand la vessie accuse de la tendance à se prendre et dans le cas de maladie de Bright.

Les premiers pansements une fois faits, il s'agit de régler la suppuration des vésicatoires : on y parvient par des pansements méthodiques et en substituant, suivant l'occurrence, des papiers de différents numéros les uns aux autres. On a là à remonter et à redescendre une gamme dont l'expérience donne l'habitude. Les bandes de toile dont on se servait jadis, et qui étaient d'un usage incommode et malpropre, avaient l'inconvénient de serrer le bras, souvent au delà de ce qui est utile, et de disposer à une atrophie du membre, comme j'ai eu l'occasion d'en observer des exemples. L'invention du serre-bras et de l'outillage du pansement méthodique des vésicatoires a réalisé un progrès sensible sous le rapport de la propreté et du bien-être.

Trousseau, dont le grand esprit se complaisait dans les détails minutieux de la pratique, a formulé les règles qui doivent présider à la direction d'un vésicatoire suppurant. Quand il marche bien, sa surface est homogène, légèrement rosée ; le pus qu'elle fournit est épais, crémeux ; il n'y a ni irritation vive, ni éruption au pourtour ; sa surface ne s'accroît ni ne se restreint ; il n'a pas de tendance à sécher non plus qu'à s'ulcérer ; sa sensibilité est médiocre et il ne saigne pas quand on l'essuie légèrement ; mais les choses ne se passent pas toujours aussi simplement, et il convient de remédier aux complications qui peuvent entraver la marche régulière des vésicatoires.

III. *Traitement des complications.* — Un vésicatoire qui est en mauvais état peut présenter les accidents suivants : 1° il s'enflamme, devient rouge, luisant, fournit un pus abondant (suppression des papiers épispastiques ; emploi de cataplasmes de fécule de pomme de terre) ; 2° il s'étend au delà de ses limites : on y remédie en l'encadrant dans un carré de papier de soie, enduit de cérat, dans lequel on découpe un rond de la largeur primitive du vésicatoire ; les bords n'étant plus en contact avec le pus irritant chargé des principes âcres du papier épispastique, se cicatrisent et le vésicatoire revient à ses dimensions premières ; 3° il se réduit en surface : pour y obvier, on découpe dans un papier épispastique n° 2 une surface annulaire de la dimension de celle qui sèche et on met au centre une rondelle de papier n° 1 ; on ramène ainsi assez promptement le vésicatoire à son état naturel ; 4° le vésicatoire est le siège de démangeaisons vives qui peuvent, surtout chez les enfants, priver le malade de sommeil et qui le portent à se gratter avec une sorte de fureur ; il faut dans ce cas, enduire de cold-cream le pourtour du vésicatoire, appliquer un cataplasme et si les démangeaisons persistent avec une certaine intensité, le faire sécher et le transporter ailleurs ; 5° il se recouvre de végéta-tions : il faut opposer à cet accident des cautérisations légères avec le nitrate d'argent, la poudre d'alun, de sabine ; 6° il est enfin des cas où les vésicatoires dégénèrent et où il convient d'en modifier rapidement et énergiquement la surface. Cette dégénération est *hémorrhagique :* on pratique des lotions avec une décoction de ratanhia, de l'eau aiguisée de perchlorure de fer) ; *gangreneuse* (le traitement du sphacèle comme complica-tion des plaies est ici d'application) ; *pultacée,* c'est la forme molle de la pourriture d'hôpital : le pansement avec la poudre de charbon ; l'application de tranches de citron, quelquefois la cautérisation au fer rouge sont les moyens à appliquer dans ce cas ; *diphthérique :* le traitement local de la diphthérie est indiqué.

IIIᵉ SECTION. — GLOSSAIRE PHARMACEUTIQUE.

Acétolats. — Médicaments fournis par la distillation du vinaigre sur des plantes à essences.

Acétolés. — Médicaments à base de vinaigre.

Acétomel. — Sirop de vinaigre à base de miel.

Acétomellé. — (Béral). Mélange d'acétomel aux teintures acétiques ou acétolés.

Alcoolats. — Médicaments obtenus par la distillation de l'alcool sur diverses substances aromatiques. On se sert, pour les préparer, d'alcools à 60°, à 80° et à 90°. On les distingue en *simples* (alcoolats d'anis, de genièvre, de badiane, etc.), et *composés* (alcoolats vulnéraire, de mélisse, de Fiovarenti, eau de Cologne, etc.

Alcoolatures. — Médicaments préparés par l'action de l'alcool sur des plantes actives fraîches. On emploie parties égales des plantes et d'alcool à 90°.

Alcoolés. — Les alcoolés ou *teintures alcooliques*, sont des médicaments officinaux, simples ou composés, dont le véhicule est l'alcool à divers degrés de concentration. Le Codex ramène l'alcool employé pour la préparation des tein-tures aux trois titres centésimaux suivants : 60°, 80°, 90°. Les alcoolés se préparent par solution, macération, déplacement, lixiviation. Ils sont sans sucre ou sucrés, neutres ou alcalins (alcoolé ammoniacal).

Apozèmes. — Ce mot, qui signifie étymologiquement *décoction*, a été détourné de sa signification ; il exprime des tisanes concentrées qui sont en quelque sorte intermédiaires entre les potions et les tisanes pour l'activité et la quantité du véhicule. On distingue des apozèmes dépuratifs, sudorifiques, purgatifs, antisyphilitiques, etc.

Aptation. — Ensemble des opérations qui rendent les médicaments végétaux *aptes* à l'usage médical. L'aptation s'appelle aussi quelquefois *mondification* (Voy. ce mot).

Aromate. — Substance odorante qui est employée en pharmacie comme moyen correctif de l'odeur désagréable de certains médicaments. Ce sont des essences, des eaux distillées ou des substances contenant une huile essentielle.

Auxiliaire. — (Voy. ADJUVANT).

Bain. — C'est, dans le sens le plus général de ce mot, l'immersion plus ou moins prolongée du corps, ou d'une de ses parties, dans un milieu autre que l'atmosphère dans ses conditions normales de pression, de chaleur, d'humidité et de composition. On les distingue suivant leur nature, en bains solides, liquides, gazeux, vaporeux. Les bains de sable (arénation), sont un exemple de la première catégorie ; les bains simples ou médicamenteux, un exemple de la seconde ; les bains d'acide carbonique, un exemple de la troisième ; les bains d'étuve humide, un exemple de la dernière.

Bain de sable. — Sable chauffé dans lequel plonge un matras ou une cornue contenant un liquide à distiller.

Bain-marie. — Liquide dans lequel on plonge une cornue contenant un liquide à distiller et qui reçoit directement l'action du feu. On se sert d'eau ou d'une dissolution saturée de divers sels bouillant à des températures supérieures à 100°. Telles sont la solution de chlorhydrate d'ammoniaque qui bout à 114° ; celle d'azotate d'ammoniaque qui bout à 180°.

Base. — S'entend, dans une formule composée, du médicament qui y joue le rôle principal et qu'il convient toujours de placer en tête de la formule.

Baumes. — On ne devrait rigoureusement appeler *baumes* que les produits naturels de nature résineuse, qui contiennent de l'acide benzoïque, mais l'usage a étendu ce nom à diverses térébenthines ou oléo-résines, telles que celles de la Mecque, de copahu. Par opposition avec les baumes dits *naturels* on appelle en pharmacie *baumes artificiels* des préparations très complexes, multipliées au delà du nécessaire et dont beaucoup même, par extension abusive de ce mot, ne contiennent pas de matières résineuses; tels sont : le *baume du Samaritain; le baume de soufre; le baume Tranquil,* etc.

Biscuits. — Forme de médicaments dans lesquels la substance active est incorporée à de la pâte de biscuit qui la dissimule et constitue un appât pour les enfants. Cette forme alimentaire est d'ailleurs, quand le médicament auquel elle sert d'enveloppe ne trouble pas la digestion, de nature à favoriser l'absorption des médicaments. Les biscuits purgatifs au jalap, à la scammonée, les biscuits vermifuges au calomel, à la santonine, les biscuits ferrugineux, les biscuits antisyphilitiques au deuto-chlorure de mercure, à l'iodure de potassium, etc., sont les plus usuels.

Bols. — Forme médicamenteuse constituée par des olives d'un poids de 20 à 60 centigrammes et préparées à l'aide d'une masse pilulaire déterminée (Voy. Pilules). On enrobe quelquefois les bols avec du pain azyme.

Bougies médicamenteuses. — Cylindres flexibles, de caoutchouc, ou de fibres textiles, enduits d'un mélange emplastique auquel on ajoute quelquefois des substances médicamenteuses. Exemples : bougies de Davan, de Goulard.

Bouillons. — Apozèmes que l'on prépare par décoction de viandes diverses et quelquefois de substances nature végétale et qui en contiennent les principes solubles. Les bouillons de bœuf, de veau, de mouton, de grenouilles, de limaçon, le bouillon aux herbes préparé avec l'oseille, la poirée, le cerfeuil, etc., jouent dans la diététique des malades un rôle usuel. Ils servent souvent, surtout le bouillon aux herbes, de véhicule ou d'adjuvant à des médicaments actifs.

Boules. — Médicaments solides, de forme sphéroïdale, que l'on fait dissoudre au moment d'en faire usage. Exemple : boules de Mars ou de Nancy.

Brytolés. — Nom donné par Béral aux médicaments liquides dont la bière est le menstrue. On dit aussi quelquefois, mais moins correctement, BRUTOLÉS.

Butyrolés. — Médicaments qui ont le beurre pour excipient (Béral).

Cachets. — Double enveloppe discoïde de pain azyme, collée à sa périphérie et contenant des poudres diverses (Limousin).

Cachets-cuillers. — Enveloppes creuses de pain azyme, ayant la forme d'une cuiller, obturées par un opercule de même nature, et qui peuvent servir à faire prendre, sans qu'on en sente le goût, des liquides médicamenteux (Limousin).

Calcination. — Action du feu sur les matières calcaires. On la distingue en *incomplète* quand elle détruit simplement les matières organiques qui entrent dans la composition des substances calcaires (os, ivoire, corne de cerf); *complète* quand le carbonate de chaux lui-même est décomposé et transformé en chaux. On a étendu le sens de ce mot qui exprime aujourd'hui l'action d'une forte chaleur sur les corps.

Capsulation. — (Voy. CAPSULES).

Capsules. — Enveloppes olivaires de gluten, de gélatine, ou de pâte de jujubes destinées à contenir des liquides d'un goût ou d'une odeur désagréables.

Carbonisation. — Destruction par le feu des matières organiques qui sont ramenées plus ou moins complètement à ne conserver que leur carbone.

Cathérétiques. — Médicaments d'une causticité moyenne ayant pour effet de réprimer les bourgeons charnus.

Cartons médicamenteux. — Pâte de carton à laquelle on incorpore des médicaments, tel est le *carton fumigatoire* ou antiasthmatique du Codex.

Catapasmes. — (De καταπασσεῖν, saupoudrer). Médicaments pulvérulents destinés à être projetés sur la peau (Voy. POUDRES).

Cataplasme. — Epithème mou, préparé ordinairement avec la poudre de semences de lin, le pain, les farines, les fécules; quelquefois avec des pulpes de fruits, de racines, de bulbes, et qui utilise pour excipients des liquides gras, mucilagineux, de l'eau. Les cataplasmes ont, suivant leur nature, des propriétés émollientes, astringentes, anodynes, résolutives, irritantes, etc. Ils servent souvent de simples véhicules à des médicaments divers qui s'appliquent à la peau.

Cérats. — Topiques mous formés d'huile et de cire. Le *cérat simple* se prépare avec l'huile d'amandes douces et la cire blanche ; le *cérat de Galien* contient, de plus, de l'eau distillée de rose qui l'aromatise ; le *cérat jaune* se prépare avec la cire jaune, l'huile d'amandes douces et l'eau. Les *cérats médicamenteux* sont très variés (cérats opiacé, belladoné, laudanisé, saturné), etc.

Cérolés. — On pourrait donner ce nom aux médicaments qui ont la cire pour excipient. Telles sont les pilules de cire et d'opium qui sont appliquées sur les points de carie dentaire pour calmer la douleur.

Chocolats médicamenteux. — Le chocolat est l'excipient d'un bon nombre de médicaments. La pâte de chocolat aromatisée à la cannelle constitue le *chocolat de santé.* On prépare des chocolats *analeptiques* au salep ; des chocolats *ferrugineux ;* des chocolats *vermifuges, purgatifs*, etc. Les chocolats médicamenteux sont disposés en tablettes, en pastilles.

Choix. — Se dit de l'élection des parties d'un végétal qui sont le plus aptes à l'emploi en médecine.

Cigarettes médicamenteuses. — Médicaments roulés dans du papier ou imprégnant celui-ci de façon à donner, en brûlant, des produits vaporeux ou volatils, qui, pénétrant avec l'air, arrivent au contact de la muqueuse respiratoire. Les principales sortes de cigarettes médicamenteuses sont les cigarettes de datura, de belladone, d'opium, les cigarettes arsenicales, les cigarettes de haschich. On étend aussi quelquefois ce nom à des tubes de paille ou de plume contenant des substances volatiles ; telles sont les cigarettes de camphre.

Clarification. — Opération qui a pour but de rendre clair un liquide trouble en en séparant les substances qu'il tient en suspension. On clarifie par divers procédés : par *dépuration* en abandonnant le liquide au repos ; par *décantation* en enlevant, au siphon ou à la pipette, le liquide surnageant le résidu ; par *despumation*, en écumant le liquide et en le débarrassant ainsi des matières solides, légères qu'il tient en suspension ; par *colature ;* par *filtration* (Voy. ces mots).

Clous médicamenteux. — Mélange de matières combustibles (charbon, nitre) et de substances balsamiques ou sédatives, que l'on enflamme et dont on dirige convenablement la fumée. Les *clous fumants* du Codex contiennent du benjoin, du tolu, du santal citrin, du charbon de bois, du nitre, maintenus en cohésion par un mucilage de gomme adraganthe.

Coagulation. — Opération qui a pour but de provoquer la formation d'un coagulum dans un liquide à l'aide des acides ou de certains ferments.

Cohobation. — Distillation réitérée d'un produit déjà distillé sur son marc. La cohobation peut être répétée jusqu'à quatre ou cinq fois. Exemple : *eau cohobée de laitue.*

Colature. — Filtration imparfaite qui s'opère au moyen de la chausse de laine ou de l'étamine.

Collutoire. — Médicament destiné aux gencives ou aux parois de la bouche. Les collutoires *liquides* s'appliquent par l'action de se rincer la bouche ; les collutoires *mous* s'emploient en badigeounage, et les collutoires *secs* s'appliquent à l'aide du doigt.

Collyres. — Médicaments gazeux, liquides ou mous qui sont employés topiquement dans les maladies des yeux.

Confection. — Synonyme de ÉLECTUAIRE, OPIAT (Voy. ces mots).

Collection. — Opération pharmaceutique qui a pour but de recueillir les médicaments naturels dans les conditions qui en garantissent le mieux la qualité.

Concentration. — Rapprochement des molécules d'un corps dissous par l'évaporation partielle du dissolvant.

Conserve. — Electuaire simple constitué par un mélange de poudre ou de pulpe avec une quantité suffisante de sucre.

Contusion. — Mode de pulvérisation pratiqué à l'aide du mortier et du pilon.

Correctif. — Substance associée à un médicament pour en atténuer les propriétés organoleptiques ou en faciliter la tolérance.

Conservation. — Ensemble complexe de procédés qui ont pour but de prévenir la fermentation putride des substances végétales ou animales et de leur assurer la persistance d'une intégrité relative.

Cosmétiques. — Matières absorbantes, odorantes ou colorantes employées pour entretenir la beauté de la peau ou en dissimuler les défectuosités natives ou acquises.

Crayons médicamenteux. — Cylindres formés de substances médicamenteuses généralement cathérétiques ou caustiques. Ces substances constituent quelquefois le crayon à elles seules (crayons d'azotate d'argent fondu) ; quelquefois elles sont mélangées, en poudre, à un mucilage de gomme adraganthe (crayons de sulfate de cuivre). Les *crayons cautérisants* sont faits de charbon, de nitre, de gomme adraganthe. Les *crayons dermographiques* servent à tracer sur la peau des mesures ou points de repère.

Crèmes. — Liqueurs sucrées et aromatiques obtenues par distillation (crèmes de vanille, d'angélique, etc.).

Criblage. — Opération pharmaceutique qui sépare des médicaments certaines parties inutiles, ou qui isole d'une poudre des échantillons de diverses grosseurs.

Cristallisation. — Opération pharmaceutique par laquelle on obtient les corps sous la forme géométrique qui leur appartient, soit au moment où ils passent de l'état liquide ou pâteux à l'état solide, soit quand ils se précipitent d'un dissolvant dont la quantité a diminué par évaporation, ou dont le pouvoir de dissolution pour cette substance s'affaiblit par l'abaissement de la température. La cristallisation est une garantie de pureté.

Décantation. — Séparation des liquides surnageant des dépôts qui existent à leur partie inférieure.

Décortication. — Opération qui a pour but d'enlever la première enveloppe, habituellement souillée, ligneuse et inerte des substances végétales employées en matière médicale.

Décrépitation. — Bruit que font entendre diverses substances sous l'action du feu et qui tient à une rupture moléculaire par vaporisation de l'eau interposée. Exemples : chlorure de sodium, tartre stibié, acétate de cuivre, etc.

Défécation. — Séparation des sédiments qui se forment dans un liquide soumis à l'évaporation.

Déflagration. — Action vive des charbons ardents sur des substances qui activent la combustion. Ex. : azotate de potasse.

Déplacement. — Méthode pharmaceutique qui a pour objet de chasser, d'une poudre épuisée par un menstrue la quantité qu'elle retient de celui-ci, en la faisant traverser par un liquide d'une autre nature.

Dessiccation. — Réduction des médicaments à leurs éléments solides par évaporation. Elle se pratique à l'air libre, à l'étuve sèche ou dans le vide.

Digestifs. — Onguents qui contiennent du jaune d'œuf.

Digestion. — Action prolongée d'un véhicule tiède (le plus habituellement l'eau à 30° ou 50°) sur une substance médicamenteuse. Elle ne diffère de la macération (Voy. ce mot) que par la température du liquide.

Dilution. — Séparation mécanique, par l'action de l'eau, des parties fines d'une matière insoluble, qui restent en suspension et dont les parties grossières se précipitent au fond du vase (poudre de craie, de corne de cerf).

Division. — Opération pharmaceutique qui a pour but de réduire les médicaments à des parcelles plus ou moins petites pour les rendre plus actifs ou plus aptes à céder leurs principes à des menstrues appropriés. La division procède par *incision, comminution, râpage, sciage, limage*, etc.

Dragées. — Forme médicamenteuse constituée par du sucre enrobant des médicaments ou mélangé avec eux, et préparée comme le sont les dragées des confiseurs.

Dragéification. — Enrobage des pilules par un mélange de sucre et d'amidon.

Eaux. — Ce terme de pharmacie s'applique à une foule de médicaments très divers qui ont l'eau pour véhicule. Quelques-unes sont simples (eaux albumineuses, eau gazeuse acidule, eau chalybée, eau blanche); la plupart sont composées (eau de Luynes, eau angélique, eau de Clauder). La plupart de ces eaux ne sont que des alcoolés ou alcoolats, et leur nom est par conséquent impropre.

Ecusson. — Morceau de peau blanche recouvert de matière emplastique, de forme et de dimensions appropriées à la partie sur laquelle on doit l'appliquer.

Election. — (Voy. Choix).

Electuaires. — Préparations pharmaceutiques molles

dans lesquelles le miel ou un sirop servent d'excipients à des poudres, des pulpes ou des extraits.

Éléolés. — Huiles chargées de principes médicamenteux divers.

Élixirs. — Préparations pharmaceutiques formées par un mélange de sirop de sucre et d'alcoolats. On a étendu abusivement ce nom à des préparations aromatiques, sucrées ou non sucrées, de diverse nature. La plupart des élixirs sont composés (élixirs de la Grande-Chartreuse, de Peyrilhe, de longue vie, de Garus).

Embrocation. — Action d'étendre des huiles médicamenteuses sur la peau. Le mot s'applique également aux oléolés eux-mêmes (Voy. ce mot).

Émondation. — Séparation des parties inertes d'une substance végétale médicamenteuse.

Emplâtres. — Médicaments externes constitués par une matière dite emplastique, susceptible de se ramollir par la chaleur et d'adhérer à la peau. Les emplâtres proprement dits contiennent de l'oxyde de plomb combiné avec les acides gras des résines. Quand ils ne contiennent pas de plomb, on les appelle *onguents emplastiques*.

Émulsions. — Liquides lactescents constitués par la division dans l'eau, au moyen d'un intermède, de substances huileuses ou résineuses. Un certain nombre de substances émulsives contiennent en elles-mêmes leur intermède. On les distingue en *émulsions naturelles* préparées à l'aide de graines émulsives (amandes, pistaches, pignons doux, etc.) et *émulsions artificielles* préparées avec des résines, ou des huiles, suspendues dans l'eau à l'aide d'un intermède.

Enduits. — Substances qui enveloppent, comme d'un vernis isolant, les parties sur lesquelles on les applique. Exemple: collodion (Voy. PYROXYLÉS).

Escharrotiques. — Médicaments topiques, plus énergiques que les cathérétiques, et ayant pour effet de détruire les tissus.

Espèces. — Mélange de plantes médicamenteuses ayant une action analogue. Exemples : espèces amères, apéritives, émollientes, diurétiques, carminatives, résolutives, etc.

Épithèmes. — Topiques qui ne sont ni des onguents, ni

des emplâtres. Ce sens est arbitraire ; le mot *épithème*, au point de vue étymologique (επιτιθημι, *appliquer*) est synonyme de *topique* et embrasse à ce titre, les onguents, les emplâtres, les liniments, etc.

Espèces. — Mélanges d'organes similaires de plantes ayant des propriétés médicales analogues. Exemples : espèces diurétiques, sudorifiques, béchiques, aromatiques, vulnéraires, etc.

Esprits. — Produits liquides obtenus par la distillation ordinaire ou la distillation sèche de diverses substances végétales ou animales (esprit de Mindererus, esprit volatil de corne de cerf).

Ethérolés. — Médicaments dont le véhicule est l'éther.

Ethérolats. — Produits de la distillation de l'éther sur des matières contenant des essences.

Evaporation. — Opération qui a pour but de concentrer les matières tenues en dissolution dans l'eau. On fait intervenir, pour l'évaporation, la chaleur et le vide, isolés ou combinés. L'évaporation par la chaleur se pratique soit à feu nu, soit au bain-marie (Voy. ce mot). L'évaporation est dite *spontanée* quand elle se fait à l'air libre et à la température ambiante.

Excipient. — Substance dans laquelle on suspend, on incorpore ou on dissout les médicaments. L'excipient liquide porte habituellement le nom de *véhicule* (Voy. ce mot).

Expression. — Séparation mécanique, par une pression convenable, des parties liquides d'une substance solide ou molle.

Extinction. — Opération pharmaceutique qui a pour but de masquer les propriétés actives d'une substance ou de dissocier ses molécules de telle sorte qu'elle perde ses qualités ordinaires (extinction de la chaux vive, extinction du mercure).

Extraits. — On donne ce nom à des préparations pharmaceutiques qui s'obtiennent en retirant les principes actifs des médicaments par des véhicules appropriés et en les concentrant par l'évaporation. On les distingue, suivant les circonstances, en fluides ou sirupeux, en mous et en secs ; et, suivant la nature du menstrue employé, en extraits aqueux ou gommeux, extraits alcooliques, extraits éthérés.

Fermentation. — Décomposition de diverses matières organiques dites *fermentescibles* au contact de l'eau et d'un ferment et sous l'action d'une température déterminée. On distingue les fermentations en : alcoolique, acétique, butyrique, benzoïque, etc., suivant les produits qu'elles engendrent.

Filtration. — Opération qui a pour but de séparer d'un liquide passant au travers d'un corps poreux les particules solides qu'il tient en suspension. On filtre les liquides suivant leur nature, au papier, à la chausse, au charbon, au grès, à l'amiante.

Fomentation. — Liquides chauds dont on imprègne du linge, des flanelles, de la spongiopiline, des éponges et qu'on applique sur les tissus. Ces fomentations sont, suivant leur nature, émollientes, styptiques, rubéfiantes, narcotiques. Ce mot s'applique à la fois à ces épithèmes liquides et à leur application.

Fusion. — Opération qui a pour effet d'amener, par l'action de la chaleur, les substances à passer de l'état solide à l'état liquide, avec ou sans l'intermédiaire de l'*état pâteux*. On distingue la *fusion aqueuse* dans laquelle les sels fondent dans leur eau de cristallisation (exemples : alun, azotate de potasse), de la *fusion ignée* ou fusion ordinaire.

Gélatinisation. — Enrobage des médicaments solides dans une couche plus ou moins épaisse de gélatine.

Gelées. — Préparations pharmaceutiques qui confinent à la bromatologie et à la matière médicale et qui sont constituées par des substances mucilagineuses, d'origine animale ou végétale et jouissent de la propriété de se prendre en gelée tremblotante par le refroidissement (gelée de viandes blanches, gelée de lichen d'Islande, gelée de carraghaeen).

Gouttes. — Médicaments actifs qui se prennent par gouttes. Exemples : gouttes amères de Baumé ; gouttes noires anglaises (*black drops*), gouttes de Hollande, gouttes calmantes, gouttes anodines, etc.

Gargarismes. — Médicaments liquides destinés à agir sur l'arrière-gorge.

Gommes-résines. — Sucs propres de plantes diverses, concrétés par évaporation, dont une partie est soluble dans l'eau, l'autre dans l'alcool (galbanum, asa fœtida, gomme ammoniaque, etc.).

Grains. — Saccharolés solides en forme de pilules. Ex. : grains de cachou.

Granulation. — Procédé pharmaceutique qui a pour but de déposer autour d'un noyau médicamenteux des couches de sucre.

Granules. — Très petites pilules analogues à la non-pareille et que l'on enrobe habituellement de sucre.

Glycérés (ou GLYCÉROLÉS). — Médicaments qui ont pour excipient la glycérine. Exemples : glycéré d'amidon, glycéré de tannin, glycéré d'iodure de potassium, etc.

Hydrolats. — Eaux aromatiques obtenues par la distillation de l'eau sur des substances contenant des essences.

Hydrolés. — Médicaments obtenus par l'action de l'eau sur des substances contenant des principes divers, fixes ou volatils (tisanes, bouillons, émulsions, limonades, etc.).

Illition. — Synonyme d'onction.

Immersion. — L'*immersion* diffère de l'infusion en ce que le corps qui reçoit l'action de l'eau bouillante, garde ses principes actifs dans l'immersion et les cède au véhicule dans l'infusion. L'*immersion* coagule le blanc de l'œuf, l'*infusion* enlève leurs essences aux plantes aromatiques.

Incinération. — Destruction par le feu des matières organiques qui se réduisent à leur trame minérale. Quand l'incinération est incomplète et faite en vase clos elle retient, mêlé aux cendres, du charbon imprégné quelquefois de matières empyreumatiques.

Incompatibilité pharmaceutique. — L'incompatibilité pharmaceutique consiste dans l'association dans une même formule de substances actives ayant une action chimique les unes sur les autres et qui se décomposent partiellement ou en totalité, ou bien dans la réunion sans intermède, de substances qui ne sont pas miscibles directement (Voy. page 19).

Infusé. — Produit de l'infusion.

Infusion. — Action rapide de l'eau bouillante sur des substances médicamenteuses.

Ingrédients. — Parties constituantes d'une formule.

Insolation. — Exposition de substances végétales au soleil pour en opérer la dessiccation.

Julep. — Médicament liquide ne contenant que des substances peu actives, généralement calmantes ou émollientes. Exemples : julep simple, julep calmant. La limite qui sépare le julep de la potion est purement arbitraire. Le julep simple ou gommeux, formé de gomme arabique, d'eau, d'hydrolat de fleur d'oranger et de sirop de gomme, sert souvent de véhicule aux potions.

Jus. — Ce mot s'applique aux principes liquides retirés par expression ou concentration des substances végétales ou animales ; il est réservé plus habituellement aux produits retirés des viandes, et celui de sucs (Voy. ce mot), au produit de l'expression des substances végétales. On dit *jus de viande* et *suc d'herbes*. Quelquefois cependant ces deux termes sont employés comme synonymes.

Laits. — Nom donné, par analogie, à des substances très diverses (lait d'amande, lait de chaux, lait de soufre, lait virginal, etc.).

Lavage. — Etat d'un médicament étendu dans une grande quantité de véhicule. Ce mot n'est guère appliqué qu'à l'émétique très dilué.

Lénitif. — Médicament complexe auquel on attribue des propriétés émollientes ou laxatives. — Exemple : électuaire lénitif.

Lévigation. — Opération de pharmacie qui a pour but d'obtenir par l'action de l'eau, une poudre d'une grande ténuité. Pour léviger, on jette la poudre dans l'eau, les parties les plus grossières tombent au fond, on décante et on laisse déposer les particules les plus fines qui étaient restées en suspension. On donne aussi quelquefois ce nom à la *porphyrisation* (Voy. ce mot), parce que son but est d'*adoucir* les poussières en les rendant impalpables.

Limonades. — Boissons acidules ou acides, gazeuses ou non gazeuses, préparées par la dissolution, dans de l'eau convenablement édulcorée, de fruits acides ou d'acides végétaux ou minéraux.

Liniments. — Médicaments généralement complexes ayant presque toujours pour véhicules des huiles grasses et destinés à être employés en onctions.

Liparolés. — Médicaments externes à base d'axonge.

Liquation. — Séparation, par la chaleur, de corps qui fon dent à des températures différentes. C'est ainsi qu'on dit : liquation des alliages de plomb et d'argent, d'argent et de cuivre.

Liquéfaction. — Transformation, par la chaleur, des corps solides en corps liquides. Le mot *liquéfaction* s'applique surtout aux corps gras et le mot *fusion* aux corps métalliques.

Lixiviation. — Traitement des cendres par l'eau chaude qui leur enlève leurs principes solubles. Le résultat de la lixiviation s'appelle *lessive;* on filtre celle-ci pour séparer les sels insolubles qui pourraient y être suspendus. On a étendu le mot de lixiviation à un traitement analogue de diverses substances par l'alcool, l'éther.

Looch. — Emulsion épaisse préparée avec un mélange d'amandes douces et d'amandes amères et convenablement édulcorée. Par extension, on donne le nom de looch à une émulsion de jaune d'œuf (*looch jaune*), de pistaches (*looch vert*), d'huile d'amandes douces (*looch huileux*).

Lotion. — Opération qui a pour but de débarrasser les médicaments des impuretés qui les souillent, à l'aide de véhicules qui sont sans action dissolvante sur eux. La lotion s'opère par décantation, filtrage, déplacement.

Macération. — Action prolongée d'un liquide froid sur une substance solide concassée ou pulvérisée et qui a pour but d'extraire les principes médicamenteux de cette substance.

Macératum. — (Voy. MACÉRÉ).

Macéré. — Liquide qui a macéré sur une ou plusieurs substances médicamenteuses et qui s'est chargé de quelques-uns de leurs principes.

Magma. — Résidu de l'expression d'une substance pour en retirer les liquides qu'elle contient.

Manuluves. — Bains partiels destinés à l'immersion des mains et des avant-bras. La poissonnière des ménages est le vase le plus commode pour les manuluves.

Masticatoires. — Substances âcres et aromatiques qui, mâchées, stimulent la muqueuse buccale et produisent la salivation (bétel, tabac, pyrèthre).

Mellites. — Médicaments à base de miel ; le mellite simple n'est qu'un sirop de miel.

Menstrue. — Liquide dissolvant agissant sur une substance pour en extraire les principes qu'elle contient. Le menstrue diffère du véhicule en ce que celui-ci n'agit pas sur les substances qu'il contient et ne fait que les diluer.

Miels. — Médicaments auxquels le miel sert d'excipient. Exemples : miel rosat, miel de mercuriale. Il vaut mieux dire *mellite de rose, mellite de mercuriale.*

Mixture. — Le mot *mixture*, pris dans son sens primitif, signifie un mélange de substances très actives destiné à être pris par gouttes (Voir ce mot). Mais on l'entend souvent dans le sens général de mélange médicamenteux liquide.

Mondification. — Séparation et rejet des parties inutiles des végétaux médicamenteux. Exemple : orge mondé.

Mouches. — Médicaments externes incorporés à une solution d'ichthyocolle et étendus sur du taffetas que l'on taille en écussons. Exemples : mouches calmantes, mouches de Milan.

Mouture. — Pulvérisation plus ou moins fine pratiquée à l'aide d'appareils mécaniques appelés *moulins.* Ceux-ci sont fixes ou portatifs. Exemples : mouture de la graine de lin, de la moutarde, du café, etc.

Moxas. — Matières végétales diverses, imprégnées ou non de substances qui les rendent plus combustibles, et qui roulées en cylindres, appliquées à la peau et allumées, y produisent une brûlure plus ou moins profonde.

Mucilages. — Liquides épaissis par des gommes ou du mucilage de lin, de coing, de carraghaeen et servant de récipients à d'autres médicaments.

Onguents. — Médicaments topiques mous formés de corps gras et de résines.

Œnolés. — Médicaments dont le vin est le menstrue. Ils constituent les *vins médicinaux.*

Opiats. — (Voy. ELECTUAIRES).

Oxéolés. — Vinaigres médicamenteux, préparés par distillation, macération, ou mélange des alcoolats au vinaigre.

Oxymel. — Mélange de miel et de vinaigre auquel on associe souvent des substances médicamenteuses. Exemples : oxymels scillitique, colchicique.

Pains. — Formes médicamenteuses dans lesquelles les substances sont incorporées à la pâte du pain. Exemples : pain ferrugineux, pain iodé.

Papiers. — Médicaments topiques étendus en couches min-

Pastilles. — Gouttes hémisphériques, solidifiées, de sirop de sucre auquel on a ajouté divers médicaments. Le mot *pastille* est aussi appliqué, par analogie de forme, à la potasse caustique destinée à l'établissement de cautères.

Pâtes. — Saccharolés mous à base de gomme arabique.
ces sur une feuille de papier. Exemples : papier épispastique.

Perles. — Enveloppes gommeuses ou gélatineuses de forme sphérique, de la grosseur d'un gros pois, destinées à contenir un liquide volatil. Exemples : perles d'éther.

Pilules. — Forme médicamenteuse constituée par une masse dite *pilulaire* roulée en petites sphères d'un poids maximum de 20 centigrammes (Voy. BOLS).

Pois. — Petites sphères constituées soit par des pois ordinaires, soit par des orangettes, soit par des morceaux arrondis de racine d'iris et dont on se sert pour le pansement des cautères. A côté de ces pois simples, il y a aussi les *pois médicamenteux*.

Pommade. — Ce mot, dérivé de l'habitude ancienne de faire entrer le suc de pommes dans une foule de médicaments topiques, s'applique à des préparations très diverses dont l'axonge est presque toujours l'excipient. On les distingue en : 1º pommades par *coction* (onguent populeum) ; 2º par *mélange* (onguent mercuriel) ; 3º par *solution* (pommade camphrée) ; 4º par *combinaison chimique* (pommade oxygénée).

Pédiluves. — Bains partiels dans lesquels les pieds et les jambes sont immergés. La forme cylindrique du vase dans lequel on prend les pédiluves est la plus favorable. Ils contiennent de 6 à 10 litres d'eau.

Porphyrisation. — Sorte de pulvérisation des corps très durs et qu'on veut obtenir en poudre impalpable. Elle s'opère à l'aide de la molette sur une plaque ou table de porphyre. Exemples : limailles métalliques, corail, tan de chêne, etc.).

Potion. — L'une des formes pharmaceutiques les plus employées, d'un poids de 120 à 160 grammes, destinée à être prise par cuillerées à intervalles déterminés. Les loochs, les juleps et diverses *médecines* ne sont, par le fait, que des variétés de potions.

Poudres. — Substances médicamenteuses sèches obtenues par la pulvérisation, la lévigation ou la porphyrisation. Ce mot s'applique souvent aussi à des formules pulvérulentes composées.

Pulpation. — Réduction des substances végétales à l'état de pâtes ou de bouillies par l'action du pilon et du tamis de crin qui laisse passer leur partie liquide jusqu'à ce qu'on ait obtenu une consistance suffisante. Exemples : pulpe de lin, de pommes.

Pulpes. — Médicaments mous, constituant une sorte de pâte formée par des substances végétales ou animales séparées mécaniquement de leur gangue ligneuse ou fibreuse (pulpes de casse, de tamarin).

Pulvérisation. — Atténuation des corps solides et réduction en particules plus ou moins ténues. On pulvérise les médicaments par contusion, mouture, frottement, porphyrisation. On se sert quelquefois d'un intermède : sucre, alcool, eau. On pulvérise aussi quelquefois les corps par voie chimique, en les précipitant, les hydratant ou les réduisant.

Pyroxylés. — Je propose de donner ce nom, par analogie à ceux d'œnolés, alcoolés, étherolés, etc., aux collodions médicinaux.

Rasion. — Action de râper les substances médicamenteuses.

Ratafias. — Ce mot s'applique à des liqueurs alcooliques et aromatiques, préparées par macération, distillation ou mélange de sucs de fruits, d'alcool et de sucre. Toutefois celles qui sont préparées par macération s'appellent de préférence *liqueurs;* celles par distillation, *crèmes;* celles par mélange, *ratafias.*

Rectification. — Distillation répétée pour concentrer une liqueur ou pour en séparer des produits qui en altèrent la pureté.

Réduction. — (Voy. CONCENTRATION).

Résines. — Médicaments naturels composés obtenus par évaporation à l'aide du suc propre de certains végétaux (colophane, résine de jalap, élémi, thapsia).

Robs. — Sucs de fruits non fermentés amenés par évaporation à consistance sirupeuse. Ce rob peut être composé ; il sert quelquefois de véhicule à des médicaments actifs.

Saccharolés. — Médicaments qui ont le sucre pour véhicule (sirops, conserves, pâtes, oléo-saccharum, saccharures, pastilles, tablettes, etc.).

Saccharures. — (Béral). Sucre imprégné de teintures alcooliques ou éthérées dont on évapore le véhicule. On prépare aussi des saccharures avec les feuilles fraîches. Exemples : saccharures de ciguë, de belladone, de digitale, etc. Les saccharures, une fois secs, sont réduits en poudre.

Savons. — Combinaisons des acides gras avec des bases alcalines. Le *savon médicinal* ou *amygdalin* se prépare avec l'huile d'amandes douces et une lessive de soude. Il peut servir d'excipient à des médicaments divers.

Savonules. — Médicaments mous fournis par la réaction des essences sur les alcalins.

Simples. — Plantes médicinales indigènes.

Sirops. — Conserves médicamenteuses, liquides, épaisses, constituées par l'adjonction du sucre, jusqu'à saturation, à des sucs, des eaux distillées, des infusés, des décoctés, etc.

Solution. — Division d'un corps soluble dans un liquide. La solution diffère de la *dissolution* par ce caractère que dans la première il n'y a pas d'action chimique entre le liquide dissolvant et le corps dissous. On dit *solution* de chlorure de sodium dans l'eau, et *dissolution* d'or dans l'eau régale.

Sparadrap. — Papier ou étoffe imprégnés d'une matière adhésive (résine ou ichthyocolle), à laquelle on ajoute souvent des médicaments divers) (Voy. MOUCHES, TAFFETAS).

Sternutatoires. — Médicaments pulvérulents qui, introduits dans les fosses nasales, provoquent l'éternument.

Sublimation. — Opération de pharmacie par laquelle un corps solide est volatilisé par la chaleur sans se décomposer. La sublimation s'opère dans un matras placé ordinairement sur un bain de sable et va se déposer sous forme cristalline à la partie supérieure du matras. Exemples : soufre, cinabre, sublimé corrosif.

Sucs. — Parties liquides des végétaux médicamenteux frais obtenues par contusion et expression et contenant des principes divers, (résineux, gommeux, balsamiques, huileux, aromatiques, sucrés, acides, etc.).

Suppositoires. — Médicaments solides, de forme conique,

du poids de 3 à 5 grammes, destinés à être introduits dans le rectum. Leur excipient est d'habitude, le beurre de cacao qui a, à la température ordinaire, une consistance assez dure.

Tablettes. — Médicaments solides de forme carrée, rectangulaire, lozangique ou arrondie, qui se préparent en associant au sucre diverses substances aromatiques, mucilagineuses, médicamenteuses. Le chocolat sert souvent d'excipient aux médicaments en tablettes (Voy. CHOCOLATS). On distingue les tablettes en simples et composées.

Taffetas. — Sorte de sparadrap dont le tissu est la soie et la matière emplastique de l'ichthyocolle. On prépare ainsi des taffetas médicamenteux : sédatifs, vésicants, etc.

Teintures. — Médicaments qui ont l'alcool pour véhicule et pour dissolvant, teintures de cantharides, d'iode, de gentiane, de musc, de cannelle, etc. (Voy. ALCOOLÉS). Elles sont *simples*, (teinture d'iode) ou *composées* (teinture de jalap composée, laudanum de Rousseau), etc.

Tisanes. — Médicaments liquides, généralement peu actifs, préparés par infusion, décoction ou macération et se distinguant des apozèmes par une moindre concentration (Voy. APOZÈMES).

Toiles. — (Voy. SPARADRAPS).

Torréfaction. — Action de la chaleur sèche sur des substances organiques, poussée au point d'en altérer la composition et de mettre à nu une partie de leur carbone. Exemples : torréfaction du café, de la rhubarbe, de la racine de chicorée, des glands, caramélisation du sucre.

Trituration. — Ecrasement d'une substance dans un mortier à l'aide d'un mouvement circulaire imprimé au pilon. La trituration réunit en quelque sorte le choc et la porphyrisation.

Trochiscation. — Préparation des trochisques médicamenteux.

Trochisques. — Petits cônes médicamenteux préparés avec des poudres d'une grande ténuité, obtenues par porphyrisation (Voy. ce mot), qu'on humecte et qu'on amène par un tour de main, à prendre la forme de petits cônes. Exemples : trochisques de corail, de sous-nitrate de bismuth, d'yeux d'écrevisse, etc.

Vannage. — Opération pharmaceutique qui sépare des médicaments, par ventilation, les parties légères et qui sont dénuées d'utilité.

Vaporisation. — Transformation d'un liquide en vapeur par l'action de la chaleur. On établit entre l'*évaporation* (Voy. ce mot) et la *vaporisation*, cette distinction que le but de la première est le résidu, et le but de la seconde la vapeur.

Véhicule. — Excipient liquide des médicaments employés sous diverses formes.

Vinaigres. — Médicaments, habituellement complexes, dont le vinaigre est le menstrue.

Vins médicinaux. — Ce sont des *œnolés* (Voy. ce mot). Exemples : vin d'absinthe, vin de quinquina, vin antiscorbutique.

IV⁰ SECTION. — FORMULES POUR ADULTES.

§ 1. ABSORBANTS

Définition. — Topiques qui, sans action sur la vitalité des surfaces sur lesquelles on les dépose, ont pour effet d'absorber mécaniquement ou chimiquement les liquides ou les gaz qu'ils y rencontrent.

Agents absorbants. — Charpie, coton, étoupe, éponge préparée, spongiopiline, laminaire, sous-nitrate de bismuth, craie, phosphate de chaux, alcalis, acides.

Indications. — Hypersécrétions cutanées et intestinales, pneumatoses.

I. Absorbants mécaniques.

I. **Charpie.** — Particulièrement charpie râpée. — Charpie coaltarée (Demeaux). — Charpie carbonifère (Malapert et Pichot). Ces deux dernières sortes de charpie désodorent les liquides en même temps qu'elles les absorbent. On emploie la charpie filamenteuse ou la charpie râpée.

II. **Lint.** — C'est la charpie anglaise, sorte de tissu dont l'une des faces est tomenteuse.

III. **Étoupe.** — On en emploie deux sortes, soit comme accessoire de la charpie et remplissage, soit comme application directe sur les plaies : l'étoupe neuve, l'étoupe goudronnée provenant de la dissociation des cordages maritimes ; celle-ci joint une action antiseptique à ses propriétés absorbantes.

IV. Éponges. — Les éponges sont employées en nature pour absorber le sang, les liquides fournis par les plaies ou bien, préparées de façon à présenter un volume réduit, elles servent, sous le nom d'*éponges préparées*, comme moyens de dilatation graduelle des cavités dans lesquelles on les introduit. On connaît deux sortes d'éponges préparées : 1° Les éponges préparées à la cire ; 2° les éponges préparées à la ficelle.

V. Spongiopiline. — Tissu employé en chirurgie et constitué par un feutre de débris d'éponge, de laine et de crin offrant une face tomenteuse et une face rendue imperméable par la gutta-percha.

VI. Laminaire. — Le laminaire est un fucus (*F. laminaria digitata*) dont les frondes sèches ont la propriété d'absorber les liquides et de se gonfler de façon à doubler de volume. On en fait aussi des bougies dilatatrices.

VII. Coton cardé ou ouate, proposé par Mathias Mayor (de Lausanne) pour remplacer la charpie ; moyen d'absorption des liquides et de remplissage.

VIII. Poudre de lycopode. — Poudre hygrométrique formée par les microsporanges du lycopode en massue (*Lycopodium clavatum*).

IX. Poudre de riz.

X. Poudre de vieux bois.

XI. Poudre de talc. — Talc de Venise, talc de Briançon.

XII. Poudres d'amidon, d'iris, etc.

XIII. Formules composées.

1° Poudre absorbante.

℞ Amidon.......................................
   Tan porphyrisé............................... } āā
   Sous-nitrate de bismuth......................

Très utile dans l'intertrigo infantile.

2° Poudre à l'iris.

℞ Amidon........................... 60 grammes.
   Poudre d'iris..................... 10 —
   Fleurs de cassie en poudre........ 1 —
   Girofles en poudre............... 50 centigrammes.

II. Absorbants chimiques.

I. Eau de chaux. — L'eau ne dissout que 1 gram. 20 cent. de chaux par litre à + 15°, et par suite 5 centigr. par 30 grammes.

Dose : 50 à 200 grammes dans un litre d'eau édulcorée.

Lavement absorbant (F).

℞ Eau de chaux...................... 100 grammes.
   Charbon de bois de Belloc......... 2 cuillerées.
   Eau................................ 100 grammes.
   Laudanum........................... 3 gouttes.

Se servir d'une canule à ouverture un peu large; agiter. — Dans la pneumatose intestinale.

II. **Magnésie calcinée.**

Potion absorbante (F.).

℞ Magnésie calcinée .... 4 grammes.
   Eau de chaux...................... 60   —
   Hydrolat de menthe................ 60   —
   Sirop de fleur d'oranger.......... 30   —

Agiter au moment de s'en servir. — Acescence gastrique.

III. Liqueur de potasse. — Cette solution, de la pharmacopée de Londres (*Liquor potassæ*), est préparée par la décomposition du carbonate de potasse en solution, au moyen de la chaux. Elle est extrêmement usitée en Angleterre contre l'acescence gastro-intestinale.

Dose : 10 à 40 gouttes dans une infusion d'écorces d'oranges amères.

IV. Ammoniaque. — L'ammoniaque à 22° s'administre à la dose de 10 gouttes dans une potion de 120 grammes que l'on peut, si l'on veut, réitérer deux ou trois fois par jour. Pour plus de simplicité, on peut prescrire, toutes les demi-heures, 5 gouttes d'ammoniaque liquide dans un demi-verre d'eau très froide ou glacée, jusqu'à concurrence de 30 gouttes.

Potion ammoniacale (Codex).

℞ Ammoniaque liq. 11 gouttes ou.....　50 centigrammes.
Eau commune....................　100 grammes.
Sirop de sucre..................　30　—
Mêlez.

V. Alcalins. — 1° Potion alcaline (Voir ALCALIFIANTS).
2° Lotions alcalines (*id.*).
2° Bains alcalins (*id.*).

§ 2. ALCALIFIANTS

Définition. — Médicaments qui, appliqués localement ou pénétrant par absorption, combattent l'acescence des diverses surfaces ou des divers liquides de l'économie.

Agents alcalifiants : Alcalins, borax, phosphate de soude, phosphate d'ammoniaque, benzoates alcalins.

Indications. — Combattre l'acescence cutanée, gastrique, bucco-pharyngienne, urinaire.

Régime alcalifiant. — Exclusion des aliments acides ou acidifiables par l'acte digestif.

I. ALCALIFIANTS DE LA PEAU.

I. Bains alcalins. — La dose de 250 grammes de carbonate de soude cristallisé, recommandée pour un bain par le Codex est, comme l'a fait très justement remarquer Jeannel, absolument insuffisante. Pour que l'alcalinité de ce bain atteignît celle d'un bain de Vichy, il faudrait près de 1,200 grammes de carbonate de soude pour 300 litres d'eau. Il conseille de tripler ou de quadrupler la dose indiquée par le Codex.

Le *bain savonneux* du formulaire des hôpitaux de Paris, préparé avec 1,000 grammes de savon blanc, n'est, par le fait, qu'un bain alcalin faible. Le *savon noir* ou *savon de potasse* donne des bains plus actifs que les bains au savon blanc ; on emploie 250 grammes de ce savon pour un bain.

II. Lotions alcalines (du 8ᵉ au 5ᵉ).

II. Alcalifiants des sécrétions gastro-intestinales.

I. Magnésie calcinée. — Dose de 1 à 4 grammes dans un liquide peu sucré.

II. Ammoniaque (Voir Absorbants).

III. Eau de chaux (Voir Absorbants).

IV. Carbonate de chaux (Craie préparée).

La craie préparée, obtenue chimiquement, par double décomposition du carbonate de soude et du chlorure de calcium, se donne aux doses de 2 à 10 grammes, en poudre, suspendue dans un mucilage, du lait, ou mieux, mêlée aux aliments : potage, chocolat.

V. Poudre d'yeux d'écrevisse. — Ces plaques calcaires qui existent dans l'estomac de l'écrevisse (*Astacus fluviatilis*) au moment de la mue, ne sont que du carbonate de chaux. On les pulvérise et on les donne de la même façon et aux mêmes doses que la craie préparée.

VI. Bicarbonate de soude. — Doses de 4 à 8 grammes.

Poudre alcaline (Trousseau).

Magnésie calcinée...................	4 grammes.
Bicarbonate de soude...............	6 —
Sucre blanc...................	2 —

Diviser en 10 paquets. 2 à 4 par jour.

VII. Eaux minérales alcalines. — (Vals, Vichy, Andabre etc.). (Voir Formulaire hydrologique.)

N'employer que les eaux alcalines peu gazeuses. Ne pas oublier que les petites doses d'alcalins augmentent les sécrétions acides de l'estomac, par un fait de réaction physiologique.

L'eau de Vichy est, dans le cas d'acescence gastrique chez les enfants, le plus usuel des alcalifiants. On peut y suspendre de la craie lavée, de la magnésie ; j'y ajoute souvent du bicarbonate de soude. Tenir la bouteille débouchée pour favoriser le dégagement du gaz acide carbonique.

III. Alcalifiants bucco-pharyngiens.

I. Carbonates alcalins.

Gargarisme alcalin.

℞ Bicarbonate de soude............... 8 grammes.
   Eau............................... 250 —
   Miel blanc .... 30 —

Collutoire alcalin.

℞ Bicarbonate de soude............... 4 grammes.
   Miel rosat........................ 30 —

II. Borax. — Les collutoires boratés admettent diverses
formules : ils sont au cinquième, au quart, à moitié. Leur véhicule ordinaire est du miel ou du mellite de roses, de la glycérine.
On emploie aussi quelquefois des pastilles de borax qui sont
recherchées avec avidité par les enfants et ont l'avantage de
prolonger le contact du médicament avec la muqueuse.

Collutoire boraté (Dorvault).

℞ Borate de soude pulvérisé..................... āā
   Miel blanc ....
Toucher au pinceau.

Gargarisme boraté (Formul. des hôpit. de Paris).

Borate de soude.................. 8 grammes.
Gargarisme émollient............ n° 1 —

III. Chlorate de potasse.

Gargarisme chloraté (Cod.).

℞ Chlorate de potasse............... 10 grammes.
   Eau bouillante.................... 250 —
   Sirop de mûres................... 50 —

IV. ALCALIFIANTS DES URINES.

I. Fruits acides rouges. — L'acide tartrique et l'acide
acétique de ces fruits sont brûlés, transformés en acide carbonique, et ils s'éliminent par les urines, qu'ils alcalinisent, à l'état
de carbonate. L'acide oxalique et l'acide gallique échappent
seuls à cette combustion.

II. Carbonates et bicarbonates alcalins. — 1° Bicarbonate de soude, 2 à 6 grammes.

2° Eaux alcalines naturelles (Vichy, Carlsbad, etc.).

3° Bains alcalins (Voir plus haut, p. 112).

III. Borotartrate de potasse.

Solution de Bouchardat.

℞ Bitartrate de potasse........ } ãã   5 grammes.
Borate de potasse............ }
Bicarbonate de potasse...........   1   —
Eau 1000   —

On prend, par jour, de demi-litre à 1 litre de cette solution alcaline dans le cas de gravelle urique.

IV. Phosphate de soude. — Dose, 1 gr., 50 centigr. à 3 grammes.

V. Phosphate d'ammoniaque. — Même dose. A prendre en solution aqueuse, en trois fois dans la journée.

VI. Benzoates alcalins et acide benzoïque. — L'acide benzoïque se combine dans l'économie avec les éléments azotés qui, sans lui, seraient employés à faire de l'acide urique et se transforme en acide hippurique. Les benzoates alcalins se donnent, dans le même but, aux doses de 50 centigr. à 2 grammes.

Mixture benzoïque (Bouchardat).

℞ Acide benzoïque............... 1 à 5 grammes.
Phosphate de soude   10   —
Eau distillée 100   —
Sirop simple..................   30   —

A prendre en vingt-quatre heures dans la gravelle urique.

Solution de Golding Bird.

℞ Carbonate de soude..............   6 grammes.
Acide benzoïque..................   2   —
Phosphate de soude............... 10   —
Eau bouillante................... 125   —
    Ajouter :
Hydrolat de cannelle............. 200   —

dans la gravelle urique ancienne. — 2 cuillerées trois fois par jour.

§ 3. ANALGÉSIQUES

Définition. — Agents qui ont la propriété de supprimer ou d'atténuer la douleur.

Agents analgésiques. — Opiacés, solaniques, aconit et aconitine, chloroforme et éthers, cyaniques, électricité, aimants.

Indications. — Elle est posée dans l'immense majorité des maladies, la douleur étant le symptôme commun de presque toutes. L'analgésie est générale ou locale suivant que le médicament qui combat la douleur n'agit sur le point douloureux que par le détour circulatoire, ou suivant qu'il lui est directement appliqué.

I. OPIACÉS.

I. Opium brut.

On se sert quelquefois de poudre d'opium que l'on projette sur des charbons allumés et dont la fumée est dirigée vers les fosses nasales, dans le cas de coryza douloureux, de névralgies faciales (Lombart). Dose : 10 à 20 centigr.

II. Extrait gommeux d'opium.

1° *Localement :* Onctions avec l'extrait ramolli, mouches opiacées, pommades opiacées ;

2° *A l'intérieur : extrait,* 25 milligr. à 10 centigr. et au delà. — *Sirop d'opium* (Codex) 20 à 30 grammes. Teinture d'opium, 10 à 20 gouttes.

III. Laudanums.

1° *Laudanum de Sydenham,* 10 à 20 gouttes ;

2° *Laudanum de Rousseau,* 5 à 10 gouttes ;

3° *Gouttes noires anglaises,* 2 à 8 gouttes.

IV. Morphine.

1° *Localement :* Vaccination par le procédé de Lafargue (de Saint-Émilion) avec une pâte liquide de 1 à 2 centigr. de morphine ; — injection hypodermique (solution au 100°) ; 10 à 30 gouttes — onctions avec un glycérolé d'amidon morphiné (1 gramme de chlorhydrate de morphine pour 60 grammes) ; — pansement d'un vésicatoire récent avec 1 centigr. de morphine et au delà.

2° *A l'intérieur :* Dose 5 milligr. à 2 centigr. — Le *sirop de* morphine du Codex contient 1 centigr. de chlorhydrate de morphine par cuillerée à bouche ou 2 milligr. et demi par cuillerée à café.

II. Solaniques.

I. Belladone.

1º *Localement :* Extrait alcoolique de belladone ramolli et étendu sur le point douloureux, ou glycéré d'extrait de belladone au tiers ou au quart (Trousseau).

2º *A l'intérieur :* Sirop de belladone du Codex contenant 48 milligr. d'extrait par cuillerée à bouche, ou extrait alcoolique, à la dose de 25 milligr. à 10 centigr.

II. Atropine.

1º *Localement :* en injections hypodermiques (solution au 100º); 5 gouttes correspondant à 25 décimilligr. de sulfate d'atropine ;

2º *A l'intérieur :* Granules d'atropine de 1 milligr. chaque : 1 à 4.

III. Datura stramonium.

Pilules antinévralgiques (Trousseau).

℞ Extrait de stramoine............. 12 centigrammes.
Extrait d'opium................... 12   —
Oxyde de zinc..................... 2 grammes.

F. 10 pilules. De 2 à 6 par jour.

III. Aconit et aconitine.

I. Aconit.

Doses : *alcoolature d'aconit* du Codex, 1 à 6 grammes. — Extrait alcoolique d'aconit, 1 à 10 centigr.

II. Aconitine (Nitrate d').

Solution de nitrate d'aconitine (Gubler).

℞ Nitrate d'aconitine................ 5 centigrammes.
Eau distillée..................... 100 grammes.

Chaque gramme contient un demi-milligramme. — Doses *très progressives* pour arriver à 1, 2, 3 milligr. Usage interne. — La même solution peut être employée en injections hypodermiques.

7.

Pilules d'aconitine.

℞ Aconitine........................ 1 centigramme.
Poudre de réglisse............... 2 grammes.

F. 50 pil. dont chacune contient un 5ᵉ de milligr. ou 2 décimilligr.

IV. CHLOROFORME.

I. Usage externe. — 1° En *applications iatraleptiques,* sous forme de ouate imbibée de liniment chloroformé (chloroforme, 4 à 6 grammes, baume Tranquil, 30), de glycéré (chloroforme, 4, glycéré d'amidon, 30), de chloroforme gélatinisé (1 partie de chloroforme, 2 de blanc d'œuf); 2° en *injections hypodermiques*, 10 à 25 gouttes dans la sciatique (Céreuville); effets locaux quelquefois graves.

II. Usage interne. — Chloroforme en solution dans la glycérine (2 gouttes par gramme). De 1 à 4 cuillerées à café dans un verre d'eau.

V. ÉTHERS.

I. Éther sulfurique.
En applications topiques au moyen de l'appareil de Richardson; il n'agit que comme source de froid. — En inhalations pour suspendre les crises des névralgies. — A l'intérieur, analgésique très faible, à moins de doses élevées.

II. Éther chlorhydrique chloré. — Le meilleur des analgésiques locaux de cette série. — S'emploie comme le chloroforme.

VI. CHLORAL ET CROTON-CHLORAL

I. Chloral (Voy. SOMNIFÈRES).
II. Croton-chloral. — En pilules de 10 centigr. On en donne 2 toutes les trois heures jusqu'à soulagement. On peut aller jusqu'à 2, 3 et même 4 grammes.

VII. CYANIQUES.

I. Acide cyanhydrique (médicinal). — Peu employé. On peut se servir du *sirop d'acide cyanhydrique* du Codex qui contient 1 centigr. d'acide cyanhydrique par cuillerée à bouche

Doses, 2 cuillerées à café à 2 cuillerées à bouche, données progressivement.

II. Cyanure de potassium.

1° *Usage interne.*

Potion de Magendie.

℞ Cyanure de potassium.............   10 centigrammes.
Hydrolat de laitue................   60 grammes.
Sirop de guimauve................   30   —

Une cuillerée à café de deux en deux heures.

2° *Usage externe.* — Sous forme de pommades, contenant 1 centigr. par gramme.

III. Eau distillée de laurier-cerise.

1° A l'*extérieur*, comme véhicule des collyres, dans les ophthalmies douloureuses.

2° A l'*intérieur*, en potion.

Potion sédative à l'eau de laurier-cerise.

℞ Hydrolat de laurier-cerise.......   4 à 8 grammes.
Sirop de fleurs d'oranger........   30   —
Eau de laitue...................   100   —

VIII. ÉLECTRICITÉ, AIMANTS.

(Voir FORMULAIRE ÉLECTROLOGIQUE.)

§ 4. ANAPHRODISIAQUES

Définition. — Agents qui exercent une action réfrigérante, c'est-à-dire qui émoussent l'appétit vénérien.

Agents anaphrodisiaques. — Camphre, lupulin, digitale et digitaline, laitue et lactucarium, bromure de potassium, ciguë et conicine.

Indication. — Priapisme, satyriasis, spermatorrhée éréthistique.

Régime anaphrodisiaque. — Continence, alimentation douce, peu stimulante, café noir, abstention d'alcooliques ; sobriété ; exercice musculaire, séjour peu prolongé au lit ; activité intellectuelle.

Distractions ; voyages, bains froids.

I. Camphre.

1° Le *camphre*, quand il est prescrit comme anaphrodisiaque, doit surtout être employé en lavements.

Lavement anaphrodisiaque.

℞ Camphre.............. 50 centigr. à 1 gramme.
   Jaune d'œuf....................... n° 1 —
   Eau de laitue..................... 200 —
   Laudanum de Sydenham.......... 2 gouttes.

2° Le *monobromure de camphre* peut être aussi employé avec avantage aux doses de 20 centigr. à 1 gramme, sous forme de dragées ou de pilules.

II. Lupulin. — *Poudre de lupulin*, de 1 à 5 grammes, mélangée à du sucre.

Teinture alcoolique au 1/4, de 4 à 10 grammes dans une potion.

Potion de lupulin :

℞ Teinture de lupulin............. 4 à 8 grammes.
   Eau de laitue................... 120 —
   Sirop de nymphœa alba.......... 30 —

III. Lactucarium.

1° Extrait alcoolique de lactucarium. Dose 10 à 30 centigr.

2° Sirop de lactucarium opiacé du Codex. Dose 20 à 60 grammes.

IV. Digitale et digitaline.

1° Poudre de feuilles de digitale. Dose 10 à 30 centigr.

2° Infusion 20 centigr. à 1 gramme dans 120 grammes d'eau.

3° Extrait alcoolique de digitale. Dose 25 milligr. à 25 centigr.

4° Extrait aqueux de digitale. Dose 15 à 30 centigr.

5° Digitaline : 2 à 4 granules de 1 milligr. chaque.

V. Bromure de potassium.

Solution de bromure de potassium.

℞ Bromure de potassium............ 10 grammes.
   Eau distillée .... 300 —

Chaque cuillerée contient 50 centigr. du sel — 1 à 4 cuillerées à bouche.

VI. Ciguë et conicine.

1° *Ciguë.* — Extrait alcoolique — 5 à 50 centigr.
2° *Alcoolature de ciguë.* — 1 à 2 grammes.
3° *Conicine ou cicutine.*

Injection de bromhydrate de cicutine (Dujardin-Beaumetz).

Bromhydrate de cicutine cristallisé.. 50 centigrammes.
Alcool........................... $1^{gr},50$ —
Hydrolat de laurier-cerise.......... 23 grammes.

1 gramme contient 2 centigr. de bromhydrate de cicutine.

VII. Formules composées.

Pilules de van den Corput :

℣ Lupulin......................... 30 centigrammes.
  Extrait alcool. de belladone........ 5 —
  Camphre.......................... 30 —

F. 5 pilules. — De 1 à 5 le soir.

Pilules anaphrodisiaques.

℣ Lupulin......................... 1 gramme.
  Camphre .... 50 centigrammes.
  Extrait aqueux de digitale .... 50 —

F. 10 pilules. — 2 à 5 le soir.

Potion anaphrodisiaque.

℣ Bromure de potassium............. 50 centigrammes.
  Teinture de digitale .... 20 gouttes.
  Hydrolat de laitue............... 120 grammes.
  Sirop de nymphœa alba............ 30 —

F. une potion. — A consommer le soir en quatre fois.

§ 5. ANÉRÉSIQUES

Définition. — Moyens de destruction des tissus (de άναιρέω détruire).

Moyens anérésiques. — Thermocaustie, galvanocaustie, caustiques potentiels, suc gastrique, caricine, vaccin.

Indications. — Tissus exubérants, tumeurs.

I. Anérésie thermique.

1° *Thermocaustie solaire.* — Concentration par la loupe des rayons solaires à la surface des tissus qui doivent être détruits (Goodwin).

2° *Thermocaustie ignée.* — Applications diverses du cautère actuel : gaz de l'éclairage ; thermocautère de Paquelin (couteau de platine amorcé à une lampe à alcool et maintenu incandescent par des vapeurs de pétrole léger).

Crayons thermocaustiques (Bonnafont).

Mélange de mucilage épais de gomme adragante et de poudre de charbon de bois, qu'on pétrit dans un mortier jusqu'à consistance pilulaire, et dont on fait des crayons qu'on laisse sécher à l'ombre. Pour s'en servir, on les allume à la flamme d'une bougie et on en promène rapidement le bout incandescent sur divers points de la peau. Ce moyen, qui a le grand avantage d'épargner aux patients l'appareil terrifiant des cautérisations ordinaires, peut être gradué à volonté, depuis la simple exfoliation épidermique jusqu'à la production d'une eschare superficielle. On faciliterait la combustion de ces crayons en y ajoutant du nitre.

II. Anérésie galvanocaustique.

I. Appareil de Grenet. — Éléments zinc et charbon plongés dans de l'acide sulfurique étendu d'eau dans des proportions diverses et saturé de bichromate de potasse. On imprime des mouvements à l'appareil pour y introduire de l'air, de façon à rendre cette pile constante (Voir Formulaire électrologique).

II. Appareil de Planté. — Il est formé de deux parties : 2 petits couples de Bunsen ; 2 lames de plomb roulées en hélice et immergées dans de l'eau acidulée par de l'acide sulfurique (au 10°) (Voir Formulaire électrologique).

III. Anérésie médicamenteuse.

I. **Caustique Filhos.** — On fait fondre 3 parties de potasse caustique à la chaux et on y ajoute 1 p. de chaux vive; on coule ce liquide dans des tubes de plomb de 6 à 8 millimètres de largeur. Quand on veut se servir de ces crayons, on en entaille l'extrémité au canif.

II. Pate de Canquoin. — La pâte de Canquoin se prépare avec parties égales de chlorure de zinc et de farine de blé (pâte n° 1) ; avec 2 parties de farine pour 1 de chlorure de zinc (pâte n° 2) ; avec 3 parties de farine pour 1 de chlorure de zinc (pâte n° 3).

Demarquay a préparé avec 1 partie de chlorure de zinc, 2 parties de farine et 1/2 partie de glycérine, une pâte qui doit à cette dernière substance l'avantage de demeurer plus long-temps ductile.

III. Chlorure d'antimoine (*beurre d'antimoine*). — On en charge un cure-dent ou un pinceau, et on l'introduit dans la plaie à cautériser ; quand il s'est formé une eschare blanche, on enlève par des lotions l'excédant du caustique.

IV. Caustique de Landolfi.

℞ Chlorure de brome.............
Perchlorure d'or..............
Chlorure de zinc.............. ⟩ $\bar{\bar{a}}$ 1 partie.
Chlorure d'antimoine..........
Farine........................... 4 parties.

V. Caustique de Récamier.

℞ Perchlorure d'or................... 5 centigrammes.
Eau régale.......................... 5 grammes.

VI. Caustiques arsenicaux.

Poudre escharotique de Dubois (Codex).

℞ Acide arsénieux pulvérisé........... 1 partie.
Sulfure rouge de mercure........... 16 —
Sang-dragon .... 8 —

Poudre escharotique du frère Côme (Codex).

℞ Acide arsénieux..................... 1 partie.
Sulfure rouge de mercure........... 5 —
Éponge torréfiée................... 2 —

La poudre du frère Côme contient près de 3 fois plus d'acide arsénieux que celle de Dubois.

VII. **Caustiques acides.**

1° *Acide azotique monohydraté* d'une densité de 1,52 ;
2° *Acide chlorhydrique* d'une densité de 1,17 ; -
3° *Eau régale* (mélange de 3 p. d'acide chlorhydrique avec
  1 p. d'acide azotique) ;
4° *Acide acétique ordinaire ;*
5° *Acide bichloracétique* (Schmidt). — Obtenu en faisant réagir
le chlore gazeux sur l'acide acétique hydraté, sous l'action des
rayons solaires.
6° *Acide chromique.*

Solution d'acide chromique (Codex).

℞ Acide chromique............ } ãã
Eau .... }

VIII. **Caustique sulfo-safrané** (Velpeau).

℞ Safran....... .... } ãã 10 grammes.
Acide sulfurique.............. }

IX. **Caustique sulfo-carboné** (Ricord).

℞ Charbon pulvérisé........... } ãã
Acide sulfurique.............. }

X. **Caustique mercuriaux.**

1° *Azotate acide de mercure* (Codex).

℞ Mercure............................ 20 parties.
Acide azotique pesant 1,42.......... 30 —
Eau distillée .... 10 —

On évapore jusqu'à réduction d'un quart :
2° *Sublimé ;* solution, poudre, trochisques.
3° *Oxyde rouge de mercure.*
Cathérétique qui entre dans la composition de pommades
diverses employées en ophthalmologie : 1° *Pommade de
Lyon* (au 15°) ; 2° *Pommade du Régent* qui contient de l'oxyde
rouge de mercure, de l'acétate de plomb et du camphre;
3° *Pommade de Desault* (oxyde rouge de mercure, oxyde de
zinc, acétate de plomb cristallisé, alun calciné).

XI. Caustiques iodiques.

Solution caustique d'Hébra.

℞ Iode................................... 1 partie.
Iodure de potassium.................. 1   —
Glycérine.............................. 2   —

XII. Caustiques alcalins.

1° *Potasse caustique.*

A l'inconvénient de fuser et de produire une cautérisation irrégulière.

2° *Caustique de Vienne :*

℞ Chaux vive.............................. 1 partie.
Potasse caustique..................... 1   —

Renfermer dans de très petits flacons de 15 à 20 grammes, hermétiquement bouchés.

Pour appliquer un cautère à la pâte de Vienne, on fait avec cette poudre et de l'alcool ou de l'eau de Cologne une pâte molle que l'on applique, sur une épaisseur de 2 à 3 millimètres, au centre perforé d'un morceau de diachylum ayant une ouverture qui mesure celle de l'eschare que l'on veut produire. Au bout de dix minutes, la pâte est retirée et on détruit le résidu en lavant la partie avec de l'eau vinaigrée.

XIII. Éthylate de sodium (Brunton et Richardson).

S'obtient en faisant dissoudre du sodium dans l'alcool absolu. La poudre d'*éthylate de sodium* étant au contact de l'eau des tissus, l'absorbe pour la reconstitution de l'alcool et les désorganise ainsi.

Quand les effets du caustique sont suffisants, on les arrête en employant du chloroforme qui forme avec l'éthylate de sodium de l'éther et du chlorure de sodium.

IV. Anérésie par des produits de sécrétion organique.

I. Suc gastrique et pepsine.

1° *Application sur des tumeurs ulcérées* (Sennebier, L. Boyer, Thiersch et Nüsbaum) ;

2° *Injection hypodermique* (Castro).

II. Suc de papaya carica et caricine. — Conseillés

récemment par Bouchut comme moyen de destruction des tissus morbides, qui sont en quelque sorte *digérés* (Diphthérie).

III. Vaccin (Hogdson, Darwing, Velpeau, etc.). — Pratiquer 10 ou 15 piqûres à la surface des *nœvi materni.*

§ 6. ANIDROTIQUES

Définition. — Médicaments qui répriment les sueurs exagérées (de α privatif, ἰδρῶσις, *sueur*).

Agents. — Agaric blanc. — Tannin et médicaments tannifères. — Oxyde de zinc. — Sauge. — Atropine et homatropine.

Indications. — Toutes les sueurs exagérées, que cette hypersécrétion soit essentielle ou qu'elle soit symptomatique de la tuberculisation, d'une pyléphlébite.

Régime anidrotique. — Boissons fraîches. — Température ambiante très modérée. — Lotions froides, quand il n'y a pas contre-indication spéciale à leur emploi.

I. AGARIC BLANC.

On donne l'agaric blanc par pilules de 10 centigr. On débute par 2 pilules et cette dose peut être successivement élevée jusqu'à 8 ou 10 par jour, distribuées de manière à ce que le malade en prenne une, de deux heures en deux heures. On peut pousser les doses plus loin sans provoquer d'intolérance digestive ; mais dans la généralité des cas, il convient de ne pas dépasser 1 gramme (Andral).

II. TANNIN ET MÉDICAMENTS TANNIQUES.

I. Tannin. — Dose, 20 centigr. à 1 gramme.

II. Tannate de quinine. — Se donne enveloppé dans du pain azyme, aux doses de 50 centigr. à 2 grammes.

III. OXYDE DE ZINC.

Dose de 30 à 50 centigr. (Jackson).

IV. Atropine.

Dose de 1 à 3 milligrammes, en granules ou en injection hypodermique (Voy. Analgésiques).

V. Sauge.

1° *Tisane de sauge*. — Infusion de 20 p. 1000 (elle doit être bue froide).

2° *Vin de sauge*. — 60 p. 1000.

3° *Bains de sauge*. — On fait infuser 500 grammes de sauge dans 10 litres d'eau et on jette cette eau et le marc dans un bain tiède (Hufeland, van Swiethen).

VI. Pilocarpine.

Injection hypodermique de 2 centigr. de chlorhydrate de pilocarpine (Sidney Ringer).

§ 7. ANOREXIQUES

Définition. — Moyens propres à diminuer l'appétit alimentaire.

Agents anorexiques. — Opium, ipéca à petites doses.

Indications — Combattre la boulimie ou diminuer les souffrances de l'inanition quand le malade ne peut s'alimenter.

Régime anorexique. — Satiété par répétition des mêmes aliments. Peu de condiments. Sucre et aliments sucrés.

I. **Opium**. — Petites doses souvent répétées.

II. **Ipéca**. — Donner des tablettes d'ipéca du Codex.

§ 8. ANTAGONISTES

Définition. — Agents qui sont susceptibles de produire une physiologie temporaire, opposée à celle qui a été créée par des poisons. Les *antidotes* neutralisent ceux-ci en en changeant la nature; les *antagonistes* ne les modifient pas substantiellement mais neutralisent leurs effets.

Agents antagonistes. — Ils varient suivant chaque poison. Les poisons végétaux ont seuls jusqu'ici des antagonistes.

Indications. — Combattre la saturation toxique par les poisons qui sont en antagonisme d'action avec eux.

I. Antagonistes du morphinisme et du thébaïsme.
1° Café ; doses indéfinies (Voy. Somnifuges).
2° Atropine (Voy. Analgésiques).

II. Antagonistes de l'atropisme. — Opium et morphine (Voy. Analgésiques, p. 116).

III. Antagonistes du strychnisme. — Hydrate de chloral et chloroforme (Voy. Somnifères). Curare et curarine (Vella, Harley) (Voy. Dépresso-moteurs). Bromure de potassium (Voy. Antispasmodiques).

IV. Antagonistes de l'ésérisme. — Strychnine (Eben Watson) (?) (Voy. Excito-moteurs).

V. Antagonistes de la muscarine. — Atropine (?)

§ 9. ANTICANCÉREUX

Définition. — Éradication de la diathèse cancéreuse par des moyens réputés spécifiques. La thérapeutique ne dispose encore que de ressources plus qu'incertaines pour arriver à ce résultat.

Instruments de la médication. — Diètes exclusives, altérants prétendus spécifiques végétaux.

Régime de la médication. — Purement palliatif et symptomatique.

I. Diètes exclusives.

I. Diète lactée. — Emploi exclusif ou principal du lait comme aliment (Voir Formulaire bromatologique).

II. Soult-cure ou cura famis.

Méthode de Dulaurens. — Emploi combiné de l'abstinence et de l'extrait de gayac. Deux repas par jour : le premier à onze heures du matin, le second à sept heures ; viandes rôties en petites quantités, 4 ou 5 onces de biscuit, des amandes, des raisins secs. Cette diète dure de 40 à 50 jours.

Méthode d'Osbeck. — Matin et soir, 30 centigr. d'extrait de ciguë — usage d'une décoction de squine et de salsepareille; deux fois par jour — pour toute nourriture, 2 onces de viande maigre bouillie et rôtie avec une égale quantité de pain. Durée de 5 à 10 semaines.

III. **Altérants** (iode, mercure, arsenic).

Méthode de Lefebure (de Saint-Ildefont).

℞ Acide arsénieux .... 10 centigrammes.
  Eau distillée .... 1 litre.

Une cuillerée à bouche le matin la première semaine ; 2 cuillerées la seconde; 3 la troisième. Il prescrivait un purgatif tous les huit jours. On arrêtait le traitement quand le malade avait consommé 6 litres de cette solution, soit 60 centigr. d'acide arsénieux.

II. Spécifiques végétaux.

I. **Salsepareille** (Foltz et Barrier).
Formule.

℞ Poudre de salsepareille............ 30 grammes.
  Eau.............................. 6 verres.

Réduire par décoction à 3 verres que le malade prend le matin, à midi et le soir. On ne permet que des potages et des viandes blanches. — On donne 1 centigr. d'acétate de morphine le soir.

II. **Ciguë** (*Conium maculatum*). — Traitement de Stoerck : Épaissir en consistance d'extrait le suc de ciguë; y ajouter quantité suffisante de poudre de ciguë ; faire des pilules de 10 centigr.: 1 pilule le matin et le soir ; le troisième ou le quatrième jour, 3 pilules; la seconde semaine, 6 pilules en trois doses ; arriver à 30 pilules. Faire prendre après les pilules une tasse de thé ou de bouillon de veau. Application de feuilles fraîches de ciguë sur la tumeur.

III. **Condurango**. — Spécifique douteux singulièrement prôné en ce moment ; mais sans aucune preuve réellement scientifique.

§ 10. ANTIDOTES

Indications. — Substances qui ont la propriété, quand elles sont appliquées aux organes ou introduites dans certaines cavités, d'agir sur les poisons qu'elles rencontrent, dans le sens d'une neutralisation qui les met hors d'état d'agir.

Agents antidotiques. — Ils varient avec la nature du poison qu'ils décomposent en l'engageant dans une combinaison relativement inoffensive, ou en le rendant inerte parce qu'ils le privent de sa solubilité.

Régime de la médication. — 1° Rejet du poison par les vomitifs quand ils interviennent assez à temps ; 2° évacuation mécanique du poison par la pompe stomacale ; 3° emploi simultané ou successif de l'antidote ; 4° régime et traitement de la maladie toxique consécutive, sans plus s'occuper de sa cause, et en faisant intervenir des médications qui sont en rapport avec la forme qu'elle revêt et les éléments morbides dont elle se compose.

I. EMPOISONNEMENT PAR LE PHOSPHORE.

1° **Eau additionnée de magnésie** (Andant).
2° **Essence de térébenthine.**

Potion d'Andant.

℞ Essence de térébenthine...........   4 grammes.
Gomme adragante.................   25 centigrammes.
Sirop de fleur d'oranger...........   20 grammes.
Potion gommeuse..................   100   —

On avale cette potion en quatre fois, de quart d'heure en quart d'heure et, dans l'intervalle, on prend des boissons mucilagineuses abondantes.

3° **Charbon de bois** (Eulenburg et Vohl). — On pourrait introduire 1 cuillerée à bouche de charbon de bois dans la potion précédente.

II. EMPOISONNEMENT PAR LE CHLORE ET LES HYPOCHLORITES.

1° **Eau albumineuse.** — 6 blancs d'œufs pour 1 litre. L'albumine, s'il s'agissait d'un empoisonnement par l'hydrochlore ou eau chlorée, formerait avec le chlore des coagulums et diminuerait ainsi son action topique.

2° **Magnésie calcinée.** — Dose 10 à 20 grammes. Cet antidote a réussi dans un cas où 700 grammes d'eau de Javel avaient été ingérés.

III. Empoisonnement par l'iode et le brome.

1° Eau blanchie avec l'amidon dans l'empoisonnement par l'iode ;

2° Eau aiguisée d'ammoniaque ou contenant en solution du carbonate de potasse dans l'empoisonnement par le brome (Voy. ALCALIFIANTS, p. 113).

IV. Empoisonnement par l'acide oxalique et le sel d'oseille.

1° *Eau de chaux* à la dose de 100 à 200 grammes ;
2° *Magnésie calcinée* à la dose de 4 à 10 grammes.

V. Empoisonnement par l'acide sulfhydrique et les sulfures alcalins.

1° **Eau chlorée** du Codex (2 litres de chlore gazeux par litre) : 2 à 10 grammes dans une potion ;

2° **Hypochlorites alcalins.** — Liqueur de Labarraque, 5 à 20 grammes dans une potion.

VI. Empoisonnement par l'acide cyanhydrique et les cyanures.

1° **Eau chlorée, hypochlorites** (Voy. ANTISEPTIQUES).
2° **Carbonate ferroso-ferrique.**

Antidote de J. Smith.

℞ Sulfate de protoxyde de fer............ 3 parties.
Sulfate de peroxyde de fer............. 4 —
Carbonate de soude.................... Excès.

On conserve cet antidote dans un flacon fermé.
Dose : 15 à 30 grammes.

VII. Empoisonnement par l'acide arsénieux.

1° **Eau albumineuse** (6 à 8 blancs d'œufs dans un litre d'eau) ;

2° **Antidote de Bunsen** ou **peroxyde de fer hydraté.**

On prépare le peroxyde de fer hydraté en précipitant une dissolution de sulfate de peroxyde de fer par l'ammoniaque. Il a l'aspect d'un magma gélatineux qu'il faut conserver sous l'eau. On peut aussi le préparer, suivant la formule du Codex, avec la solution officinale de perchlorure de fer à 30° étendue de son volume d'eau et précipitée par l'ammoniaque. On lave le précipité gélatineux à grande eau.

Dose : 100 à 200 grammes.

3° **Peroxychlorure de fer** (A. Béchamp).

Antidote de Béchamp.

On donne 30 à 40 grammes de la solution de peroxychlorure de fer dans 300 grammes d'eau et on fait prendre, immédiatement après, 1 gramme de carbonate de magnésie délayé dans l'eau. Ce sel alcalin précipite dans l'estomac le peroxyde de fer du peroxychlorure à l'état gélatineux et neutralise l'acide arsénieux.

4° **Sulfure de fer hydraté.**

1° Antidote général métallique (Mialhe), s'obtient en faisant réagir une solution de sulfate de protoxyde de fer cristallisé sur une solution de monosulfure de sodium cristallisé ;

2° **Antidote de Bouchardat et Sandras.** — On l'obtient en précipitant le sulfate de peroxyde de fer en solution par une solution de monosulfure de potassium en excès. — On prépare un sirop contenant le 1/5 de son poids de persulfure de fer hydraté.

5° **Hydrate de magnésie gélatineux.** — Antidote de Mandel et Bussy.

On le prépare en traitant une solution de sulfate de magnésie par une solution de soude caustique.

On l'emploie à l'état gélatineux et à l'état sec.

VIII. Empoisonnement par l'émétique.

I. **Décoction de noix de Galle** (20 à 30 p. 1000).
II. **Tannin.** — 2 grammes, eau 100.
III. **Tan de chêne.** — Décoction de 15 à 30 grammes p. 1000.
IV. **Bistorte.** — Décoction de 10 à 30 p. 1000.

IX. Empoisonnement par la baryte.

Sulfates de soude et de magnésie. L'eau de Sedlitz vaut mieux, son acide carbonique agissant aussi pour précipiter la baryte.

X. Empoisonnement par le mercure.

I. **Soufre en fleurs.** — 5 à 20 grammes.
II. **Persulfure de fer hydraté.** — Sirop contenant 1 partie de persulfure hydraté pour 5 de sucre.
III. **Eau albumineuse** (Voir page 130).
IV. **Magnésie calcinée** (Voir page 131).

XI. Empoisonnement par le plomb.

I. Empoisonnement aigu.

1° Soufre lavé.
2° Sulfates solubles. (Sulfates de soude, de magnésie.)
3° Iodure de potassium. 2 à 4 grammes.

II. Empoisonnement chronique. — Iodure de potassium (pour solubiliser le plomb cantonné dans les tissus et en favoriser l'élimination). Doses 50 gr. à 1 gr. par jour.

XII. Empoisonnement par l'azotate d'argent.

Eau ou lait fortement salés.

XIII. Empoisonnement par le sulfate de zinc.

Décoctions astringentes et solutions de carbonates alcalins.

XIV. Empoisonnement par les sels de cuivre.

I. **Albumine** (Voy. p. 130).
II. **Sulfure de fer hydraté.**

XV. Empoisonnement par les alcalins.

Eau vinaigrée (Voy. Tempérants).
Limonades minérales (Voy. Tempérants).

XVI. Empoisonnement par les acides.

Magnésie calcinée (Voir Alcalifiants, p. 113).
Ammoniaque (Voir Alcalifiants, p. 111).
(Éviter les carbonates parce que l'acide carbonique dégagé pourrait agir mécaniquement sur l'estomac.)

L'antidote complexe de Dorvault peut servir pour l'empoisonnement par les acides, comme pour l'empoisonnement par l'acide prussique, l'arsenic et même les alcaloïdes.

Antidote complexe (Dorvault).

℞ Magnésie calcinée..............
   Hydrate de peroxyde de fer.......   āā
   Charbon animal pulvérisé.......

On en donne 3, 4 ou 5 cuillerées à bouche dans de l'eau.

XVII. Empoisonnement par les alcaloïdes.

1° Tannin, noix de galle, substances tannifères (Voy. Astringents).

2° Iodure de potassium ioduré (Voy. Antiscrofuleux).

§ 11. Antidiphthériques

Définition. — Moyens propres à neutraliser le virus diphthérique et à arrêter, par une modification générale de l'économie, la production des fausses membranes diphthériques.

Agents antidiphthériques. — Médication très dépourvue de moyens. Les moyens locaux ont été indiqués à propos des *anérésiques* (Voy. ce mot). Dans l'état actuel de nos ressources, le perchlorure de fer et les balsamiques sont les seuls moyens auxquels on puisse recourir contre la diphthérie, soit qu'on les emploie seuls, soit qu'on les associe aux antiseptiques.

Régime de la médication. — Régime tonique ; alimentation aussi substantielle que possible. — Vins généreux. — Air pur, renouvelé. — Inhalations d'oxygène.

I. **Perchlorure de fer.**

Solution officinale de perchlorure de fer : 20 à 30 gouttes par jour — à donner par doses successives de 5 gouttes (Shaller).

On emploie simultanément des attouchements des fausses membranes avec un mélange d'eau et de perchlorure de fer (moitié ou un tiers de celui-ci) :

II. **Balsamiques.**

1° *Méthode de Bergeron :*

  Saccharure de cubèbe........ 20 grammes par jour.

2° *Méthode de Trideau :*

℞ Copahu............................	80 grammes.
Gomme en poudre.................	20 —
Eau..............................	50 —
Essence de menthe...............	16 gouttes.
Sirop de sucre..................	400 grammes.

On émulsionne le baume de copahu avec l'eau et la gomme ; on ajoute l'essence, puis le sirop de sucre.

On prescrit une demi-cuillerée à bouche de ce sirop de copahu toutes les deux heures. On donne également toutes les deux heures, dans l'intervalle des prises de sirop de copahu, 1 gramme de poivre cubèbe dans du sirop de sucre. Dans les cas graves, on peut aller jusqu'à 23 grammes de cubèbe par jour. Si le sirop de copahu est mal supporté (ce qui arrive quelquefois), on s'en tient au seul cubèbe. Une tendance marquée au sommeil et une éruption scarlatiniforme sont, avec l'action gastro-intestinale des balsamiques, les effets physiologiques de ce traitement. La durée ordinaire est de 3 à 4 jours.

Pour les enfants on diminue les doses de moitié.

§ 12. ANTI-ÉMÉTIQUES

Définition. — Agents qui calment l'excitabilité musculaire de l'estomac et sont de nature à arrêter les vomissements spasmodiques. On pourrait les appeler des *émostasiques* (de εμεῖν *vomir*, στάω j'arrête).

Agents. — Indépendamment des sédatifs généraux du système nerveux (éthers, opiacés), les agents qui sont susceptibles d'engourdir la contractilité gastrique sont : l'alcool, l'acide carbonique, le colombo, l'essence de cajeput, la créosote, le nitrite d'amyle.

Indications. — Arrêter les vomissements purement nerveux ou modérer les vomissements d'origine organique.

Régime anti-émétique. — Méthode alimentaire de Brown-Séquard (alimentation presque continue, aliments secs). — Boissons glacées ou très chaudes, suivant que le tâtonnement démontre l'utilité des unes ou des autres — température fraîche de l'air ambiant — immobilité — position déclive de la tête.

I. Alcooliques.

1° Grog froid, glacé ou très chaud.

2° Champagne frappé.

II. Acide carbonique.

1° Eaux gazeuses naturelles (eaux de Seltz, de Condillac, de Saint-Alban, de Saint-Galmier (Voy. FORMULAIRE HYDROLOGIQUE).

2° Eau de Seltz artificielle additionnée de cognac ou mieux de kirsch.

3° Potion de Rivière.

La potion de Rivière du Codex est ainsi formulée :

1° Potion alcaline :

℞ Bicarbonate de potasse .... 2 grammes.
   Eau commune .... 50 —
   Sirop de sucre.................... 15 —
Étiqueter en bleu.

2° Potion acide.

℞ Acide citrique................... 2 grammes.
   Eau commune...................... 50 —
   Sirop d'acide citrique aromatisé au
     citron...................... 15 —
Étiqueter en rouge.

Quand on veut se servir de la potion de Rivière, on donne alternativement une cuillerée à bouche de chacune des deux fioles, ou (ce qui est moins correct) on mélange les deux cuillerées dans un verre, et le malade boit pendant que se produit l'effervescence.

On peut combiner l'action anti-émétique de l'acide carbonique et de l'alcool, et je propose d'ajouter 30 grammes de cognac ou de kirsch à chacune des deux potions, alcaline et acide.

III. **Colombo.**

1° Poudre de racine de colombo — 1 à 4 grammes (Debreyne).

Tisane de Colombo.

℞ Colombo......................... 4 grammes.
Eau bouillante .... 500 —
Sirop d'écorce d'oranges amères... 50 —

2° Teinture de colombo du Codex (au 5ᵉ). Dose 5 à 10 grammes dans du vin ou dans une potion.

IV. **Cajeput** (*Melaleuca leucodendrum*).
Essence. — Dose 6 à 10 gouttes.

Potion à l'essence de cajeput (F.).

℞ Essence de cajeput................ 6 à 10 gouttes.
Sucre .... 2 grammes.
F. un oléo-saccharum. Ajoutez :
Hydrolat de mélisse.............. 100 —
Sirop de tolu.................... 30 —

V. **Créosote.**

Potion de créosote (Pécholier).

℞ Créosote........................ 3 gouttes.
Essence de citron................ 2 —
Eau commune..................... 120 grammes.
Sirop de fleurs d'oranger........ 30 —

Une cuillerée à bouche toutes les deux ou trois heures.

Pilules anti-émétiques (Pitschaff).

℞ Créosote........................ 4 gouttes.
Poudre de ciguë.................. 30 centigrammes.
Sirop............................ q. s.

8.

F. 12 pilules : 3 par jour contre les vomissements incoercibles des femmes enceintes.

VI. Nitrite d'amyle.

3 à 4 gouttes en inhalation contre les vomissements du mal de mer (Crochley Clapham).

VII. Oxalate de cerium.

Dose 5 à 10 centigrammes.

Prescrit contre les vomissements du mal de mer (Faber).

§ 13. ANTIGOUTTEUX.

Définition. — Médicaments qui s'adressent à la goutte, vice constitutionnel ou diathèse, et non pas à ses manifestations, lesquelles sont justiciables du plus grand nombre des autres médications ; ils s'emploient exclusivement en dehors des attaques de goutte. La diathèse urique étant commune à la goutte et au rhumatisme il en résulte que les deux maladies, distinctes, mais d'une parenté nosologique étroite, réclament des moyens très rapprochés par leur nature. Aux confins des deux diathèses habite du reste le *rhumatisme goutteux*, maladie hybride qui admet un traitement puisant ses moyens dans l'arsenal commun des antirhumatismaux et des antigoutteux.

Agents antigoutteux. — Café et caféine, colchique, frène, sarracenia purpurea (?), phosphate d'ammoniaque, sels de lithine.

Régime antigoutteux. — Régime régulier et sobre, basé sur une distinction attentive entre la pléthore vraie et la fausse pléthore des goutteux. Usage modéré du vin, emploi du café noir et du thé. Exercice. Veiller au bon fonctionnement de la peau.

I. Café et caféine.

1° *Café.* — Macération de café vert (Landarrabilco).

Mélange de moitié martinique, quart moka et quart bourbon, 25 grammes. Eau, 1 verre.

Macération de douze heures. — Prendre le matin ou le soir

en une fois. — Continuer ce moyen pendant une année; le reprendre ensuite par séries de trois ou quatre mois.

2° *Caféine*. — A essayer, par analogie, aux doses de 10 centigrammes par jour.

II. Colchique.

Doses : poudre de semences, 2 à 10 centigr. — Extrait de semences de colchique de Hepp (1 partie de semences fortement pulvérisées et 6 p. d'alcool à 85°). Dose 1 à 5 centigr.

Formules particulières :

Pilules de Lartigue (formule Bouchardat).

℞ Extrait de coloquinte composée....... 80 centigrammes.
    Extrait de colchique............... 80   —
    Extrait gommeux d'opium.......... 4   —

Faire 10 pilules, contenant chacune 8 centigr. d'extrait de coloquinte, 8 centigr. d'extrait de colchique et 4 milligr. d'extrait d'opium, 1 à 2 pilules par jour.

Vin antigoutteux de d'Anduran.

℞ Bulbes de colchique .... 3 parties.
    Feuilles de frêne................ 3   —
    Malaga......................... 30   —
F. macérer pendant 4 jours, ajouter :
    Teinture d'aconit................ 8   —
    Teinture de digitale 5   —
Une cuillerée à café matin et soir dans une tasse de thé.

III. Feuilles de frêne.

Formule de Delarue (de Bergerac).

℞ Feuilles de frêne ramassées en juin,
    sèches......................... 10 à 20 grammes.
    Eau............................ 200   —
Infusion. En deux doses, le matin et le soir.

IV. Sarracenia purpurea.

Formule de Foucault.

Infusion de 1 à 2 cuillerées à café de poudre de feuilles, avaler le marc. L'accès passé, réduire à 1 cuillerée à café.

V. Phosphate d'ammoniaque.

Formule de Buckler.

℞ Phosphate d'ammoniaque.........   2 gr. 50 centigr.
  Eau............................ 100 grammes.

A prendre en 4 fois par jour quand les accidents aigus sont dissipés.

VI. Sels de lithine.

1° *Carbonate de lithine.*

Eau gazeuse lithinée.

℞ Carbonate de lithine.............   50 centigr. à 2 gr.
  Eau gazeuse......................   1 litre.

2° *Salicylate de lithine.*
Dose. 20 centigr. à 2 gr. En pilules.

VII. Eaux minérales antigoutteuses.

Vichy (bicarbonatée sodique). Carlsbad (sulfatée sodique).
Wiesbaden (chloruro-sodique, etc.) (Voir FORMULAIRE HYDRO-LOGIQUE).

§ 14. ANTIHERPÉTIQUES

Définition. — Agents qui ont pour but de combattre le vice, ou diathèse, herpétique qui se subordonne des lésions de la peau et des muqueuses, des névralgies, et peut-être même certaines affections viscérales.

Agents antiherpétiques. — Sulfureux, mercuriaux, antimoniaux, arsenicaux, alcalins, cuivre, cantharides, antiherpétiques végétaux.

Régime antiherpétique. — Importance du régime alimentaire. Éviter les aliments de haut goût, très épicés, indigestes : la viande de porc, les viandes fumées et faisandées, les œufs de poisson, les coquillages, les crabes, les homards, les écrevisses, les moules, et particulièrement ceux dont une idiosyncrasie spéciale a révélé l'influence herpétique (miel, fraises, moules, etc.). — Ne pas séjourner après les repas dans une atmosphère chaude et épaisse. — Éviter le séjour sur le bord de la mer. — Entretenir la liberté du ventre.

I. **Sulfureux**.

1° *Soufre lavé*. — 1 à 4 grammes.

2° *Eaux sulfureuses naturelles*. — Saint-Gervais, La Preste, Moligt, etc. Toutes les eaux minérales sulfureuses, sulfuro-sodiques, sulfuro-calciques, peuvent trouver leur utilité contre la diathèse herpétique (Voir Formulaire hydrologique).

Eaux sulfureuses artificielles. — Formules :

Eau sulfurée du Codex.

℞ Monosulfure de sodium............   13 centigrammes.
Chlorure de sodium...   13   —
Eau bouillie et refroidie...........   650 grammes.

Bain de Barèges artificiel (Codex).

℞ Monosulfure de sodium cristallisé..   60 grammes.
Chlorure de sodium sec............   60   —
Carbonate de soude desséché......   50   —
Pour un bain.

Bain sulfuro-gélatineux (Codex).

℞ Trisulfure de potassium solide......   100 grammes.
Gélatine.........................   250   —
Eau ....   200 litres.

Lotion sulfurée (Codex).

℞ Trisulfure de potassium............   1 partie.
Eau   50   —

Bain de siège sulfureux.

℞ Trisulfure de potassium ....   5 grammes.
Eau ....   10 litres.

Pommade soufrée.

℞ Soufre.........................   1 partie.
Cérat...........................   3   —
Huile...........................   1/2   —

Pommade sulfureuse.

℞ Trisulfure de potassium ....   1 partie.
Axonge   10   —

II. **Mercuriaux.**

I. *A l'intérieur.* — Formules identiques avec celles qui servent au traitement antisyphilitique (Voy. ANTISYPHILITIQUES).

II. *A l'extérieur.*

1° *Bains.*

Bains de sublimé.

℞ Deutochlorure de mercure...... 10 à 15 grammes.
 Chlorhydrate d'ammoniaque.... 10 à 15 —

Faire dissoudre dans de l'eau ordinaire. Verser dans l'eau d'un bain (on peut se servir d'une baignoire ordinaire).

℞ Deutochlorure de mercure...... 10 à 15 grammes.
 Alcool ou eau de Cologne....... 125 —

Verser dans l'eau d'une baignoire en bois.

2° *Lotions.*

Lotion mercurielle antiherpétique (Trousseau et Reveil).

℞ Sublimé corrosif...................... 8 grammes.
 Alcool................................. q. s.

Faire dissoudre dans :
 Eau distillée...................... 190 grammes.

De 1 à 4 cuillerées à bouche dans 500 grammes d'eau très chaude (se servir d'une cuiller de bois, de verre ou de porcelaine).

Liqueur de Gowland.

Deutochlorure de mer cure.......... 1 gramme.
Chlorhydrate d'ammoniaque........ 1 —
Émulsion d'amandes amères........ 480 —

Lotion cosmétique (Trousseau et Reveil).

℞ Deutochlorure de mercure.......... 10 centigrammes.
 Chlorhydrate d'ammoniaque........ 2 grammes.
 Alcool.............................. 15 —
 Hydrolat d'amandes amères .... 15 —

Dissolvez les sels dans l'eau distillée et dans l'alcool et ajoutez :
 Émulsion d'amandes amères....... 500 grammes.

III. **Antimoniaux.**

Poudre de Devergie.

℞ Tartre stibié...................... 25 milligrammes.
Crème de tartre.................. 4 grammes.

Prendre enrobée dans du pain azyme ou des confitures; boire un demi-verre d'eau sucrée.

Pilules antiherpétiques de Kunckel.

℞ Sulfure d'antimoine .... 50 centigrammes.
Extrait de douce amère,.......... 1 gramme 50.

Faire 10 pilules. — Dose 1 à 10.
Tisane de Feltz (Voir ANTISYPHILITIQUES).

IV. **Alcalins.**

Usage principalement externe.
I. *Carbonate de soude.*

Bain alcalin (Codex).

℞ Carbonate de soude cristallisé..... 250 grammes.
Eau.............................. 300 litres.

Bain alcalino-gélatineux.

Ajouter au bain précédent 250 grammes de gélatine dissoute dans un litre d'eau chaude.

Lotions alcalines.

℞ Carbonate de soude....................... 1 p.
Eau....................................... 5 p.

II. *Borax.* — Formule :

Borax..............................
Hydrolat de roses..............

V. **Arsenicaux.**

Formes : acide arsénieux, arsénite de potasse, arséniate de soude, pilules asiatiques, etc.
1° *Arséniate de fer.*

Pilules de Biett.

℞ Arséniate de fer................... 3 centigrammes.
Extrait de houblon .... 10 —

> Racine de gayac pulvérisée........ ⎫
> Sirop de fleurs d'orange.......... ⎰ q. s.

Faire 10 pilules. On en donne 1 à 5 par jour.

2° *Iodure d'arsenic.*

Pilules de Thompson.

℞ Iodure d'arsenic................... 5 centigrammes.
Extrait de ciguë................... 1 gramme.

Faire 10 pilules. On en prescrit 1 à 2 par jour.

3° *Iodo-arsenite de mercure.*

Liqueur de Donovan (Weligan). — Préparée par la réaction de l'arsenic pur, de l'iode et du mercure, cette liqueur, de couleur jaune verdâtre, contient par quatre grammes (1 cuillerée à café) 5 milligr. d'arsenic, 15 milligr. de mercure et 45 milligr. d'iode. On en donne de 20 à 30 gouttes, trois fois par jour.

VI. Cantharides.

Teinture de cantharides du Codex (macération, à parties égales, de poudre de cantharides et d'alcool à 80°). — Dose 5 à 20 gouttes.

VII. Antiherpétiques végétaux.

I. *Salsepareille* (Voir ANTISYPHILITIQUES).

II. *Douce-amère.*

Méthode de Poupart. — Début par 4 grammes ; élever la dose jusqu'à 30 grammes. Continuer ce traitement pendant 2 à 3 mois. Extrait porté jusqu'aux doses de 1 gr. 50 à 2 grammes. On recommençait tous les ans : la première année pendant trois mois ; la seconde pendant deux, et enfin pendant un mois seulement à la dose de 12 grammes de tiges de douce-amère. Poupart associait quelquefois le soufre à la douce-amère et pensait que le soufre augmentait l'action de ce dernier médicament, ce qui assurément n'a pas lieu de surprendre.

III. *Hydrocotyle asiatique* (Lépine).

Poudre de racine............. 10 à 40 gr. par jour.
Extrait.................... 50 centigr. à 2 grammes.

Tisane d'hydrocotyle asiatica.

℞ Hydrocotyle asiatica............... 30 grammes.
Eau.................................. 1 litre.

Décoction.

4° *Orme pyramidal (Ulmus americanus).*

Tisane d'orme pyramidal.

℞ Écorce d'orme pyramidal....... 40 à 50 grammes.
Eau................................. 1 litre.

Sirop d'orme pyramidal.

Il contient, pour 100 grammes, les principes actifs de 25 grammes de l'écorce.

5° *Houblon.*

Tisane de houblon.

℞ Cônes de houblon................. 30 grammes.
Eau............................... 1 litre.

Infusion ou décoction.

6° *Pensée sauvage.*

Tisane de Hardy.

℞ Pensée sauvage................... 4 grammes.
Sené............................... 4   —
F. infuser dans :
Eau............................... 1 litre.

2 à 3 verres tous les deux jours à jeun.

7° *Fumeterre.*

Tisane de fumeterre.

℞ Fumeterre....................... 10 grammes.
Eau.............................. 1000   —

Extrait : dose 2 à 10 grammes.

8° *Pissenlit (Taraxacum dens leonis).*

Suc de pissenlit, 30 à 50 grammes.
Tisane de pissenlit, 30 à 40 p. 1000.

9° *Patience (Rumex patientia).*

Tisane.

℞ Racine de patience............... 20 grammes.
Eau.............................. 1 litre.

Décoction.

10° *Chicorée sauvage.*

Tisane, 10 à 15 grammes par litre.

§ 15. ANTILAITEUX

Définition. — Agents qui combattent la galactorrhée, ou qui suppriment la sécrétion lactée quand celle-ci n'est plus nécessaire.

Agents antilaiteux. — Belladone, canne de Provence, huile de chènevis, miel.

Régime antilaiteux. — Peu de boissons, régime ténu, révulsion intestinale et cutanée par les purgatifs et les sudorifiques, diète sèche.

I. **Belladone** (Goodden, Sandras)..

1° Onctions avec l'extrait ramolli, étalé en zone étroite sur la limite du sein et de l'aréole, ou sous forme de liniment préparé avec parties égales d'extrait et de glycérine et étendu sur toute la surface du sein.

2° Belladone à l'intérieur (Voy. ANALGÉSIQUES).

II. **Canne de Provence.**

Tisane de rhizome de *canne de Provence*. Décoction (20 p. 1000).

III. **Petit-lait de Weiss.**

Macération de 8 grammes d'*espèces antilaiteuses* dans 500 gr. de petit-lait, avec addition de 8 grammes de sulfate de magnésie.

(Les *espèces antilaiteuses* sont formées de 3 de follicules de séné, 2 de fleurs de mille-pertuis, 1 de fleurs de caille-lait jaune, 1 de fleurs de sureau.)

Ce petit-lait agit à la fois comme sudorifique et laxatif.

IV. **Miel.**

L'emploi du miel en onctions sur les seins est une pratique vulgaire en Italie et qui ne paraît pas sans valeur.

V. **Huile de chènevis** (Couteux).

Embrocations tièdes d'huile de chènevis. Moyen empirique, mais qui paraît efficace.

§ 16. ANTIPHLOGISTIQUES

Définition. — Agents propres à combattre l'inflammation, quelque soit son siège.

Agents. — Antiphlogistiques généraux (saignée générale, hyposthénisants) ; antiphlogistiques locaux (émissions sanguines locales, émollients, topiques hyposthénisants).

Indication. — Elle est posée toutefois qu'existe une inflammation extérieure ou viscérale qui, par son siège ou son étendue, ne peut être abandonnée aux chances d'une délitescence ou résolution spontanées.

Régime antiphlogistique. — Hygiène négative, repos, absence de bruit, de lumière, diète plus ou moins sévère, boissons délayantes.

I. ANTIPHLOGISTIQUES GÉNÉRAUX.

1. **Saignées générales** (tombées aujourd'hui dans un discrédit absurde et préjudiciable au traitement des maladies aiguës; restauration désirable).

II. **Saignées locales déplétives** fournissant assez de sang pour produire une spoliation générale.

III. **Hyposthénisants.**

I. *Digitale.*

Méthode de Hirtz (pneumonie aiguë).

Poudre récente de feuilles de digitale : 75 centigr. à 1 gramme dans une potion de 100 grammes, édulcorée avec 20 grammes de sirop. — Une cuillerée d'heure en heure.

On peut aller exceptionnellement jusqu'à 1 gr. 50 centigr. La fièvre abattue, on suspend la médication.

II. *Ipéca.*

Méthode de Broussonnet.

℞ Ipéca concassé............... 1 à 2 grammes.
Écorce d'oranges amères......... 2 à 4   —
F. infuser dans :
Eau........................ 150   —
Sirop diacode.................. 8 à 15   —

A prescrire dans la pneumonie aiguë.

III. *Tartre stibié.*

Potion stibiée (F.).

℞ Tartre stibié...................... 20 à 30 centigram.
   Sirop diacode...................... 10 grammes.
   Hydrolat de laurier-cerise........ 2 —
   Sirop de fleurs d'oranger........ 20 —
   Eau............................... 120 —

Une cuillerée à bouche toutes les heures ou chaque deux heures, suivant la tolérance.

IV. *Vératrine.*

Pilules de Piédagnel.

℞ Vératrine......................... 5 centigrammes.
   Poudre de gomme.................. q. s.

F. 10 pilules.

1 toutes les six heures.

V. *Azotate de potasse ou de soude.*

Méthode de Martin Solon.

℞ Azotate de potasse .... 10 grammes.
   Tisane............................ 1 pot.

3 pots de tisane nitrée à prendre dans les vingt-quatre heures. (S'assurer d'un bon fonctionnement de l'appareil urinaire.)

VI. *Mercuriaux.*

Calomel (Voir PURGATIFS).

II. ANTIPHLOGISTIQUES LOCAUX.

I. Émissions sanguines locales (Voir page 76).

II. Émollients.

I. *Cataplasmes* : de farine de lin — de poudre de guimauve — de fécule.

II. *Fomentations émollientes* (de décoction de lin, de mauve, de guimauve, etc.).

III. *Onctions grasses.*

1° Huile d'amandes douces.

Liniment oléo-calcaire (Codex).

℞ Huile d'amandes douces.............   1 partie.
 Eau de chaux   9   —

C'est, par le fait, un savon liquide.
2° Axonge.
3° Glycéré d'amidon (Codex).

℞ Amidon.............................   1 partie.
 Glycérine   15   —

On chauffe doucement.

III. **Hyposthénisants locaux.**
Onctions mercurielles.

§ 17. ANTIRHUMATISMAU

Définition. — Médicaments qui ont pour but de combattre le fond même du rhumatisme, c'est-à-dire la diathèse qui préside à ses manifestations diverses et les relie en un faisceau commun leur imprimant, sous la diversité de leurs formes, une ressemblance de famille ; ils rendent efficaces, en détachant les symptômes de la diathèse, les médicaments qui s'adressent à ces formes morbides et ils préviennent le retour de leurs manifestations.

Agents antirhumati·maux. — 1° Médicaments du type quinique (quinquina et quinine, salicine ; acide salicylique et salicylates, café et caféine) ; 2° aconit ; 3° colchique et vératrine ; 4° sodiques ; 5° bromiques ; 6° arsenicaux ; 7° huiles de poisson ; 8° alcalins ; 9° ammoniacaux.

Régime antirhumatismal. — Régime suivant les conditions de l'état général, anémique ou pléthorique, apyrétique ou fébrile qui accompagne les manifestations du rhumatisme ; — réaction contre la tendance à se surcharger de vêtements et à augmenter ainsi, avec la sensibilité frigorifique, les chances de répercussion sudorale ; — choix d'un climat à saisons régulières bien tranchées et à éléments constants.

I. QUINIQUES.

I. Quinquina et quinine.

Dose : 1 à 2 grammes.

1° *Quinquina* (Voir FÉBRIFUGES).
2° *Quinine.*

Méthode de Lumholdt.

Sulfate de quinine.................. 3 grammes.

F. 100 pilules. — 1 pilule par jour pendant un mois.
Rhumatismes apyrétiques, intervalle des accès aigus.

II. Salicine.

Dose : 1 à 2 grammes.

Méthode de Maclagan.

Salicine......................... 7 gr. 50 centigr.

F. 10 paquets.

1 toutes les trois heures jusqu'à production d'effets suffisants. Au bout de 48 à 72 heures, on diminue les doses, mais on n'interrompt pas le médicament avant que la convalescence soit complètement établie.

III. Acide salicylique.

Doses : 2 à 6 grammes.
Poudre enrobée.

Formule de Stricker.

50 centigr. à 1 gramme par heure jusqu'à sédation de la douleur.

IV. Salicylates.

1° *Salicylate de soude.*

Dose : 5 à 10 grammes.

En solution.

Solution de salicylate de soude (G. Sée).

℞ Salicylate de soude............... 10 grammes.
Eau........................... 200   —

A prendre en cinq fois dans les vingt-quatre heures. Chaque cuillerée de cette solution contient environ 75 centigr. de ce sel.

Autre solution (F.).

℞ Salicylate de soude............   10 grammes.
  Eau   300   —

Chaque cuillerée contient 50 centigr. de ce sel.
2° *Salicylate de quinine.*
  Dose. 50 centigr. à 1 gramme.
Forme pilulaire.

Pilules de salicylate de quinine,

℞ Salicylate de quinine...............   1 gramme.
  Gomme arabique..................   q. s.

F. 10 pilules — 5 à 10.

II. Aconit.

Alcoolature d'aconit. Doses : 20 à 60 gouttes.
Extrait alcoolique, 25 centigr. à 50 centigr. — Alcoolature
d'aconit dans une tisane de feuilles de frêne. Extrait d'aconit
en pilules (Voy. Analgésiques).

III. Colchique et vératrine.

I. Colchique.
Doses : Poudre de semences de colchique, 25 milligr. à 20
centigr. — Extrait alcoolique de semences du Codex au 6°, 1 à
10 centigr. — Teinture alcoolique du Codex au 10°, préparé
avec les semences, 20 à 60 gouttes.
Forme. Pilules, potions, mixture.

Teinture alcoolique de semences (F.).

℞ Semences de colchique ....   1 partie.
  Alcool à 60°......................   5   —

Macération de quatre jours ; filtration.
On commence par 10 gouttes et on élève progressivement
la dose à 40 et 50 gouttes. Prendre dans une macération de
café vert.
Insister plusieurs mois sur cette médication (Rhumatisme
chronique).

III. Vératrine.

Dose : 5 milligr. à 3 centigr.

Forme pilulaire (Voy. page 148).

Rhumatisme subaigu. La douleur et la fièvre calmées, on peut soutenir l'action de la vératrine en en donnant une seule pilule par jour. La vératrine est défervescente en même temps qu'antirhumatismale. Elle ne me paraît convenir toutefois qu'à la fin du rhumatisme articulaire aigu quand la fièvre a diminué, et je l'emploie d'ordinaire après l'azotate de potasse à haute dose.

IV. Iodiques.

I. Iode.

Traitement du rhumatisme noueux (méthode Lasègue).

On donne 8 à 10 gouttes de teinture d'iode du Codex deux fois par jour et on arrive progressivement à 5 ou 6 grammes. A cette dernière dose, le malade prend en teinture 50 centigr. d'iode. — Cette dose me paraît exagérée et on pourrait, comme le conseille Gintrac, s'en tenir au maximum de 2 grammes de teinture. Celle-ci se prend au commencement des repas dans de l'eau sucrée ou mieux du vin d'Espagne.

II. Iodure de potassium.

La dose est de 50 centigr. à 2 grammes.

V. Bromures.

I. Brome. — Emploi en potion bromo-bromurée.

Solution bromo-bromurée.

℞ Brome...........................	2 à 10 gouttes.	
Bromure de potassium...........	5 centigrammes.	
Eau distillée....................	150 grammes.	
Sirop de fleurs d'oranger..........	30	—

A prendre par cuillerée.

II. Bromure de potassium.

Dose : 1 à 2 grammes.

Forme : Solution contenant 50 centigr. de ce sel par cuillerée à bouche d'eau distillée.

VI. Arsenicaux.

Préparations : acide arsénieux, arsénite de potasse (liqueur de Fowler), arséniate de soude (solution de Pearson). Voir ANTI-HERPÉTIQUES.

Doses minimes mais prolongées.

Bains arsenicaux (N. Guéneau de Mussy).

℞ Arséniate de soude.............   1 à 8 grammes.
S. carbonate de potasse.......   100 à 150   —
Gélatine   250   —
Eau à 33° c..................   200 litres.

1 bain tous les deux jours d'abord, par séries de 3 à 4 bains donnés chaque jour. Le malade garde le lit une ou deux heures après le bain. La durée de celui-ci est de trois quarts d'heure à 1 heure et demi.

VII. Huiles de poissons.

Formes apyrétiques du rhumatisme. (Voy. FORMULAIRE BROMA-TOLOGIQUE). Elles conviennent exclusivement dans les formes apyrétiques du rhumatisme et ne s'adressent qu'à la diathèse.

VIII. Alcalins.

1° **Bicarbonate de soude.** — Méthode de Dickinson :
1 paquet de 3 ou 4 scrupules (3 grammes 75 à 5 grammes toutes les trois heures).

2° **Azotate de potasse.** — Méthode de Martin-Solon :
10 grammes d'azotate de potasse par pot de tisane ; 3 pots dans les vingt-quatre heures. — Suspendre le médicament si le malade n'urine pas abondamment (Voy. p. 148).

3° **Azotate de soude.** — Il serait substitué avec plus de sécurité au nitre de potasse et aux mêmes doses (Fonssagrives).

4° **Eaux minérales alcalines** (Voir FORMULAIRE HYDRO-LOGIQUE).

IX. AMMONIACAUX.

I. Chlorhydrate d'ammoniaque.

Potion de Barallier.

℞ Chlorhydrate d'ammoniaque.......   3 grammes.
Sirop d'écorces d'oranges..........   25   —
Eau distillée de mélisse ou de men-
    the..............................   50   —

A prendre en trois fois, à une demi-heure d'intervalle.

II. Triméthylamine.

Dose de 1 gramme à 1 gramme 50 centigr.

Dans une potion, par cuillerées

Potion antirhumatismale (Dujardin-Beaumetz).

℞ Triméthylamine....................   1 gramme 50.
Sirop de menthe....................   20   —
Eau de tilleul   120   —

1 cuillerée à bouche de cette potion, toutes les deux heures; le goût est désagréable et il se produit un peu d'ardeur à la gorge et à l'estomac, mais il n'y a ni nausées ni vomissements.

III. Eaux minérales antirhumatismales.

1° *Eaux chloruro-sodiques* (Néris, Balaruc, Bourbonne, Bourbon-l'Archambault, etc.).

2° *Eaux sulfurées* (Aix-en-Savoie, Luchon, Bagnols, Amélie-les-Bains, etc.).

3° *Eaux sulfatées* (Saint-Amand, Dax, Bagnères de Bigorre, etc.). (Voir FORMULAIRE HYDROLOGIQUE.)

§ 18. ANTILYSSIQUES

Définition. — Moyens tendant à neutraliser le virus rabique, modifiant la santé générale de manière à empêcher la réalisation de ses effets, ou sollicitant le rejet du virus en ouvrant les émonctoires principaux.

Agents antilyssiques. — Mercuriaux. — Cantharide. — Cucumis abyssinica. — Cévadille. — Jaborandi et pilocarpine. — Remèdes empiriques.

I. Mercuriaux.

Traitement du frère du Choisel. — Frictions de pommade mercurielle, à la dose de 4 grammes par jour et pendant dix jours, sur la partie mordue. — Donner simultanément 4 grammes par jour de la masse pilulaire suivante :

℞ Mercure cru............................. 4 grammes.

    Éteignez dans :

Baume de térébenthine................ 4   —

    Ajoutez :

Rhubarbe.............................. 8   —
Coloquinte............................ 8   —
Gomme-gutte 8   —
Miel .... q. s.

II. Cantharide.

Poudre de cantharide, 1 à 10 centigr.

Alcoolé du Codex (au 10ᵉ), 5 à 20 gouttes.

Extrait alcoolique du Codex (au 8ᵉ), 1 à 3 centigr.

III. Cévadille (Fouilhoux).

Poudre de semences, 6 grammes. Faire 10 paquets, 1 par jour.

IV. Jaborandi et pilocarpine.

I. *Jaborandi.* — Infusion de 4 grammes. Employée à titre de sudorifique (Voy. SUDORIFIQUES).

II. *Pilocarpine.*

Injection de pilocarpine.

℞ Chlorhydrate de pilocarpine......... 5 centigrammes.
   Eau distillée .... 4 grammes.

Injecter 1 à 2 grammes de temps en temps de façon à produire la salivation.

§ 19. ANTISCORBUTIQUES

Définition. — Moyens de combattre la diathèse scorbutique, c'est-à-dire le fond constitutionnel du scorbut, indépendamment des lésions locales qu'elle réalise.

Agents antiscorbutiques. — Ils sont essentiellement du ressort de l'hygiène ; les végétaux dits antiscorbutiques n'agissent vraisemblablement dans le scorbut que par leur sève. Les substances animales ne sont antiscorbutiques qu'autant qu'elles sont fraîches. L'usage exclusif des conserves détermine le scorbut.

Régime antiscorbutique. — Prendre le contre-pied des conditions étiologiques complexes dans lesquelles apparaît le scorbut : humidité, séquestration, passions dépressives, privation de sève fraîche et de sang frais ; substituer des aliments frais, quelque ingrats qu'ils paraissent, aux meilleures conserves.

I. ANTISCORBUTIQUES VÉGÉTAUX.

I. **Cresson**. — Suc de feuilles de 50 grammes à 250.

II. **Chicorée**, mêmes doses du suc.

III. **Cochléaria**, *idem*.

IV. **Suc d'herbes ordinaire** (feuilles fraîches de chicorée, de cresson, de fumeterre et de laitue) (Codex).

V. **Lime-juice**, préparé avec des citrons de bonne qualité, convenablement mûrs. Il renferme 4 p. 100 d'acide citrique. Les Anglais y ajoutent un 10e de bonne eau-de-vie, ce qui lui assure une conservation en quelque sorte indéfinie. C'est le meilleur moyen préservatif et curatif du scorbut. Son efficacité est un fait admis en hygiène nautique.

VI. **Pommes de terre crues** (Roussel de Vauzème). — En l'absence d'autres aliments séveux, l'efficacité préservatrice de celui-ci peut être invoquée utilement.

VII. **Préparations antiscorbutiques.**

1° *Vin antiscorbutique* (Codex). — Préparé avec des racines fraîches de raifort, des feuilles de cochléaria, de cresson, de trèfle d'eau, des semences de moutarde noire et de l'alcoolat de cochléaria composé, ce vin contient, de plus, 1 gramme de chlorhydrate d'ammoniaque par 150 grammes.

Dose : 100 à 150 grammes.

2° *Sirop antiscorbutique.* — Ce sirop appelé aussi *sirop de raifort composé* contient, indépendamment du cochléaria, du cresson, du ményanthe et de la racine de raifort, de l'écorce d'oranges amères et de la cannelle.

Dose : 1 à 4 cuillerées à bouche.

Bière antiscorbutique (Codex).

℞ Feuilles fraîches de cochléaria....　　30 grammes.
　Racine fraîche de raifort.........　..　60　　—
　Bourgeons de sapin.............　　30　　—
　Bière récente ....　2000　　—
Macération prolongée.

II. Antiscorbutiques alcalins.

Sels de potasse conseillés pour remédier à une cachexie hypothétique produite par le sel marin : nitrate de potasse (Garrod),
citrate de potasse (Palmer), chlorate de potasse (Brault). Idée
purement théorique.

§ 20. ANTISCROFULEUX

Définition. — Agents qui préviennent, détruisent ou modifient la diathèse scrofuleuse, soit en s'adressant à la diathèse
elle-même, ou ce qui est plus probable, en changeant les conditions du terrain organique nécessaire à ses manifestations.
Ils ont pour but d'émanciper les lésions scrofuleuses du joug de
la diathèse et de les rendre dociles aux moyens thérapeutiques
communs qui conviennent à la forme qu'elles revêtent (congestions, inflammations, engorgements, etc.).

Agents antiscrofuleux. — Antiscrofuleux iodiques, bromiques,
sulfurés, chloruro-sodiques, barytiques, auriques, antiscrofuleux végétaux (ciguë, cresson, raifort, ményanthe, tussilage,
noyer).

Indications. — Tout le groupe des maladies scrofuleuses,
qu'elles siègent dans la peau (scrofulides), dans les glandes et
les ganglions, dans le tissu osseux, dans les viscères ; que la
scrofule soit primaire, secondaire ou tertiaire.

Régime antiscrofuleux. — Séjour à la campagne, altitude
élevée, exposition à l'influence solaire. — Habitation du littoral,
qui réunit aux avantages de l'air marin le bénéfice de l'emploi intérieur de l'eau de mer et des bains de mer. —
Concours auxiliaire de l'hydrothérapie et de la gymnastique. —

Éviter l'humidité. — Régime réparateur, tonique, stimulant. — Viandes rouges. — Alimentation stimulante. — Vin. — Peu de lait. — Autant que possible, *régime sec*, c'est-à-dire basé sur une grande modération dans l'emploi des liquides.

I. Iodiques.

I. **Iode.** — Doses : 3 à 5 centigrammes.

1° *Eau iodée* (15 centigr. par litre). 1/2 verre à 1 verre.

2° *Eau iodée* additionnée de tannin ou d'iodure de potassium.

3° *Teinture d'iode* (Codex) au 12ᵉ (3 centigr. d'iode par 20 gouttes). Employée à l'intérieur dans une infusion de feuilles de noyer. Doses, 5 à 20 gouttes.

Solution de Baudelocque.

℞ Iode.............................. 10 centigrammes.
  Iodure de potassium 20   —
  Eau............................... 500 grammes.

Un verre par jour en quatre fois. Chaque verre contient 5 centigr. d'iode et 10 centigr. d'iodure de potassium.

Huile de foie de morue iodée.

℞ Iode.............................. 10 centigrammes.
  Huile de foie de morue........... 100 grammes.

Chaque cuillerée (10 grammes) contient 1 centigr. d'iode.

Sirop de raifort iodé.

℞ Sirop de raifort composé (Codex).. 200 grammes.
  Iode.............................. 10 centigrammes.

Sirop de Portal iodé.
Même formule et mêmes doses (Voy. page 164).

Bains iodurés.

℞ Iode.............................. 8 à 15 grammes.
  Iodure de potassium.............. 15 à 50   —
  Eau.............................. 500   —

Verser dans les 200 litres d'eau d'un bain préparé dans une baignoire en bois.

Gargarisme ioduré (Ricord).

℞ Teinture d'iode...................   4 grammes.
Iodure de potassium...............   40 centigrammes.
Eau distillée ....   250 grammes.

II. **Iodures.**

1° *Iodure d'amidon.*

℞ Amidon........................   10 grammes.

Délayer dans :

Eau bouillante...................   500   —

Passer à travers un linge peu serré ;
ajouter :

Teinture d'iode..................   4   —
Sirop de sucre...................   60   —

Dose : 30 à 100 grammes par jour.

2° *Iodure de baryum.*

Dose : 5 milligr. à 5 centigr., forme pilulaire.

3° *Iodure de calcium.*

Dose : 20 à 80 centigr. par jour.

4° *Iodure de potassium.*

Dose à l'intérieur : 50 centigr. à 2 grammes.

Pommade iodurée.

℞ Iodure de potassium ....   2 à 4 grammes.
Axonge   30   —

II. Bromiques.

I. **Brome.**

1° Dose : 2 à 10 gouttes.
2° Forme : solution à la faveur du bromure de potassium.

Potion bromo-bromurée.

℞ Brome.........................   2 à 10 gouttes.
Bromure de potassium............   5 centigrammes.
Eau distillée...................   150 grammes.
Sirop d'écorces d'oranges.........   30   —

A prendre par cuillerées.

Looch bromé (Magendie).

℞ Brome.........................   5 centigrammes.
Looch blanc.....................   n° 1.

II. Bromure de potassium.

Dose : 1 à 2 grammes.

Forme : Solution au 30ᵉ : 2 à 4 cuillerées à bouche par jour.

III. Bromure de fer.

Dose : 5 à 10 centigr., forme pilulaire.

Pilules de bromure de fer (Magendie).

℞ Bromure de fer pulvérisé............... 2 grammes.
   Conserve de roses.................... 2   —
   Gomme arabique .... q. s.

Faire 50 pilules ; 2, matin et soir.

III. Chloruro-sodiques.

I. Chlorure de sodium.

Dose : 5 à 10 grammes. Forme : solution, pilules, bains.

Pilules de Latour.

℞ Chlorure de sodium................ 10 grammes.
   Tannin............................ 10   —
   Conserve de roses................. q. s.
Faire 100 pilules, 1 toutes les heures pendant un mois.

Bain salé (Codex).

Sel gris......................... 5 kilogrammes.
Eau .... 200 litres.

II. Eau de mer.

Dose : 1/2 verre à 1 verre par jour

Usage en nature à l'intérieur et en bains, collyres.

Eau de mer gazeuse (Pasquier).

On la prépare avec un appareil gazogène dans lequel l'eau ordinaire est remplacée par de l'eau de mer.

Bain de mer artificiel.

℞ Chlorure de sodium .... 6500 grammes.
   Chlorure de magnésium.......... 2515   —
   Chlorure de calcium .... .515   —
   Sulfate sodique................. 2525   —
   Chlorure de potassium........... 60   —

>   Iodure de potassium............... 15 centigrammes.
>   Bromure de potassium............. 15   —
>   Solution de sulfhydrate d'ammo-
>   niaque........................... 5 gouttes.
>   Eau............................... 250 litres.

III. Eaux-mères des salines.

Dose pour bains : 4 à 20 litres pour un bain.

IV. Eaux minérales chloruro-sodiques (Voir For-
MULAIRE HYDROLOGIQUE).

IV. Barytiques.

I. Chlorure de barium.

Solution de Lisfranc.

> ℞ Chlorure de baryum.............. 20 centigrammes.
>   Eau distillée.................... 120 grammes.

1 cuillerée à bouche par heure.

Pilules de chlorure de baryum.

> ℞ Chlorure de baryum.............. 20 centigrammes.
>   Gomme arabique.................. q. s.

F. 40 pilules contenant chacune 5 milligr. de sel. — 2 à 10 par jour.

II. Iodure de barium.

Dose : 1 à 10 centigr.

Forme : Usage interne.

Solution d'iodure de baryum.

> ℞ Iodure de baryum............. 5 centigrammes.
>   Eau .... 100 grammes.

1 à 3 cuillerées à bouche.

V. Sulfure noir de mercure.

Pilules de Baudelocque.

> ℞ Sulfure noir de mercure .... 1 gramme.
>   Poudre de ciguë.................. 1   —
>   Magnésie .... 50 centigrammes.

F. 20 pilules. — 1 à 4 par jour.

VI. Sulfureux.

I. Soufre.

Dose : 1 à 4 grammes.

Forme : en substance, en électuaire, en tablettes.

II. Sulfures alcalins.

Bain sulfureux.

℞ Trisulfure de potassium...... 50 à 100 grammes.
Eau .... 200 litres.

Bain de Barèges artificiel (Codex).

(Voy. ANTIHERPÉTIQUES, page 141.)

III. Eaux minérales sulfureuses.

1° Sulfo-sodiques (Barèges, Luchon, etc.).
2° Sulfo-chloruro-sodiques (Uriage, Gréoulx, etc.).
3° Sulfato-calciques sulfurées (Saint-Amand) (Voir FORMULAIRE HYDROLOGIQUE).

VII. Huile de foie de morue.

Dose : 1 à 6 cuillerées à bouche. — Donnée en substance, en capsules, solidifiée par un excipient inerte.

Huile de foie de morue iodée.

℞ Iode.......................... 10 centigrammes.
Huile de foie de morue.......... 100 grammes.
Essence de menthe............... 5 gouttes.

Huile de foie de morue iodoformée (F.).

℞ Iodoforme..................... 20 centigrammes.
Huile de foie de morue.......... 100 grammes.
Essence d'anis .... 5 gouttes.

VIII. Noyer.

Doses pour l'usage interne : feuilles 5 à 20 grammes — extrait 2 à 4 grammes. Pour l'usage externe : 1 poignée de feuilles pour 1 litre (décoction).

Tisane de feuilles de noyer.

℞ Feuilles de noyer............. 5 à 20 grammes.
Eau................................ 1 litre.
    Décoction, ajouter :
    Sirop d'écorce d'oranges........ 100 grammes.

Lotion de noyer.

℞ Feuilles de noyer.................. une poignée.
Eau.............................. 1 litre.
    Ébullition d'une heure.

Injections de noyer.

℞ Feuilles de noyer................. 50 grammes.
Eau bouillante .... 1 kilogramme.

Pommade d'extrait de noyer.

℞ Extrait de feuilles de noyer... ..... 30 grammes.
Axonge........................... 40   —
Essence de bergamotte.............. 3 gouttes.

IX. CIGUE ET CONICINE.

I. Ciguë (*Conium maculatum*).
Doses : Poudre : 10 centigr. à 1 gramme. — Extrait alcoolique : 5 à 50 centigr. — Alcoolature d'aconit : 1 à 2 grammes.

Pilules de ciguë (Laboulbène).

℞ Extrait de ciguë................... 50 centigrammes.
Poudre de ciguë.................... 50   —
F. 10 pilules. 1 pilule puis 2, puis 6.

Pommade d'extrait de ciguë.

℞ Extrait de ciguë..................... 4 grammes.
Glycérolé d'amidon................. 30   —

II. Conicine.
Dose à l'intérieur, 1 à 5 milligr.

Solution de Fronmüller.

℞ Conicine .... 3 à 4 gouttes.
Alcool rectifié..................... 1 gramme.
Eau................................ 20 —

15 à 20 gouttes trois fois par jour dans de l'eau sucrée.

Solution pour l'usage externe.

℞ Conicine.......................... 1 gramme.
Alcool faible...................... 100 —

En badigeonnage, sur les paupières, dans les ophthalmies scrofuleuses.

III. Antiscrofuleux végétaux divers.

1° Tussilage (*Tussilago farfara*).
2° Trèfle d'eau (*Menyanthes trifoliata*).
3° Cresson (*Sisymbrium nasturtium*).
4° Raifort sauvage (*Cochlearia armoracia*).

Sirop de Portal simple.

(Racine fraîche de raifort, feuilles de cochléaria et de cresson, racine de garance, écorce de quinquina jaune, eau et sucre.)

Dose : 20 à 60 grammes.

Sirop de Portal iodé.

℞ Sirop de Portal.................... 200 grammes.
Iode .... 10 centigrammes.

Chaque cuillerée à bouche contient 1 centigr. d'iode.

Sirop de raifort.

(Racines fraîches de cochléaria, de raifort, feuilles de cresson, de ményanthe, écorce d'oranges amères, cannelle, vin blanc, sucre).

20 à 60 grammes.

Sirop de raifort iodé.

℞ Sirop de raifort.................. 200 grammes.
Iode............................... 10 centigrammes.

Chaque cuillerée contient 1 centigr. d'iode.

§ 21. ANTISEPTIQUES

Définition. — Médicaments qui entravent, par une action antizymotique, les fermentations putride et septique. Les antiseptiques externes se confondent avec les désodorants. Nous n'envisageons ici que l'usage médical des antiseptiques.

Agents antiseptiques. — Chlore et hypochlorites. — Hyposulfites alcalins. — Essences, baumes et camphre. — Créosote. — Phénol et phénates. — Charbon. — Salicylates.

Régime antiseptique. — Atmosphère aussi pure que possible ; renouvellement assidu de l'air. Propreté minutieuse.

I. Chlore et hypochlorites.

I. *Chlore.* — S'emploie, en dehors des inhalations de chlore gazeux, sous forme d'*hydrochlore* (solution contenant 3 vol. de chlore). Cette solution est peu stable ; elle s'affaiblit sous l'influence de la lumière par formation d'acide chlorhydrique.

Tisane à l'hydrochlore.

℞ Hydrochlore...................... 2 à 5 grammes.
  Eau................................ 500   —
  Sirop de gomme 50   —

I. *Hypochlorite de soude* (Liqueur de Labarraque).

Potion à l'hypochlorite de soude.

℞ Liqueur de Labarraque .... 2 à 5 grammes.
  Eau 150   —
  Sirop simple...................... 15   —

(Cette potion ne doit être que peu sucrée et ne pas contenir de substances acides.)

Gargarisme à l'hypochlorite de soude.

℞ Liqueur de Labarraque............ 1 partie.
  Eau miellée........................ 10   —

Bain antiseptique (F.).

Ajoutez 500 grammes de liqueur de Labarraque au bain de Brand.

Tisane antiseptique (Chomel).

℞ Hypochlorite de soude sec......... 90 centigrammes.
   Tisane .... 1 pot.
3 ou 4 pots par jour.

Lavement antiseptique (Chomel).

Même formule que celle de la tisane.

II. **Hyposulfites alcalins.**
1° *Hyposulfite de soude.*

Potion antizymotique (Polli).

℞ Hyposulfite de soude............... 15 grammes.
   Eau distillée....................... 60   —
   Sirop simple....................... 25   —

Sirop d'hyposulfite de soude.

℞ Hyposulfite de soude.............. 20 grammes.
   Sirop de fleurs d'oranger......... 500   —

Chaque cuillerée à bouche contient 1 gramme d'hyposulfite de soude.

Gargarisme d'hyposulfite de soude.

℞ Hyposulfite de soude............. 20 grammes.
   Eau distillée de laitue 250   —
   Miel rosat 50   —

Pommade d'hyposulfite de soude.

℞ Hyposulfite de soude .... 4 grammes.
   Axonge benzoinée................. 30   —

III. **Hyposulfite de magnésie.**
Mêmes formules et mêmes doses que pour l'hyposulfite de soude.

IV. **Permanganates alcalins.**

Solution de Demarquay.

℞ Permanganate de potasse......... 10 grammes.
   Eau 1000   —
Pour lotions.

Solution pour gargarisme et injections.

℞ Permanganate de potasse..........   5 grammes.
  Eau   1000   —

V. **Phénol et phénates.**
I. *Phénol.*

Eau phéniquée.

℞ Acide phénique cristallisé.........   1 gramme.
  Eau   1000   —

Dose à l'intérieur, sous forme de potions ou de lavement :
200 à 500 grammes.

Injection hypodermique (Jessier).

℞ Acide phénique cristallisé.........   1 gramme.
  Eau............................   30   —

Jeannel fait remarquer avec raison que l'acide phénique
n'est pas soluble au 30°. Il conviendrait de porter la dose d'eau
à 60 grammes.

II. *Phénate de chaux.*

Poudre désinfectante de Mac Dougall.

℞ Phénate de chaux....................... } āā
  Sulfite de magnésie................... }

Employée dans les pansements.

VI. **Coaltar saponiné.**

℞ Coaltar.............................   10 parties.
  Teinture alcoolique de saponine (principe
  actif du *saponaria quillaia*)..........   24   —

Étendre de 4 parties d'eau. Injections.

§ 22. ANTISPASMODIQUES

Définition. — Médicaments qui ont pour effet de combattre
l'éréthisme nerveux, général ou local.

Agents antispasmodiques. — Extrêmement nombreux, se
subdivisent en groupes assez naturels que l'on peut établir de

la façon suivante : 1° éthériques ; 2° chloraliques ; 3° cyaniques ; 4° bromiques ; 5° gommes fétides ; 6° musc et castoréum ; 7° essences ; 8° matières empyreumatiques ; 9° eaux minérales antispasmodiques.

Indications. — Tout le groupe des maladies nerveuses essentielles et tous les troubles nerveux surajoutés, à titre d'élément morbide accessoire, aux diverses maladies.

Régime antispasmodique. — Bains, hydrothérapie, régime alimentaire en général tonique et fortifiant, exercice modéré, calme physique et moral, diversions, voyages, etc.

I. ÉTHERS.

I. **Éther sulfurique.**

1° *En substance* — (70 gouttes pour 1 gramme).

Potions, perles, sirop d'éther.

Potion antispasmodique (Codex).

℞ Éther sulfurique................. 1 à 4 grammes.
    Sirop de fleurs d'oranger......... 30   —
    Hydrolat de tilleul 90   —
    Hydrolat de fleurs d'oranger..... 30   —

2° *Eau éthérée* (au 8°).

Dose : 8 à 30 grammes (soit 1 gramme à 4 grammes d'éther).

3° *Liqueur d'Hoffmann.*

Mélange, à parties égales, d'alcool à 90° et d'éther sulfurique d'une densité de 0,720.

Dose : 2 à 8 grammes dans une potion.

II. **Éther acétique.**

1° Éther acétique. — Dose : 1 à 2 grammes.

2° Éther acétique alcoolisé (éther et alcool à parties égales).

Dose double de celle de l'éther acétique.

III. **Éther nitrique.**

Dose : 10 à 40 gouttes dans une potion.

II. CHLOROFORME.

(50 gouttes de chloroforme pèsent 1 gramme).

1º *Glycérine chloroformée.*

℞ Chloroforme....................... 100 gouttes.
Glycérine .... 100 grammes.

Chaque cuillerée contient 20 gouttes de chloroforme. 1 cuillerée à bouche dans de l'eau.

2º *Sirop de chloroforme* (au 100ᵉ) : 1 à 3 cuillerées à bouche dans une potion ou dans de l'eau froide.

III. Chloral hydraté.

1º *Hydrate de chloral.*
Dose : 1 à 4 grammes.

Potion à l'hydrate de chloral.

℞ Hydrate de chloral................   2 grammes.
Eau distillée de menthe...........   10   —
Eau distillée de tilleul   100   —
Sirop de fleurs d'oranger..........   30   —

2º *Sirop de chloral.* — Celui de Follet contient 1 gramme d'hydrate de chloral par cuillerée à bouche.

IV. Cyaniques.

I. **Acide cyanhydrique** médicinal (du Codex) au 10ᵉ.

Potion d'acide cyanhydrique.

℞ Acide cyanhydrique médicinal au 10ᵉ   5 à 10 gouttes.
Eau distillée de tilleul.............   120 grammes.
Sirop de fleurs d'oranger...........   30   —

Boucher avec soin. Chaque cuillerée à bouche contient de 1/20 à 1/10 de goutte d'acide cyanhydrique pur ou 1/2 goutte à 1 goutte d'acide cyanhydrique médicinal (au 10ᵉ). Une cuillerée d'heure en heure.

II. **Cyanure de potassium.**

Potion au cyanure de potassium.

℞ Cyanure de potassium.............   5 centigrammes.
Hydrolat de laitue ....   120 grammes.
Hydrolat de laurier-cerise.........   2   —
Sirop simple.......................   30   —

Chaque cuillerée à bouche contient 1 milligr. de cyanure de potassium.

III. Eau de laurier-cerise.

Celle du Codex contient 55 milligr. d'acide cyanhydrique absolu. — 30 grammes d'eau de laurier-cerise du Codex contiennent 4 gouttes d'acide cyanhydrique médicinal au 10ᵉ.

Dose : 2 à 10 grammes.

L'*essence de laurier-cerise* se donne à la dose de 2 à 5 gouttes dans une potion appropriée.

Les *feuilles fraîches* en infusion s'emploient à la dose de 1/2 feuille à 1 feuille dans de l'eau ou du lait.

IV. Amygdaline et émulsine.

Mixture de Woelher et Liebig.

℞ Émulsion d'amandes douces......... 8 grammes.
　Amygdaline........................ 1 —

Elle contient 5 centigr. d'acide cyanhydrique pur ou 50 centigr. d'acide cyanhydrique médicinal et 16 centigr. d'essence d'amandes amères.

V. Amandes amères.

℞ Amandes amères .... 4 à 6 grammes.
　Pilez dans
　Émulsion...................... 200 —

L'*essence d'amandes amères* se donne à la dose de 1 à 2 gouttes.

V. Bromiques.

I. Bromure de potassium.

Dose : 1 à 4 grammes.

II. Bromure de sodium.

℞ Bromure de sodium .... 10 grammes.
　Eau distillée.................. 300 —

Chaque cuillerée à bouche contient 50 centigr. de bromure de sodium. Cette formule s'applique aussi au bromure de potassium.

III. Bromure d'ammonium (Gibb).

Même solution. Dose : 1 à 8 cuillerées à bouche.

IV. **Monobromure de camphre.**

Dose : 20 centigr. à 1 gramme.

VI. Gommes fétides.

I. **Asa-fœtida.** — Dose : 1 à 4 grammes.

1° *Pilules d'asa-fœtida* de 20 centigr. chaque.
Dose : 5 à 10.

2° *Emulsion d'asa-fœtida.*

℞ Asa-fœtida .... 1 à 4 grammes.
Jaune d'œuf......................... N° 1.
Eau................................ 30 à 120 —
Sirop d'orgeat .... 30 —

3° *Lavement de Millar.*

℞ Asa-fœtida........................ 8 grammes.
Huile d'olives .... 80 —
Jaune d'œuf......................... N° 1.
Décoction de guimauve.............. 80 —

4° *Teinture alcoolique* (au 5°) dose : 5 à 20 grammes dans une potion.

II. **Sagapénum.** — Dose : 50 centigr. à 4 grammes.

Pilules de Boerrhave.

℞ Gomme ammoniaque...........⎫
Galbanum....................⎪
Sagapénum ....⎬ āā 1 gramme 20.
Myrrhe......................⎪
Huile volatile de succin............ q. s.

F. des pilules de 20 centigr. Dose : 4 à 6.

III. **Gomme ammoniaque.** — Dose : 2 à 6 grammes.

Potion à la gomme ammoniaque.

℞ Teinture de gomme ammoniaque au 5°. 5 grammes.
Sirop de gomme.................... 30 —
Eau................................ 120 —

Lavement de gomme ammoniaque.

℞ Gomme ammoniaque.............. 4 grammes.
Jaune d'œuf .... N° 1.
Eau................................ 200 —

VII. Musc, Castoréum, Camphre, etc.

I. **Musc** en poudre. 25 centigr. à 1 gramme.

Pilules de musc.

℞ Musc...................................... 1 gramme.
  Gomme arabique...................... q. s.

F. dix pilules. Argentez et conservez sous un verre renversé.

Potion musquée.

℞ Musc...................................... 50 centigrammes.
  Jaune d'œuf........................... N° 1.
  Sirop d'orgeat........................ 30 grammes.
  Eau de laitue......................... 120   —

Lavement musqué.

℞ Musc...................... 50 centigr. à 1 gramme.
  Jaune d'œuf.............. N° 1.
  Infusion de valériane .... 200 grammes.
  Laudanum.................. 3 gouttes.

II. **Castoréum.**

1° *Poudre.* — Dose : de 50 centigr. à 2 grammes.

2° *Teinture.* — La teinture éthérée de castoréum du Codex est au 10ᵉ. Dose : 10 à 20 grammes.

III. **Ambre gris.**

1° *Poudre.* — Dose : 25 centigr. à 1 gramme.

2° *Teinture alcoolique du Codex* (au 10°) : 5 à 10 grammes.

IV. **Oranger.**

1° *Tisane de feuilles d'oranger* (5 p. 1000 de feuilles sèches et 10 p. 1000 de feuilles fraîches).

2° *Hydrolat de fleurs d'oranger :* 10 à 30 grammes.

3° *Sirop de fleurs d'oranger.* — Il contient la moitié de son poids d'hydrolat. 20 à 60 grammes.

V. **Tilleul.**

1° *Tisane de tilleul* (5 p. 1000).

2° *Hydrolat de tilleul.* — Dose : 100 à 150 grammes.

3° *Bain de tilleul.* — 1 kilogr. par bain.

VI. Valériane.

1° *Tisane de valériane* (infusion de 20 de racine de valériane concassée p. 1000).

2° *Poudre de valériane :* 2 à 20 grammes.

3° *Teinture alcoolique* (au 5ᵉ). — Dose : 5 à 20 grammes.

4° *Sirop de valériane.* — Dose : 15 à 30 grammes pour édulcorer les potions antispasmodiques.

5° *Essence de valériane.* — Dose : 5 à 10 gouttes.

6° *Extrait alcoolique de valériane.* — Dose : 1 à 2 grammes.

7° *Lavement de valériane* (inf. prolongée de 10 grammes de valériane pour 250 gram. d'eau; addition de quelques gouttes de laudanum).

8° *Bains de valériane.*

On fait bouillir dans un vase fermé contenant 5 à 10 litres d'eau, 500 grammes de racine de valériane concassée. Au bout d'une demi-heure, on jette le liquide et le marc dans un bain de 200 litres que l'on a soin de recouvrir d'une couverture de laine. On reste dans le bain de trois quarts d'heure à une heure (Beau).

VII. Labiées antispasmodiques.

I. *Origan.* — Tisane par infusion (10 p. 1000).

II. *Serpolet.* — Tisane par infusion (10 p. 1000).

III. *Essences des Labiées.*

Bain antispasmodique (Topinard).

℞ Essence de romarin............ ⎫
Essence de thym.............. ⎬ 1 à 3 grammes.
Alcool...................... 30 ⎭ —

On peut rendre ces bains alcalins par l'addition de 200 à 300 grammes de carbonate de soude.

VIII. Camphre.

Pilules camphrées.

℞ Camphre............................ 1 gramme.
Poudre de gomme arabique........... 1 —
Miel.............................. q. s.

F. 10 pilules de 20 centigr. chacune.

10.

Émulsion camphrée.

℞ Camphre .... 50 centigr. à 1 gramme.
Huile d'amandes douces... 5 grammes.
Gomme arabique.......... 10   —
Eau...................... 500   —

Lavement camphré.

℞ Camphre .... 20 centigr. à 1 gramme.
Jaune d'œuf............. N° 1.
Décoction de guimauve..... 250 grammes.
Laudanum................. 5 gouttes.

Il est utile de dire ici que, si on était pris au dépourvu et qu'on n'eût sous la main que de l'huile camphrée, de l'alcool camphré ou de l'eau-de-vie camphrée du Codex, substances qui se trouvent partout, on pourrait les employer à l'intérieur, pour préparer avec de la gomme arabique soit une émulsion, soit un lavement camphrés, en se rappelant que l'alcool camphré contient 1 de camphre p. 7 ; l'huile camphrée 1 p. 10 ; et l'eau-de-vie camphrée 1 p. 40.

IX. Antispasmodiques pyrogénés.

I. *Sel volatil de corne de cerf* (produit de la distillation sèche de la corne de cerf.) — C'est du carbonate d'ammoniaque imprégné de substances empyreumatiques. — Dose : 20 centigr. à 2 grammes.

II. *Huile animale de Dippel.* — C'est de l'huile ou esprit volatil de corne de cerf, purifiée par plusieurs distillations. Dose : 10 à 40 gouttes.

X. Carbures d'hydrogène

I. *Naphthaline.* — Dose : 50 centigr. à 1 gramme.

II. *Naphtha médicinal* (hydrate d'oxyde de méthyle).

Employé comme antispasmodique par les médecins anglais à la dose de 5 à 20 minims (5 à 20 gouttes).

III. *Vapeurs d'épuration du gaz de l'éclairage et Gazol.*

1° Respiration dans les chambres d'épuration des usines à gaz.

2° Le *Gazol* est une imitation du procédé précédent.

On fait dissoudre 1 gramme de naphthaline impure dans 10 grammes de benzine ; on verse sur une assiette et on inhale Burin du Buisson et Maillard).

§ 23. ANTISYPHILITIQUES

Définition. — Agents qui s'adressent à la diathèse parti-culière créée par l'imprégnation du virus syphilitique, et qui, en la détruisant, ramènent les lésions locales qu'elle a produites, de la spécificité aux conditions communes qui leur appartiennent suivant leur nature.

Agents antisyphilitiques. — Mercuriaux — iodiques, — bromiques — auriques, — platiniques, — chromiques, — manganiques, — antisyphilitiques végétaux.

Régime antisyphilitique. — Il s'inspire des conditions qui sont propres à assurer l'absorption et l'action inoffensive des médicaments antisyphilitiques, et des indications fournies par l'état général concomitant.

I. HYDRARGYRIQUES.

I. Mercure métallique.

Pommade mercurielle du Codex.
(Onguent napolitain.)

℟ Mercure métallique.................... 25 parties.
    Éteignez dans
    Axonge benzoïnée...................... 23 —
    Cire blanche.......................... 2 —

Onguent gris.

℟ Onguent napolitain du Codex......... 1 partie.
    Axonge benzoïnée..................... 3 —

Ces deux préparations, indépendamment de leurs autres usages, servent à produire la mercurialisation par la pratique des frictions qui invoque l'une ou l'autre des deux méthodes suivantes :

1° *Méthode d'extinction* ou de Montpellier qui évite les effets physiologiques du mercure.

2° *Méthode de Boerrhave*, qui procède par doses plus considérables et plus rapprochées, de façon à mercurialiser en peu de temps l'économie et à produire la salivation.

Pilules de Belloste.

Ces pilules, du poids de 20 centigr. contiennent chacune 5 centigr. de mercure, 5 centigr. d'aloès, 17 milligr. de scammonée, 8 milligr. de poivre, 25 milligr. de rhubarbe. Dose : 2 à 3 par jour.

Pilules de Sédillot.

Chaque pilule contient 10 centigr. d'onguent napolitain du Codex, 66 milligr. de savon médicinal et 33 milligr. de poudre de réglisse. — Dose : 2 à 3.

II. Sublimé.

1° *Par ingestion.*

Liqueur de van Swiethen.

℞ Deutochlorure de mercure............   1 gramme.
  Alcool à 80°..........................   100   —
  Eau distillée   900   —

Cette solution contient 1 centigr. de deutochlorure de mercure par 10 grammes. Dose : 1 à 2 cuillerées à bouche (15 à 30 milligr. de deutochlorure). — A prendre dans du lait sucré.

Pilules de Dupuytren.

℞ Deutochlorure de mercure............   20 centigrammes.
  Extrait g. d'opium....................   40   —
  Extrait de gayac......................   80   —

F. 20 pil. Chaque pilule contient 1 centigr. de deutochlorure de mercure, 2 centigr. d'opium et 4 centigr. d'extrait de gayac.
Dose : 1 à 2 par jour.

2° *Par injections hypodermiques.*

Solution de Lewin.

℞ Deutochlorure de mercure............   20 centigrammes.
  Eau distillée ....   30 grammes.

On injecte 20 gouttes contenant 6 milligr. de sublimé; la dose de ce sel peut être poussée jusqu'à 12 et 15 milligr.

Autre formule d'injection.

℞ Deutochlorure de mercure............   20 centigrammes.
  Glycérine ....   30 grammes.
  Eau distillée.........................   70   —

Chaque gramme de cette solution contient 2 milligr. de sublimé.

Injection de Stern.

℞ Chlor. double de merc. et de sodium.   25 centigrammes.
Chlorure de sodium.................   2 grammes 50.
Eau distillée   50   —

Chaque gramme contient 5 milligr. de sel mercuriel.

3° *Bains de sublimé* (Voir ANTIHERPÉTIQUES).

III. Iodures de mercure.

1. *Protoiodure de mercure.*

Pilules de protoiodure de mercure (Codex.)

℞ Protoiodure de mercure............   1 gramme.
Extrait g. d'opium................   40 centigrammes.
Conserve de roses................   1 gramme.

F. 20 pil. Chaque pilule contient 5 centigr. de protoiodure et 2 centigr. d'extr. g. d'opium. — Dose : 1 à 2 par jour.

2. *Deutoiodure de mercure.*

Pilules de deutoiodure de mercure.

℞ Deutoiodure de mercure...........   5 centigrammes.
Extrait de gayac.................   50   —

F. 10 pilules. Chacune contient 5 milligr. de deutoiodure. Dose : 1 à 4.

IV. Iodhydrargyrates alcalins.

Sirop de Boutigny.

℞ Deutoiodure de mercure...........   1 gramme.
Iodure de potassium..............   50   —
   F. dissoudre dans
Eau.............................   50   —

   Ajouter
Sirop de sucre...................   2400   —

Chaque cuillerée à bouche contient 1 centigr. de deutoiodure de mercure et 50 centigr. d'iodure de potassium.

Sirop de Puche.

℞ Iodhydrargyrate de potasse........   1 gramme.
Teinture de safran...............   10   —
Sirop de sucre...................   489   —

Chaque cuillerée à bouche contient 4 centigr. d'iodhydrargyrate de potasse. Il est donc, à dose égale, 4 fois plus actif que le sirop de Boutigny.

Injection d'iodhydrargyrate de potasse (Yvon).

℞ Deutoiodure de mercure............. 1 gramme.
   Iodure de potassium............... 1   —
   Phosphate tribasique de soude..... 2   —
   Eau distillée...................... 50   —

Cette solution ne coagule pas l'albumine.

Autre formule (Bricheteau).

℞ Iodure double de mercure et de
    sodium .... 1 gramme.
   Eau distillée .... 100 —

Chaque gramme contient 1 centigr. du sel mercuriel. — Dose de 8 à 20 gouttes.

V. Protonitrate de mercure.

Cigarettes mercurielles (Trousseau et Réveil).

℞ Protonitrate de mercure............ 1 gramme.
   Eau distillée .... 25 —
   Acide nitrique.................... 1   —

On dissout le sel dans l'eau acidulée, et on imbibe de cette solution du papier blanc non collé, de 20 centim. sur 15. — On fait sécher et on roule en cigarettes. — 1 à 2 cigarettes par jour, en avalant la fumée.

VI. Bromures de mercure.

1° *Protobromure.* — Mêmes doses et mêmes formules que le protoiodure.

2° *Deutobromure.*

Pilules de deutobromure de mercure.

℞ Deutobromure de mercure....... 5 centigrammes.
   Conserve de roses............... 1 gramme.

F. 20 pilules.

Chaque pilule contient 2 milligr. 1/2 de deutobromure du mercure. Dose : 1 à 4.

II. Iodiques.

I. **Iodure de potassium.**
Dose : 1 à 4 grammes.

Solution.

℞ Iodure de potassium............ 10 à 20 grammes.
Eau distillée..................... 300   —

Chaque cuillerée à bouche contient de 50 centigr. à 1 gramme.

II. **Iodure de sodium** (Gamberini).
Même formule, mêmes doses.

III. **Iodoforme.**

Pilules d'iodoforme.

℞ Iodoforme..................... 25 centigrammes.
Extrait de gayac................ 1 gramme.

F. 10 pilules.
Chaque pilule contient 25 milligr. d'iodoforme. Dose : 1 à 4.

Huile de foie de morue iodoformée (F.).

℞ Iodoforme..................... 25 centigrammes.
Huile de foie de morue blonde..... 100 grammes.
Essence d'anis .... 3 gouttes.

Chaque cuillerée contient 25 milligr. d'iodoforme. Dose : 1 à 4 cuillerées à bouche.

III. Platiniques.

Pilules de perchlorure de platine (Hœfer).

℞ Perchlorure de platine............ 50 centigrammes.
Extrait de gayac................. 4 grammes.
Poudre de réglisse............... q. s.

F. 20 pilules.
Chaque pilule contient 25 milligr. de perchlorure de platine. Dose : 1 à 2.

On peut, dans ces pilules, remplacer le perchlorure de platine par le *chloro-platinate de soude* et donner de 1 à 4 pilules.

IV. Auriques.

I. Perchlorure d'or.

N'est guère employé que pour l'usage externe.

Pommade au chlorure d'or (Chrestien).

℞ Perchlorure d'or...................... 1 gramme.
Axonge benzoïnée................... 50 —

II. Chlorure d'or et de sodium.

Poudre de Chrestien.

Chlorure d'or et de sodium .... 5 centigrammes.
Poudre d'iris....................... 5 —

F. 24 paquets. — Débuter par 1 paquet; ils contiennent environ chacun 2 milligr. de sel aurique. — En frictions sur la langue et la face interne de la joue.

III. Sulfocyanure d'or.

Poudre pour friction (Mondot).

℞ Sulfocyanure d'or................. 5 centigrammes.
Poudre d'iris...................... 5 —

F. d'abord 16, puis 14, puis 10 paquets avec cette quantité. — 1 en frictions buccales.

Le sulfocyanure d'or a l'avantage d'être plus stable que le perchlorure d'or.

Pommade au sulfocyanure d'or (Mondot).

℞ Sulfocyanure d'or............. 10 à 20 centigrammes.
Axonge...................... 30 grammes.

Solution caustique au sulfocyanure d'or.

℞ Sulfocyanure d'or............. 15 à 20 centigrammes.
Eau régale................... 10 grammes.

V. Chromiques.

Pilules de bichromate de potasse.

℞ Bichromate de potasse .... 10 centigrammes.
Extrait de gentiane.............. 50 —

F. 10 pilules. Dose : 1 à 3.

VI. ANTISYPHILITIQUES VÉGÉTAUX.

I. Gayac.

Tisane de gayac.

℞ Bois de gayac râpé................ 50 grammes.
  Eau............................. 1 litre.

Décoction d'une heure.

Bols d'extrait de gayac.

Extrait de gayac en bols de 30 centigr.
Dose : 10 à 20.

II. Salsepareille.

℞ Salsepareille..................... 60 grammes.
    F. macérer dans
  Eau froide..................... 1 litre.

F. bouillir et laisser digérer deux heures.

III. Sassafras.

Tisane de sassafras.

Même préparation que pour la tisane de gayac.

Tisane sudorifique.

Espèces sudorifiques (gayac, salsepareille, squine et sassafras), 30 à 60 grammes p. 1000.

VII. Préparations composées.

Tisane de Feltz.

℞ Salsepareille..................... 60 grammes.
  Colle de poisson 10   —
  Sulfure d'antimoine lavé (en nouet). 80   —
  Eau............................. 2 litres

Réduire à 1 litre. A prendre par verres.

Tisane antisyphilitique (Dupuytren).

℞ Squine .... ⎫
  Salsepareille.................... ⎬ āā   10 grammes.
  Gayac .... ⎭
  Eau............................. 1500   —
  Sirop de Cuisinier............... 120   —

(Le sirop de Cuisinier est composé de salsepareille, de bourrache, de roses pâles, de séné, d'anis, de sucre et de miel)..

Rob Boyveau-Laffecteur.
(Formule approchée — Bouchardat).

℞ Salsepareille...................... 200 grammes.
  Séné 20   —
  Anis 5   —
  Cannelle.......................... 5   —
  Racine de sureau.................. 10   —
  Sucre............................. 400   —

§ 24. ANTITUBERCULEUX.

Définition. — Moyens propres à combattre, indépendamment des lésions locales qu'elle réalise et qui exigent l'intervention des médications les plus diverses suivant leur nature, la tuberculose ou diathèse qui les domine.

Agents antituberculeux. — Iodiques, sulfureux, phosphore, chlorure de sodium, arsenic.

Régime antituberculeux. — Régime reconstituant, autant que le permet l'état des fonctions digestives. — Choix d'un bon climat, caractérisé par la douceur des hivers, la chaleur modérée des étés, et la constance thermologique et hygrométrique. — Réduction des dépenses fonctionnelles inutiles ; économies sur les veilles, le travail d'esprit, l'émotivité, l'exexcice des fonctions de génération.

I. Iodiques.
(Voir ANTISCROFULEUX).

II. Arsenicaux.
I. *Acide arsénieux*.

Dose : 2 à 10 millig.

Solution d'acide arsénieux (Isnard).

℞ Acide arsénieux................... 20 centigrammes.
  Eau............................... 1000 grammes.

On fait bouillir dans un ballon en verre, pendant 30 minu-

tes environ, 100 grammes d'eau avec cette quantité d'arsenic.
La dissolution opérée, on ajoute le reste du liquide et on agite
vivement de manière à obtenir un mélange complet. — Chaque
cuillerée à bouche (15 grammes) contient 3 milligr. d'acide
arsénieux. Doses élevées progressivement de 1 à 4 cuillerées
à bouche.

Granules d'acide arsénieux.

℞ Acide arsénieux................   1 gramme.
  Sucre.........................   q. s.

F. 1000 granules contenant chacun 1 milligr. d'acide arsénieux.

2 à 10 par jour.

Pilules asiatiques.

Ces pilules contiennent chacune 5 milligr. d'acide arsénieux,
5 centigr. de poivre noir et 1 centigr. de poudre de gomme
arabique.

1 à 2 par jour.

II. *Arsénite de potasse.*

Dose : 2 à 10 milligrammes :

Liqueur de Fowler (Codex).

℞ Acide arsénieux.................   1 gramme.
  Carbonate de potasse............   1   —
  Eau distillée...................   100 grammes.
  Alcool de mélisse composé.......   3   —

La liqueur de Fowler contient 1 centigr. d'acide arsénieux
par gramme.

Dose : 5 à 20 gouttes.

III. *Arséniate de soude.*

Solution d'arséniate de soude.

℞ Arséniate de soude..............   10 centigrammes.
  Eau distillée...................   300 grammes.

Chaque cuillerée à bouche (15 grammes) contient 5 milligr.
d'arséniate de soude. — 1 à 2 cuillerées.

Solution de Pearson (Codex).

℞ Arséniate de soude cristallisé.....   1 gramme.
  Eau distillée....................   600 grammes.

La solution de Pearson contient 1 centigr. par 6 grammes. — 6 fois plus faible que la liqueur de Fowler.

Dose : 3 à 6 grammes.

Sirop d'arséniate de soude (Bouchut).

℞ Arséniate de soude.............   1 gramme.
Eau distillée.................... 20 grammes.
Sirop de sucre................. 4000   —

Chaque cuillerée à bouche (20 grammes) contient 5 milligr. d'arséniate de soude.

IV. *Eaux minérales arsenicales.*

La Bourboule (14 milligr. d'arséniate de soude, 3 gramme 34 centigr. de sel marin, 2 grammes 27 de carbonate de soude par litre).

2 demi-verres, puis progressivement 2 verres par jour.

(Voir FORMULAIRE HYDROLOGIQUE).

III. Sulfureux.

I. *Soufre lavé.* — 1 à 2 grammes par jour.

II. *Eaux minérales sulfureuses.*

1° *Eaux sulfureuses simples.* — a. Sulfuro-sodiques : Bonnes, Amélie-les-Bains, le Vernet, Cauterets ; — b. Sulfuro-calciques : Enghien, Pierrefonds, Allevard, Saint-Honoré.

2° *Eaux sulfo-chlorurées.* — Eaux sulfo-chlorurées sodiques (Uriage) ; eaux sulfo-chlorurées calciques (Gréoulx).

IV. Chlore.

Fumigations de chlore, à l'aide d'eau chlorée, dans un appareil à inhalations.

V. Sel marin.

I. *Sel marin.*

Dose : 4 à 10 grammes

Traitement lacto-chloruré (Am. Latour).

Lait d'une chèvre jeune, blanche de robe, nourrie d'un tiers d'herbes vertes ou de racines sèches et de deux tiers de croûtes de pain et de son additionnés de 12 à 30 grammes de sel marin. — Lait pris très souvent, mais en très petites quantités à la fois. — Régime substantiel composé principalement de viandes grillées ou rôties, — bordeaux coupé avec une macération de quinquina. — Durée de trois mois au moins, quelquefois d'un an.

II. *Eaux chloruro-sodiques.*

1° Thermales fortes (Balaruc, Bourbonne, Uriage, Saint-Nectaire).

2° Thermales moyennes (Bourbon-l'Archambault, Chatel-Guyon.)

3° Thermales faibles (Bourbon-Lancy, Luxeuil).

4° Chloruro-sodiques froides et fortes (Salins).

5° Chloruro-sodiques froides et moyennes (Réthel, Availles).

6° Chloruro-sodiques froides et faibles (Salz). (Voy. Formulaire hydrologique.)

VI. Créosote.

Vin créosoté (Bouchard et Gimbert).

℞ Créosote de goudron de bois......   13 grammes.
   Alcool de Montpellier............   250   —
   Vin de Malaga..................   720   —

Une cuillerée à soupe contient 20 centigr. de créosote : 1 ou 2 par jour, dans un verre d'eau, à un moment éloigné des repas.

Huile de morue créosotée (id.).

℞ Créosote de goudron de bois......   1 à 2 grammes.
   Huile de foie de morue..........   150   —

Chaque cuillerée à bouche contient de 6 à 12 centigr. de créosote.

VII. Phosphore et hypophosphites.

I. *Phosphore.*

Huile phosphorée (du Codex).

Elle contient le 50ᵉ de son poids de phosphore. Chaque gramme représente 2 centigr. de phosphore.

On se sert de cette huile pour faire, avec du savon amygdalin, des pilules contenant 1 milligr. de phosphore.

℞ Huile phosphorée du Codex......   1 gramme.
   Savon amygdalin................   1   —

F. 20 pilules qu'on gélatinise.

Dose : 1 à 4.

Pilules de Gobley.

℞ Phosphore .... 10 centigrammes.
  Sulfure de carbone .... 40 gouttes.
  Huile d'amandes douces .... 8 grammes.
  Magnésie calcinée .... q. s.

F. 100 pilules qu'on gélatinise. Chaque pilule contient 1 milligr. de phosphore.

II. *Hypophosphites alcalins.*

1° *Hypophosphite de soude.*

Solution d'hypophosphite de soude.

℞ Hypophosphite de soude......... 1 à 5 grammes.
  Eau............................. 150   —

Chaque cuillerée contient de 10 à 50 centigr. d'hypophosphite. Dose : 1 à 2 cuillerées à bouche dans un verre d'eau sucrée.

2° *Hypophosphite de chaux.*

Sirop d'hypophosphite de chaux (Churchill).

℞ Hypophosphite de chaux............. 1 partie.
  Eau distillée........................ 30 parties.
  Sucre blanc......................... 64   —
  Eau de chaux....................... 6   —

Dose : 10 à 50 grammes par jour.

VIII. Phosphate de chaux.

I. *Phosphate de chaux.*

Dose : 2 à 10 grammes.

En suspension dans du blanc d'œuf sucré.

II. *Lacto-phosphate de chaux.*

Dose : 1 à 10 grammes par jour sous forme de pastilles ou de sirop.

§ 25. APÉRITIFS.

Définition. — Moyens propres à stimuler l'appétit alimentaire.

Agents. — Amers aromatiques, amers purgatifs, amers astringents, amers tétaniques, amers sédatifs, amers indifférents ou purs.

Indications. — Anorexie débarrassée de l'élément saburral.

Régime apéritif. — Bonne direction du régime, abstention de sucre, condiments salés ; séjour du bord de la mer et des altitudes pendant les chaleurs, — exercice modéré.

I. Noix vomique.

1° *Extrait.*

Pilules apéritives de noix vomique.

℞ Extrait alc. de *nux vomica*.,......... 20 centigrammes.
   Extrait de gentiane................. 2 grammes.

F. 20 pil. Argentez. 2 à 4, par séries de 3 à 4 jours. Dès que l'appétit se fait sentir, on en suspend l'usage ; s'il dépassait une limite raisonnable, on diminuerait les doses.

2° *Teinture de noix vomique du Codex.*

Elle est au 5ᵉ.
Dose : 4 à 8 gouttes par jour.

Vin de quinquina à la noix vomique (F.).

℞ Teinture de noix vomique......... 40 gouttes.
   Vin de quinquina.,............. 300 grammes.

Chaque cuillerée à bouche contient 2 gouttes de teinture. — 2 à 4 cuillerées.

II. Fève de Saint-Ignace.

Gouttes amères de Baumé (Codex).

℞ Fèves de Saint-Ignace .... 500 grammes.
   Carbonate de potasse............. 5   —
   Séné............................. 1   —
   Alcool à 60°...................... 1000   —

Macération de dix jours ; on passe avec expression et on filtre.

2 à 10 gouttes dans une macération amère, ou, mieux, dans du vin de quinquina.

III. Aloès.

Pilules ante-cibum.

Ces pilules contiennent chacune 10 centigr. d'aloès et 5 centigr. d'extrait de quinquina.

Dose : 2 à 4.

Grains de vie de Hervé ou pilules gourmandes.

Analogues aux pilules ante-cibum. Chaque pilule contient 10 centigr. d'aloès. On en donne 1 ou 2 avant le repas.

IV. Quinquina.

I. *Alcoolé de quinquina.*

5 à 20 grammes dans du vin.

II. *Vin de quinquina.*

Vin de quinquina et de gentiane (F.).

℞ Poudre de quinquina rouge concassé.   15 grammes.
  Racine de gentiane concassée   10   —
  Écorce d'oranges amères...........   5   —
  Vin rouge....................... 1000   —

F. macérer jusqu'à amertume très forte, filtrez.

V. Gentiane.

1° *Tisane de gentiane :* 5 pour 1000.
Macération de 4 heures.
2° *Bière de gentiane :* 15 p. 1000.
3° *Vin de gentiane :* 30 p. 1000.
4° *Teinture de gentiane :* 5 à 10 grammes dans du vin.

VI. Petite centaurée.

1° *Tisane :* 10 à 20 p. 500. Macération.
2° *Vin :* 30 p. 1000.
3° *Extrait :* 50 centigr. à 5 grammes.

VII. Rhubarbe.

I. *Racine de rhubarbe.* Mastication, avec déglutition de la salive.
II. *Poudre :* 50 centigr. à 2 grammes.
III. *Eau dorée* (4 grammes de rhubarbe suspendus, à l'aide d'un nouet, dans une carafe d'eau).

Macération de rhubarbe.

℞ Rhubarbe ....   4 grammes.
    Écorce d'oranges amères............   4   —
        F. macérer pendant 12 heures dans
    Eau...........................   60

2 cuillerées à bouche par jour.

VIII. Quassia amara.

1° *Poudre* : 1 à 2 grammes.

2° *Macération* : 5 p. 1000. Gobelets de bois de quassia.

3° *Teinture* : 5 à 10 gr. dans du vin.

4° *Vin* : 20 p. 1000. Chaque dose de 100 grammes de ce vin contient les principes actifs de 2 grammes de quassia.

IX. Colombo.

1° *Poudre* : 1 à 4 grammes.

2° *Teinture* : 4 à 8 grammes.

3° *Extrait* : 20 centigr. à 1 gramme.

4° *Vin* :

℞ Poudre de Colombo...............   20 grammes.
    Vin............................   1000   —

Chaque dose de 100 gram. renferme les principes actifs de 2 grammes de colombo.

On pourrait, dans la préparation de ce vin, remplacer la poudre de colombo par 100 grammes de teinture.

X. Houblon.

Macération de 100 grammes de cônes p. 1000. Mélanger au vin.

XI. Simarouba.

1° *Tisane* : 5 p. 1000. Macération ou décoction refroidie.

2° *Vin*, 5 p. 1000.

XII. Camomille.

Infusion refroidie (20 p. 1000).

XIII. Angusture vraie.

1° *Poudre* : 1 à 4 grammes ;

2° *Teinture alcoolique au quart ; 4 à 16 grammes.*

XIV. Germandrée.

15 à 20 grammes pour 1 litre (infusion).

§ 26. APHRODISIAQUES.

Définition. — Médicaments qui ont pour effet de surexciter l'appétit génésique.

Agents aphrodisiaques. — Tous les stimulants : alcools et essences à petites doses, poivre, opium, ambre, vanille, phosphore, cantharide, noix vomique.

Indication : Anaphrodisie essentielle.

Régime aphrodisiaque. — Plus important que le traitement médicamenteux. Régime tonique, stimulant, épicé, alimentation généreuse, vin. *Sine Cerere et Baccho friget Venus.* Séjour à la campagne, insolation, exercice, distractions, etc.

I. APHRODISIAQUES GÉNÉRAUX.

I. Cannelle.

I. *Poudre de cannelle.* — 50 centigr. à 2 grammes.

II. *Essence de cannelle.*

Potion à l'essence de cannelle.

℞ Essence de cannelle................　　5 à 10 gouttes.
　Sucre blanc ....　　15 grammes.
　　　F. un oleosaccharum.
　Hydrolat de cannelle..............　100　　—

III. *Hydrolat de cannelle :* 100 grammes.

IV. *Teinture de cannelle.*

Dose : 5 à 10 grammes.

II. Muscade et macis.

I. *Muscade :* Poudre, 50 centigr. à 2 grammes.

II. *Macis :* Mêmes doses.

III. Opium (Manget).

Dose : 5 à 10 centigr.

IV. Ambre.

Teinture d'ambre au 10ᵉ.

Dose : 2 à 10 grammes.

V. Vanille (*Epidendrum vanilla*).

1° *Poudre de vanille sucrée* (vanille 1, sucre 9).

Dose : 5 à 10 grammes.

2° *Teinture de vanille au* 10ᵉ.

Dose : 5 à 10 grammes.

VI. **Phosphore.**

1° *Huile phosphorée du Codex* (voy. ANTITUBERCULEUX, p. 185).

2° *Pilules de Gobley* (voy. ANTITUBERCULEUX, p. 186).

VII. **Cantharide.**

I. *Poudre de cantharide* : 1 à 10 centigr.

II. *Teint. alcool. du Codex* (au 10ᵉ) : 5 à 20 gouttes.

III. *Extrait alcoolique du Codex* (au 8ᵉ) : 1 à 3 centigr.

VIII. **Noix vomique et strychnine.**

I. *Noix vomique.*

Extrait. Doses progressivement accrues de 1 à 10 centigr.

II. *Strychnine.*

Dose : 1 à 4 milligr.

IX. **Aphrodisiaques complexes.**

Pastilles aphrodisiaques (Virey).

℞ Sucre..............................	50 grammes.
Mastic............................	1 gr. 20.
Safran....	80 centigrammes
Girofle	40 —

F. des pastilles 4 à 5 par jour.

Poudre aphrodisiaque.

℞ Poudre de vanille.................	10	grammes.
— de cannelle................	10	—
— de gingembre..............	5	—
— de macis..................	10	—
— de poivre noir.............	1	—

F. 20 paquets. Chacun contient 50 centigr. de cannelle, autant de vanille, autant de macis, 25 centigr. de gingembre et 5 centigr. de poivre noir.

1 à 2 paquets par jour.

II. APHRODISIAQUES LOCAUX.

Ces moyens agissent de deux façons : ou bien ils stimulent directement les organes génitaux ; tels sont les bains locaux sinapisés, les liniments composés avec des substances réputées aphrodisiaques (teintures de noix vomique, de cantharides, de cannelle). Il n'y a, dans cet ordre de moyens, que la faradisation musculaire des ischio et bulbo-caverneux sur laquelle on puisse faire fond. Althaüs, Schubre, van Holbest ont cité des cas de guérison d'aphrodisie par l'électrisation. D'autres moyens agissent sur la moelle et sur le centre génito-spinal par une excitation communiquée aux nerfs périphériques (urtication, flagellation, action de la chaleur, faradisation des lombes).

§ 27. ASTRINGENTS.

Définition. — Substances qui coercent les tissus, diminuent ou suppriment les sécrétions et tendent à effacer le calibre des capillaires sanguins.

Agents astringents. 1° Tanniques ; 2° alcalins ; 3° astringents métalliques.

Indications. — Hypercrinies, diarrhées, catarrhe de l'estomac, blennorrhées conjonctivale, uréthrale, vésicale.

I. Astriction intestinale.

1° *Potion antidiarrhéique au tannin.*

℞ Tannin.............................. 1 gramme à 1,50
  Eau............................. 100   —
  Sirop d'écorces d'oranges......... 30   —

2° *Lavement de tan.*

℞ Écorce de chêne.... .... 15 à 30 grammes.
    F. bouillir dans
  Eau. 250   —

3° *Potion astringente à la ratanhia* (Codex).

℞ Extrait de ratanhia................ 5 grammes.
  Eau commune..................... 100   —
  Sirop de coings.................. 50   —

4° *Lavement de ratanhia.*

℞ Racine de ratanhia... .... 25 grammes.
  Eau (décoction)................. 250   —
  Laudanum........................ 5 gouttes.

5° *Tisane de gomme kino.*

2 grammes de kino pour 100 grammes d'eau édulcorée *ad libitum* avec le sirop de coings.

6° *Tisane de cachou :* 8 p. 1000.

7° *Lavement de cachou :* 2 à 10 grammes.

8° *Préparation de tormentille.*

    a. Tisane (décoction) : 30 p. 1000.
    b. Poudre : 2 à 10 grammes.
    c. Vin de tormentille au 15ᵉ : 2 à 3 cuillerées.

9° *Préparations de brou de noix.*

    a. Tisane (décoction) : 30 p. 1000.
    b. Sirop de brou de noix : 30 à 60 grammes.

10° *Acétate de plomb.*

Pilules antidiarrhéiques.

℞ Acétate de plomb.................... 25 centigrammes.
   Extrait d'opium..................... 10   —
   Poudre de réglisse.................. q. s.

F. 10 pilules. Chacune contient 25 milligr. d'acétate de plomb et 1 centigr. d'extrait d'opium (se défier de l'intoxication plombique et examiner attentivement les gencives ; la moindre trace de liséré de Burton commande la suspension du médicament).

11° *Alun.*

Pilules d'Helvétius.

℞ Alun en poudre................ .... 1 gramme.
   Sangdragon 1   —

F. 10 pilules. — Doses : de 2 à 10.

Pilules de Debreyne.

℞ Alun en poudre..................... 1 gramme.
   Cachou............................... 1   —

F. 10 pilules : 4 à 10 par jour.

Petit-lait aluné.

℞ Alun............................... 1 à 2 grammes.
   Petit-lait clarifié.................. 1 litre.

12° *Sous-nitrate de bismuth.*

Doses : de 1 à 10 grammes.

On donne le sous-nitrate de bismuth en poudre, délayé dans de l'eau ou du lait, enrobé dans du pain azyme, dans une potion mucilagineuse, dans la décoction blanche de Sydenham.

13° *Azotate d'argent.*

Pilules d'azotate d'argent.

℞ Azotate d'argent cristallisé.......... 10 centigrammes.
    F. dissoudre dans un peu d'eau.
    Mie de pain........................ 50   —

F. 10 pilules. — 2 à 5 par jour.

Lavement albumino-argentique (Delioux).

℞ Blanc d'œuf...................... n° 1.
    Eau distillée...................... 250 grammes.
Dissolvez, filtrez à travers un linge.
    Azotate d'argent.................. 10 à 30 centigr.
Dissolvez, ajoutez :
    Chlorure de sodium.............. 10 à 30   —

L'albumine prévient la décomposition du sel d'argent par le chlorure de sodium. Le liquide prend une teinte opaline, mais il n'y a pas de précipité. On se sert d'une seringue en verre.

II. Astriction des muqueuses.

I. *Muqueuse uréthrale* et *vésicale.*

1° *Sulfate de zinc.*

Injection de sulfate de zinc (1 p. 200).

2° *Sulfate de cuivre* (25 à 50 centigr. pour 200 gr. en injection).

3° *Azotate d'argent.*

Injection abortive (Ricord).

℞ Azotate d'argent cristallisé........ 50 centigrammes
    Eau distillée .... 100 grammes.

Injection ordinaire.

℞ Azotate d'argent................... 5 à 10 centigr.
    Eau distillée .... 30 grammes.

Injection vésicale.

℞ Azotate d'argent cristallisé..... 30 centigrammes.
Eau distillée................... 100 —

4° *Tannin.*

Injection astringente (Rollet).

℞ Tannin........................ 10 centigr. à 1 gr.
Hydrolat de roses............... 70 grammes.
Vin rouge du midi............... 30 —

Injection tannique vineuse (Ricord).

℞ Tannin........................ 1 gramme.
Vin rouge....................... 125 grammes.

5° *Sous-nitrate de bismuth.*

Injection au sous-nitrate de bismuth (Caby).

℞ Sous-nitrate de bismuth........... 15 grammes.
Eau............................. 100 —

Agitez. — Renouvelez l'injection toutes les fois que le malade a uriné. Jeannel conseille de remplacer l'eau par de l'hydrolat de copahu ou de matico.

6° *Acétate de plomb.*

Injection à l'acétate de plomb (Ricord).

℞ Acétate de plomb cristallisé....... 3 grammes.
Eau............................. 250 —

II. *Muqueuse vaginale.*

1° *Coaltar* (1 à 2 cuillerées à bouche pour 1 verre d'eau).
2° *Alun* (15 à 50 grammes par litre).
3° *Sulfate de cuivre* (2 à 5 p. 1000).
4° *Sulfate de zinc* (15 à 30 p. 1000).
5° *Tannin* (10 p. 1000).
6° *Noix de galle* (15 à 20 p. 1000). Décoction.
7° *Rose de Provins.* Décoct. de 50 p. 1000.
8° *Ecorce de chéne* (50 p. 1000). Décoction.

III. *Muqueuse oculaire.*

1° *Azotate d'argent.* — 5 à 10 centigr. p. 30 grammes.

2° *Sulfate de zinc.* — 10 à 15 p. 30 grammes.
3° *Sulfate de cuivre.* — 5 à 10 centigr. p. 30 grammes.
4° *Sulfate ferreux.* — 20 à 30 centigr. p. 30 grammes.
5° *Tannin.*

Collyre au tannin (Desmarres).

℞ Tannin............................. 1 gramme.
Hydrolat de laurier-cerise......... 20 grammes.
Eau distillée...................... 100 —

6° *Perchlorure de fer.*

Collyre au perchlorure de fer.

℞ Solution officinale de perchlorure de fer. 1 gramme.
Eau distillée......................... 100 grammes.

7° *Acétate de plomb.* 1 p. 100.
IV. *Muqueuse bucco-pharyngienne.*
1° *Alun.*

Gargarisme astringent (Codex).

℞ Roses rouges sèches .... 10 grammes.
Eau bouillante.................... 250 —
Alun cristallisé.................. 4 —
Mellite de roses................. 50 —

2° *Chlorate de potasse.*

   a. Gargarisme..................... 5 à 10 p. 250
   b. Collutoire (chlorate de potasse et miel ãã).

3° *Borax.*

   a. Gargarisme............ 10 p. 200.
   b. Collutoire............. 1 p. 6 de mellite simple.

III. Astriction cutanée.

1° *Borax.* 6 p. 1000.
2° *Sous-acétate de plomb liquide.* 5 à 6 p. 100.
3° *Eau blanche* (Codex).

℞ Sous-acétate de plomb liquide...... 1 gramme.
Eau commune....................... 45 grammes.
Alcoolat vulnéraire............... 4 —

4° *Tan.* 6 p. 100. Décoction.
5° *Tannin.* Pommade au 1/4.

§ 28. CARMINATIFS.

Définition. — Médicaments qui ont pour effet de favoriser l'expulsion des gaz et d'empêcher leur reproduction en combattant l'atonie qui est la cause génératrice et l'accomplissement habituel de la flatulence.

Agents carminatifs. — Ils sont tous empruntés à la classe des excitants aromatiques ; les plantes à essences ou les essences isolées sont la base de toutes les préparations carminatives.

Régime carminatif. — Importance décisive de la diététique : éviter les féculents, les crudités, les aliments fades, les viandes blanches, le pain mal cuit, les vins sucrés, les pâtisseries, le lait, le chocolat. Toutes les crucifères sont suspectes pour les flatulents ; l'ail, les oignons doivent aussi leur être interdits, ainsi que les aliments qui sont flatulents par idiosyncrasie. — Régime assidu ; s'entourer des conditions qui sont propres à faciliter les digestions.

I. Poudre apéritive de Grégory. — Mélange de 2 drachmes de rhubarbe, 2 drachmes de magnésie calcinée, 7 grains de poudre de rhubarbe et 17 grains de cannelle. —Bonne préparation, très usitée en Angleterre. On emploie cette poudre à la dose de demi-cuillerée à café dans de l'eau additionnée d'essence de menthe.

II. Infusions et élixirs aromatiques (anis, fenouil, coriandre, carvi, etc.). —Elixirs de Garus, de la Grande-Chartreuse.

III. Essence d'anis.

Potion carminative d'Ainslie.

℞ Essence d'anis...................... 12 gouttes.
  Sucre blanc......................... 4 grammes.
  Alcoolé de gingembre............... 8 —
  Hydrolat de menthe poivrée........ 250 —

Une cuillerée à bouche de temps en temps.

§ 29. CHOLAGOGUES.

Définition. — Médicaments qui, stimulant le foie, augmentent la sécrétion biliaire.

Agents cholagogues. — Rhubarbe, calomel, aloès, purgatifs salins, podophyllin, ipéca.

Indications. — Combattre l'oligocholie, avec la dyspepsie, la constipation et le défaut d'assimilation des corps gras qui en sont les conséquences.

I. **Rhubarbe** (Voir Purgatifs).

II. **Calomel** (Voir Purgatifs).

Pilules de Plummer (Plummer's pills). — Ces pilules, très usitées en Angleterre, sont composées de calomel, de sulfure d'antimoine précipité, de résine de gayac, avec un peu d'huile de ricin comme liant de la masse pilulaire. Elles pèsent 25 centigr. et chacune contient 5 centigrammes de calomel.

Dose : 4 à 8.

III. **Aloès** (Voir Purgatifs).

Pour remplir cette indication spéciale, l'aloès doit être donné associé au savon amygdalin.

Pilules aloétiques.

℞ Aloès............................... 1 gramme.
Savon amygdalin.................... 1   —

Faire 10 pilules. — Dose: 2 à 4.

IV. **Podophyllin.**

Conseillé par Buffalini et Mercadié comme stimulant de la sécrétion biliaire, le podophyllin se donne aux doses de 1 à 3 centigr.

V. **Purgatifs salins** (Voir Purgatifs).

1° *Traitement d'Héberden* (Dysenterie). — Administrer 8 grammes de sulfate de magnésie dans une tasse de bouillon de mouton dégraissé.

2° *Traitement de la dysenterie chronique* (F.). — Le malade débute par une dose de 30 grammes de sulfate de soude prise le matin, et avec les précautions de régime qu'exige une purgation. Le lendemain, on lui en prescrit 10 grammes seulement, à prendre dans le milieu du jour, en une fois et à égal intervalle des deux repas principaux. Au bout de cinq ou six jours, on abaisse cette dose à 5 grammes et on la continue pendant 15 à 20 jours, selon le besoin, tout en alimentant le malade. Une dose de 5 centigr. d'opium est donnée le soir pour calmer les coliques et diminuer les sécrétions intestinales en même temps que le sulfate de soude les modifie. On combat le ténesme par des bains de siège fréquents.

VI. Ipéca.

L'utilité de l'ipéca s'explique dans la dysenterie, comme celle des purgatifs salins, par une action cholagogue qui tend à ramener les selles de l'*état dysentérique* à l'*état diarrhéique*.

Ipéca à la brésilienne. — Pour préparer la *potion brésilienne*, on verse sur une dose de 6 à 8 grammes d'ipéca en poudre (l'ipéca concassé, habituellement indiqué dans les formulaires, ne vaut pas l'ipéca en poudre) 250 à 300 grammes d'eau bouillante. Au bout de douze heures, on décante avec précaution et on jette sur le marc la même dose d'eau bouillante. Au bout de douze heures, on fait une troisième digestion; et douze heures après une quatrième.

La première digestion est prise en une fois, ou en plusieurs fois, à intervalles très rapprochés. Elle détermine, d'habitude, un effet éméto-cathartique plus ou moins violent ; la seconde, la troisième et la quatrième dose ne font presque jamais vomir et diminuent le nombre des selles en les modifiant.

Nous croyons, avec Delioux, et l'expérience nous en a convaincu, que l'effet vomitif n'est que rarement utile, à moins d'une complication saburrale à écarter, et que les principes du traitement rasorien de la pneumonie doivent être appliqués au traitement de la dysenterie par l'ipéca ; aussi conseillons-nous, avec lui, l'addition d'une eau distillée aromatique et le fractionnement des doses, de manière à éviter le vomissement et à concentrer l'action de l'ipéca sur le foie et sur l'intestin. L'ipéca agit, dans la méthode brésilienne, en modifiant les sécrétions intestinales.

§ 30. COAGULANTS.

Définition. — Médicaments qui agissent sur la fibrine et l'albumine du sang de manière à les coercer ou à les coaguler.

Agents coagulants. — Ils se confondent avec les agents hémostatiques dont beaucoup n'arrêtent les hémorrhagies que par ce mécanisme. La coagulation du sang circulant n'est jamais, bien entendu, un résultat recherché, mais il n'est pas impossible qu'entre la fluidité normale et la coagulation existe un état intermédiaire de consistance du sang que ces agents introduits par absorption puissent produire. Les astringents, les acides, le perchlorure de fer, l'alcool sont dans ce cas.

Indications. — Combattre la liquéfaction du sang dans les fièvres graves, le scorbut, les hémorrhagies passives. — Déterminer la coagulation du sang dans un anévrysme accessible, et par suite l'oblitération de l'artère.

I. **Astringents** (Voir ce mot).

II. **Acides et acidules** (Voy. HÉMOSTATIQUES et TEMPÉRANTS).

III. **Perchlorure de fer.**

1° *A l'intérieur :* doses 10 à 30 gouttes.

2° *A l'extérieur :* injection dans les poches anévrysmales, avec compression au-dessus, ou dans l'épaisseur des *nœvi materni*, à des doses de 5 à 10 gouttes.

IV. **Alcooliques.** — L'alcool est un coagulant énergique. Peut-être, comme j'en ai suggéré la pensée, pourrait-on substituer l'*alcoolé de matico* (*Piper angustifolium*) au perchlorure de fer pour les injections.

§ 31. DACRYAGOGUES.

Définition. — Médicaments qui ont la propriété d'exciter le larmoiement.

Agents dacryagogues :

1° *Dacryagogues proprement dits* (vapeurs d'ammoniaque et d'oignon cru).

2° *Dacryagogues ptarmiques* qui produisent la sternutation en même temps que le larmoiement.

Indications. — Dans la xérophthalmie, dans les ophthalmies chroniques.

I. Ammoniaque liquide.

Présentation d'un flacon à une certaine distance des yeux.

II. Oignon cru.

Un oignon cru est coupé en deux et la tranche fraîche de section est passée à plusieurs reprises au-devant des yeux. Cette irritation est absolument passagère et ne produit pas de conjonctivite.

§ 32. DÉFERVESCENTS.

Définition. — Moyens qui sont propres à émousser ou à faire tomber l'orgasme fébrile et à diminuer la température organique.

Agents. — Moyens de réfrigération; triméthylamine; acide salicylique et salicylates; quinine et salicine; antiphlogistiques généraux et locaux; tempérants.

Régime défervescent. — Température modérée *intùs* et *extùs.* — Diète.

I. Triméthylamine (Namias, Bucquoy).

Dose : de 50 centigr. à 2 grammes dans une potion de 120 gr. édulcorée avec le sirop de menthe (voy. ANTIRHUMATISMAUX).

II. Acide salicylique et salicylates.

I. *Acide salicylique.* — 1 à 2 grammes par paquets de 20 centigr. toutes les heures.

II. *Salicylate de soude* (Voir ANTIRHUMATISMAUX).

III. Quinine.

Dose : 1 à 2 grammes (Voy. ANTIPALUDÉENS et TEMPÉRANTS).

IV. Tempérants (Voy. ce mot).

I. *Limonades minérales* (Voy. HÉMOSTATIQUES et TEMPÉRAMENTS).

II. *Limonades végétales.*

1° *Oxycrat* (Voir TEMPÉRANTS).

2° *Limonade au citron* (Codex).

℞ Citron............................ n° 2.
Eau bouillante.................... 1000 grammes.
Sucre............................. 50 —

Si on frotte le sucre sur le zeste du citron, on communique à cette limonade un parfum très agréable.

3° *Limonade tartrique* (Codex).

℞ Sirop d'acide tartrique............ 100 grammes.
Eau.............................. 900 —

4° *Limonade de sirops acides.*

Sirop de framboises, de cerises, de groseilles, 100 grammes par litre.

5° *Eau de seltz artificielle.*

III. *Sels alcalins à acides végétaux.* — Citrates, tartrates de potasse, de soude ou de magnésie (Voir PURGATIFS).

IV. *Petit-lait.* — Un à deux litres.

V. *Eau.* — Base de la diète délayante, qui est tempérante en même temps.

V. Réfrigérants.

Méthode de Brand modifiée par M. Raynaud (fièvre typhoïde). — 1° Bains à 26 ou 27°, abaissés progressivement à 22 ou 23°, avec ou sans affusions froides sur la tête, suivant que le malade a ou n'a pas de délire ; 2° durée d'un quart d'heure pour les bains froids, un peu plus longue pour les bains frais ; 3° moyenne de 6 bains par vingt-quatre heures, en commençant le premier vers 6 heures du matin ; 4° réduction progressive des bains, de 6 à 2, par vingt-quatre heures ; 5° éloigner les bains quand la défervescence se produit, les rapprocher si la température se maintient élevée ; 6° combiner quelquefois les bains froids avec les affusions et avec les douches froides ; 7° alterner entre les bains tièdes et les bains froids suivant les fluctuations de l'hyperthermie ; 8° n'exclure, pendant l'usage des bains froids, aucun médicament répondant à une indication importante.

Méthode de Brand modifiée par Schützenberger. — Placer le malade dans un bain simplement frais, de 26 à 30° et laisser baisser sa température dans une limite indiquée par les effets produits.

Cette méthode me paraît plus sûre, et c'est celle que j'emploie habituellement.

§ 33. DÉLIRANTS.

Définition. — Moyens de produire un état cérébral rapproché du délire et de combattre ainsi, par une sorte de substitution, un délire vésanique, morbide ou toxique.

Agents provocateurs du délire. — Opium et morphine. — Solaniques. — Haschich. — Kava et kawahine. — Alcools.

Indications. — Délire morbide ou vésanique.

I. OPIACÉS.

I. **Opium.** — *Emploi de l'opium contre la folie ébrieuse.* — Doses : 10 à 20 centigr. par jour dans une potion. A donner par cuillerées, rapprochées ou éloignées, suivant les effets produits. J'ai conseillé de donner concurremment le café à hautes doses qui, sans nuire aux effets cérébraux de l'opium, préviendrait son action soporeuse.

II. **Morphine.**

1° *Méthode de A. Voisin dans le traitement de la folie agitée.* — Emploi des injections de morphine ; début par les doses qui conviennent au traitement des névralgies (5 milligr. à 1 centigr.) ; mais, pour hâter la tolérance, et, dès le lendemain, on porte cette dose à 2, 3, 4 centigr. Dans plusieurs cas, la dose a été amenée progressivement à 10, 15 et même 20 centigr. La dose quotidienne maximum, répartie entre plusieurs injections, a été de 21 centigr. S'il y a des vomissements, on les prévient en donnant, 1 heure avant l'injection, de 1 à 2 grammes de chloral.

2° *Méthode de Mickle.* — On donne tous les jours un quart ou un tiers de grain anglais (64 milligr.) de morphine, soit 16 à 21 milligr. La durée du traitement est de trois mois et demi à six mois.

II. SOLANIQUES.

Solanées.

Méthode de Moreau (de Tours). — Extrait de stramoine depuis 10 jusqu'à 40 et même 50 centigr. par jour.

On pourrait employer les injections hypodermiques de daturine, d'atropine, d'hyosciamine (Voir Analgésiques).

Les solanées paraissent convenir plus particulièrement dans la folie avec hallucinations ou folie sensorielle.

III. Haschich.

1º *Extrait de haschich* (Moreau). — Dose de 5 à 10 centigr. dans du café.

2º *Cannabine*, ou extrait alcoolique de haschich. — Dose 5 à 50 centigr.

Teinture alcoolique de haschich. — 10 à 20 gouttes.

3º *Dawamesk* (mélange des sommités fleuries du chanvre indien, d'aromates, de pistaches, de sucre). — Dose : 15 grammes.

IV. Kawa.

Le kawa des Polynésiens est encore sans usage en thérapeutique. Il en est de même de la *kawahine*.

V. Alcooliques.

L'ébriété alcoolique produite par les vins blancs mousseux, en particulier le champagne, peut modifier utilement la vie cérébrale dans le délire lypémaniaque et hypochondriaque.

VI. Gaz hilarant.

Humphry Davy inspirait, dans ses expériences, de 4 à 6 *quarts* (4 litres et demi à 7 litres). Le gaz était contenu dans un sac de soie et les narines demeuraient bouchées pendant l'inhalation. Celle-ci n'était pas prolongée au delà de deux minutes à deux minutes et demie. Une poche en caoutchouc, avec flacon inhalateur, analogue à celle qui sert aux inhalations d'oxygène, peut être employée pour le protoxyde d'azote.

VII. Or.

(Voir Antisyphilitiques).

§ 34. DENTIFRICES.

Définition. — Médication très mal définie, composée d'agents qui ont pour but de conserver l'intégrité des dents et de le médier à leurs maladies. Il faudrait au moins distinguer les *dentifrices gingivaux* des *dentifrices dentaires*. Les dentifrices gingivaux ont pour but de prévenir ou de guérir la gingivite et en particulier la *gingivite expulsive;* les dentifrices dentaires s'adressent à l'odontalgie ou à la carie.

Agents dentifrices. 1° *Dentifrices gingivaux :* chlorate de potasse ; eaux dentifrices (astringentes, aromatiques).

2° *Dentifrices dentaires :* contre l'odontalgie, contre l'accumulation du tartre dentaire.

Régime de la médication dentifrice. — Soins généraux de la santé, qui se subordonne dans une mesure étroite l'intégrité des dents. — Bon fonctionnement de l'estomac. — Éviter à ces ostéides les transitions brusques de température. — Usage modéré du sucre et des acides.

I. Dentifrices gingivaux.

I. Chlorate de potasse (Voy. **Sialostasiques**).
II. Eaux dentifrices.

Multipliées outre mesure par la spéculation et la fantaisie. L'*eau de Botot* est le type et la plus célèbre de ces compositions. C'est un alcoolat complexe de badiane, de girofles, de cannelle, de menthe, avec addition de crème de tartre et de cochenille qui lui donne sa couleur. La racine de pyrèthre est l'ingrédient obligé de la plupart des eaux dentifrices.

II. Dentifrices dentaires.

I. Poudres dentifrices alcalines. — Celle de Deschamps composée de 1 partie de bicarbonate de soude, 4 parties de talc de Venise, d'un peu d'essence de menthe et de carmin, est la meilleure.

II. Poudres dentifrices au quinquina. — La poudre de quinquina est employée seule ou on la mélange, dans des combinaisons infiniment variées, avec de la cannelle, du charbon, de la suie, des aromates, etc.

III. Poudres dentifrices mécaniques. — Elles agissent principalement comme corps inertes, et par frottement, pour

enlever le tartre dentaire, et les végétations cryptogamiques ver-
dâtres qui recouvrent les dents.

Le charbon de bois et le corail rouge sont d'ordinaire la base
de ces dentifrices.

Poudre dentifrice (Maury).

℞ Charbon de bois.................. 250 grammes.
    Quinquina..................... 125   —
    Sucre........................ 250   —
    Essence de menthe............ 15   —
      —   de cannelle............ 8   —
    Teinture d'ambre.............. 2   —

§ 35. DÉPRESSO-MOTEURS.

Définition. — Agents qui ont la propriété de diminuer la
contractilité musculaire, depuis la cessation d'un spasme tonique ou clonique des muscles jusqu'à l'enchaînement temporaire de leur contractilité. Ils sont opposés aux *excito-moteurs*
(voy. ce mot). Ils sont *généraux* quand ils n'ont pas d'électivité de lieu ; *spéciaux* quand ils agissent plus particulièrement
sur un ordre déterminé de muscles. J'ai proposé d'appeler ces
médicaments des AMYOSTHÉNIQUES (α priv., μῦς *muscle*, σθένος
puissance).

Agents dépresso-moteurs. — Tous les analgésiques sont des
amyosthéniques, l'exagération de la sensibilité entraînant d'une
manière réflexe la convulsion des muscles contigus. Aussi la
morphine et l'atropine employées localement produisent-elles
cette *amyosthénie indirecte*. Le curare, la nicotine, l'éthyl-
strychnine et le sulfo-cyanure de potassium sont peut-être les
seuls amyosthéniques directs.

Indications. — Convulsibilité générale ou locale.

I. Curare et curarine.

I. *Curare.* — N'employer que le *curare des calebasses* reconnu à un *titre toxique* tel qu'il tue un lapin à la dose de
1 milligr. Injection hypodermique d'une solution contenant
1 centigr. par gramme. Méthode des injections à doses petites

et successives. A l'intérieur, il péut se donner à des doses de 25 milligr. à 10 centigr.

II. *Curarine.* — Elle est 20 fois plus active que le curare ; celui-ci étant soluble dans l'eau, il n'y a pas lieu d'employer la curarine.

II. **Nicotine.**

Pilules de nicotine.

℞ Nicotine............................ 1 goutte.
  Mie de pain......................... 50 centig.

F. 10 pilules : 1 d'abord, puis 2, puis 3, jusqu'à 10, en espaçant les doses et arrivant très lentement à 10 pilules.

Potion de nicotine (**F.**).

℞ Nicotine............................ 1 goutte.
  Alcool.............................. 5 grammes.
  Eau sucrée.......................... 120   —
  Sirop de tolu....................... 50   —

Chaque cuillerée à bouche contient 1/10ᵉ de goutte. On débute par 1 cuillerée à bouche. Cette potion a une odeur désagréable qui rappelle celle du culot de pipe refroidi, mais je me suis assuré qu'elle était bien supportée.

III. **Éthyl-strychnine et sulfo-cyanure de potassium.**

Paralysants énergiques que la thérapeutique s'appropriera sans doute plus tard.

§ 36. DÉSALTÉRANTS.

Définition. — Moyens propres à diminuer la soif. On pourrait les appeler des *hypodipsiques* (δίψα, *soif*).

Agents désaltérants. — Antispasmodiques, valériane, camphre, nitrate de potasse fondu, alcalins, acidules.

Indications. — Pour aider à la tolérance de la xérophagie, ou diète sèche, dans la polyurie, le diabète sucré.

Régime hypodipsique. — 1° Maintenir autour du malade une température fraîche ; 2° donner des aliments d'un goût peu relevé et contenant peu de sel et peu ou point de sucre ; 3° des viandes plutôt que des féculents; 4° eau vineuse ou bière coupée, en petites quantités; 5° peu d'exercice; 6° faire boire par aspiration à l'aide d'un chalumeau de paille; 7° caillou dans la bouche; 7° résister autant que possible, par la volonté, à des sollicitations qui deviennent d'autant plus impérieuses qu'on y cède davantage.

I. Valériane.

1° *Extrait de valériane* (Trousseau).

Dose : 2 grammes.

2° *Tisane de valériane nitrée* (F.).

    ℞ Racine de valériane...............   5 grammes.
      Eau............................. 500   —
    Ajoutez à l'infusion :
      Sel de prunelle.... ....   2 à 4   —

II. Opium.

      Extrait g. d'opium........... 5 à 20 centigrammes.

Employer concurremment la diète sèche (polyurie).

III. Camphre.

Camphre. — 80 centigr. par jour contre la polydipsie (Rayer).

IV. Nitrate de potasse fondu (Franck, Aran, Valleix, Debout).

Tisane de sel de prunelle.

    ℞ Nitrate de potasse fondu............   4 grammes.
      Eau non sucrée................... 500   —

§ 37. DÉSINFECTANTS ET DÉSODORANTS.

Définition. — Action sur les substances organiques séparées de la vie et en voie de fermentation putride. L'odeur qu'ils annihilent n'est que le masque, qui peut manquer, de propriétés septiques. Leur usage intéresse exclusivement l'hygiène ; toutefois les désodorants peuvent être employés pour détruire l'odeur des sécrétions fétides.

Agents désinfectants. — Chlore et hypochlorites. — Sels

métalliques désinfectants. — Permanganates alcalins. — Phénol et phénates.

I. CHLORE ET HYPOCHLORITES.

I. **Chlore.**

Chlore gazeux libre ou dégagé lentement des hypochlorites
sous l'influence de l'acide carbonique de l'air, des acides
faibles (voy. ANTISEPTIQUES).

II. **Hypochlorites.**

1° *Hypochlorite de chaux* (voy. ANTISEPTIQUES).
2° *Hypochlorite de potasse* (Eau de Javel) (id.).
3° *Hypochlorite de soude* (liqueur de Labarraque) (id.).

II. SELS MÉTALLIQUES DÉSODORANTS.

I. **Sulfate de fer.**

Solution désinfectante.

℞ Sulfate de protoxyde de fer........   500 grammes.
　 Acide phénique...................   1 gramme.
　 Eau..........................   10 litres.

Pour désinfecter les latrines et les bassins.

II. **Chlorure de zinc.**

Solution de Burnet.

℞ Chlorure de zinc.....................   1 partie.
　 Eau acidulée par l'acide chlorhydrique...   2 parties.

III. **Azotate de plomb.**

Désinfectant Ledoyen.

℞ Acétate de plomb cristallisé...........   10 kilogr.
　 Eau.............................   100   —

IV. **Sulfates de zinc et de cuivre.**

Désinfectant Larnaudès.

Mélange de sulfate de cuivre et de sulfate de zinc en solution.
Ces sels métalliques désinfectants ne sont pas employés en
thérapeutique ; ils ne servent qu'à la désinfection des latrines et
des liquides organiques.

12.

III. Permanganates alcalins.

Solution de Demarquay.

℞ Permanganate de potasse........ 10 grammes.
Eau............................. 1000   —

Pour lotions.

Gargarisme et injections (Demarquay).

℞ Permanganate de potasse........ 5 grammes.
Eau............................. 1000   —

Les solutions de permanganate de potasse ont l'inconvénient
de tacher le linge.

IV. Charbon de bois.

Emploi fondé sur la propriété qu'a le charbon de bois d'absorber les gaz (voy. Absorbants).

V. Coaltar.

Plâtre au coaltar (Corne et Demaux).

℞ Coaltar............................ 1 à 3 parties.
Plâtre............................ 100   —

Solution de Legouest.

℞ Coaltar............................ 2 grammes.
Alcool à 50°...................... 1 litre.
Étendue dans eau................. 10 litres.

Coaltar saponiné.

℞ Coaltar............................ 1 partie.
Alcoolé de saponine.............. 24 parties.
Étendre de 4 p. d'eau.

VI. Phénol.

Injections phéniquées.

℞ Acide phénique cristallisé.......... 1 gramme.
Alcool à 90°...................... 10 gouttes.
Eau.............................. 100 grammes.

Lotions phéniquées.

℞ Acide phénique cristallisé... 1 gramme.
    Eau........................ 500 à 1000 grammes.

Pommade phéniquée (Whitehead).

℞ Acide phénique.................... 4 grammes.
    Spermaceti...................... 60 —

Pansement antiseptique (Lister).

On recouvre les plaies d'un taffetas imprégné de dextrine, d'empois et d'acide phénique ; il sert à prévenir le dépôt des germes atmosphériques et à garantir les plaies contre l'action directe de l'acide phénique. Une gaze phéniquée enveloppe les pièces de pansement imprégnées d'une solution d'acide phénique. Les solutions employées par Lister sont à deux degrés : la solution forte (1 gramme pour 20), la solution faible (1 gramme p. 40). Pendant les opérations et les pansements, on ne se sert que d'instruments lavés à la solution forte ; les mains de l'opérateur ont été trempées dans cette même solution qu'un néphogène pulvérise pour maintenir la plaie dans une atmosphère antiseptique. (Voir ANTISEPTIQUES.)

Pommade au camphre phéniqué.

℞ Camphre phéniqué.................... 1 partie.
    Axonge............................ 20 parties.

§ 38. DIURÉTIQUES.

Définition. — Médicaments qui augmentent l'abondance des urines et produisent une polyurie passagère.

Agents diurétiques. — Diurétiques aqueux, stimulants, alcalins, acides, spéciaux ou à action élective sur les reins.

Indications. — Anurie et oligurie essentielles ou symptomatiques, hydropisies, hypercrinies diverses, élimination de poisons et de virus.

Régime de la médication. — Donner les diurétiques dans des liquides froids. Quand ils sont prescrits pour remédier à des hydropisies, instituer une diète sèche plus ou moins rigoureuse; laisser reposer le rein de temps en temps, surtout quand on le suppose malade, particulièrement dans la maladie de Bright.

I. Diurétiques aqueux.

Eau froide par verrées. Ici l'action diurétique doit être rapportée au froid plus encore qu'à l'eau, son véhicule.

II. Diurétiques stimulants.

I. Éthers.

1° *Éther sulfurique* (Voy. Antispasmodiques).

2° *Éther sulfurique alcoolisé* ou liqueur d'Hoffmann (Voy. Antispasmodiques).

3° *Esprit d'éther nitrique.* — Cette préparation est très usitée en Angleterre comme diurétique. C'est un mélange d'éther byponitreux et d'alcool rectifié, dans les proportions de 1 volume du premier et 4 volumes du second. On le donne à la dose de 1 à 3 cuillerées à café dans un liquide approprié.

II. Alcooliques.

1° *Vins blancs secs* (graves, chablis, vins du Rhin); le champagne jouit d'une propriété diurétique remarquable qu'il doit à l'alcool et à l'acide carbonique.

2° *Cidre et bière.*

III. Thé vert.

IV. Café noir (Zwinger).

V. Essences et plantes à huiles essentielles.

1° *Essence de térébenthine.* — Dose 4 à 8 grammes dans une potion.

2° *Essence de genièvre.* — 8 à 10 gouttes.

3° *Baies de genièvre.* — 15 ou 20 p. 1000.

4° *Bourgeons de sapin.* — Infusion 20 p. 1000.

III. Diurétiques acides.

I. Gaz acide carbonique.

Employé isolément sous forme d'eau de seltz ou associé au vin (champagne).

II. **Limonades.**

1° *Oxycrat.*

℞ Vinaigre blanc.................... 30 grammes.
   Eau............................ 870 —
   Sirop de groseilles ou de framboises. 100 —

2° *Limonade citrique* (voy. TEMPÉRANTS).
3° *Limonades minérales* (id.).

IV. DIURÉTIQUES ALCALINS.

I. **Carbonates et bicarbonates alcalins.** — 2 à 8 grammes. (Voy. ALCALIFIANTS.)
II. **Acétate de potasse.** — 4 à 10 grammes.
III. **Azotate de potasse ou de soude.** — 4 à 8 grammes.

V. DIURÉTO-PURGATIFS.

I. **Résine de jalap.** — 20 à 50 centigr. (Voy. PURGATIFS).
II. **Poudre de scammonée.** — 20 à 50 centigr.
III. **Coloquinte** (extrait). — 20 à 30 centigr.
IV. **Gomme-gutte.** — 30 à 50 centigr. (voy. PURGATIFS).
Ces résines sont associées avec avantage au savon amygdalin, sous forme pilulaire. Les doses diurétiques sont moindres que les doses purgatives ; les deux effets sont en raison inverse l'un de l'autre. Pour obtenir l'effet diurétique, il faut fractionner les doses et les séparer par de longs intervalles.
V. **Caïnça.**
1° *Poudre* incorporée à du miel ou enrobée dans du pain azyme : 1 à 8 grammes.
2° *Tisane.* — 1 à 8 p. 1000 (décoction).
3° *Extrait aqueux.* — Dose : 50 centigr. à 1 gram. 20 centigr.

Pilules de gomme-gutte et de caïnça (F.).

℞ Extrait aqueux de caïnça.............. 1 gramme.
   Gomme-gutte........................ 1 —

F. 10 pilules.
1 toutes les quatre heures. Dose : 5 à 6.

VI. Écorce de sureau (*Sambucus niger*).

1° *Suc de la racine.* — 30 à 150 grammes.

2° *Décoction de la seconde écorce.* — 30 grammes en décoction dans 500 grammes d'eau; addition de 500 grammes de lait (Cazin).

VI. DIURÉTIQUES SPÉCIFIQUES.

I. Digitale.

I. *Emploi intérieur.*

℞ Poudre de feuilles. 10 à 50 centigrammes.
　Digitaline. 1 à 4 milligrammes.

II. *Emploi iatraleptique.*

1° Teinture de digitale et teinture de savon, à parties égales, en frictions sur l'abdomen (Christison).

2° Infusion de 15 à 30 grammes de poudre de feuilles dans 1 litre d'eau. Flanelles ou spongio-piline imbibées de cette infusion et appliquées sur le ventre.

3° Demi-bains dans lesquels on ajoute une décoction de 60 grammes de feuilles fraîches de digitale dans 1 litre d'eau (Cazin).

II. Scille (*Scilla maritima*).

1° *Poudre.* — Dose : 20 à 40 centigrammes.

2° *Alcoolé de scille* (au quart).

20 gouttes de cet alcoolé pèsent 42 centigr. et correspondent à 15 centigr. de poudre. — Dose : 40 à 50 gouttes.

3° *Oxymel scillitique.*

Mélange de 1 partie de vinaigre scillitique et de 2 parties de miel. 16 parties de vinaigre scillitique répondent à 1 partie en poids de poudre. Par conséquent 48 grammes d'oxymel scillitique contiennent les principes actifs de 1 gramme de scille.

Dose : 30 à 45 grammes dans une potion.

4° *Vin scillitique laudanisé* (Tessier).

℞ Poudre de scille fraîchement pulvérisée.. 8 grammes.
　Faire macérer pendant 12 heures dans vin
　　blanc.................................... 1/2 litre.

Filtrez et ajoutez :

　Laudanum de Sydenham.................. 60 gouttes.

On commence par deux cuillerées à bouche par jour, une le matin, l'autre le soir, trois heures après avoir mangé. Chaque cuillerée doit être prise dans un verre d'eau, pure ou sucrée. Si le médicament est bien supporté par l'estomac, on peut, au bout de quelques jours, en élever la dose à 3 ou 4 cuillerées par jour. Ordinairement l'effet diurétique commence à se montrer dès le second ou le troisième jour. Chez les individus dont l'estomac est irritable, on peut réduire la dose de poudre de scille à 4 grammes.

Formule empirique excellente.

III. **Cantharide**.

Teinture alcoolique (Codex) : 2 à 10 gouttes.

IV. **Jaborandi**.

Infusion de 4 grammes dans 250 grammes d'eau (elle doit être prise froide).

V. **Spirée ulmaire.**

Formule de Tessier (de Lyon).

℞ Sommités d'ulmaire............. 10 à 30 grammes.
   Eau........................... 1 litre.

Infusez. Le malade boit cette tisane par verrées.

VI. **Genêt** (*Ginesta scoparia*).

Tisane de genêt (Rayer).

℞ Sommités fleuries de genêt.... 15 à 20 grammes.
   Eau........................... 500 —

F. infuser. — Prendre froide.

Décoction de genêt composée (Ph. Londres).

℞ Sommités fraîches de genêt...
   Baies de genièvre............. } āā 15 grammes.
   Racine de pissenlit...........

F. bouillir dans :

   Eau........................... 750 grammes.
Réduire à 500 grammes.

VII. **Avoine** (*Avena sativa*).

Tisane d'avoine nitrée (Thémont).

℞ Avoine non mondée................. 2 poignées.
   Eau............................... 3 litres.

F. bouillir jusqu'à réduction à 1 litre. Boire froid, avec ou sans addition de lait. Action diurétique très réelle. Cette tisane peut d'ailleurs servir de véhicule aux autres diurétiques plus actifs.

VII. Formules diurétiques composées.

I. Potion diurétique (Codex).

℞ Oxymel scillitique........ .... 15 grammes.
Alcool nitrique................... 2 —
Hydrolat d'hysope................. 100 —
Hydrolat de menthe poivrée... ... 30 —

II. Vins diurétiques (Debreyne).

1° *Vin diurétique mineur.*

℞ Baies de genièvre............... 60 grammes.
Azotate de potasse.............. 12 —
Vin blanc....................... 1 litre.

On fait macérer 12 heures les baies de genièvre et on ajoute le nitre.

Un verre par jour en trois doses, un tiers le matin, un tiers à midi, un tiers le soir. Prendre une heure après le repas.

2° *Vin diurétique majeur.*

℞ Scille concassée.................... 8 grammes.
Jalap concassé.................... 8 —

F. macérer dans :

Vin blanc........................ 1 litre.

Filtrez, ajoutez :

Nitre............................ 18 grammes.

3 cuillerées à bouche par jour : une le matin, l'autre à midi, deux heures avant le repas. Au bout de deux jours, on porte la dose à 6 cuillerées en trois fois, et deux jours après, à 9 cuillerées également en trois doses. On règle du reste ces quantités suivant la tolérance de l'estomac et l'effet obtenu. Les évacuations alvines ne doivent pas dépasser 7 à 8 par jour.

III. Pilules diurétiques.

1° *Pilules de Dupuy.*

Elles contiennent chacune 5 centigr. de poudre de scille, 5 centigr. de poudre de digitale, 5 centigr. d'assa-fœtida, 5 centigr. d'extrait de ményanthe. Dose : 1 à 4.

2° *Pilules scillitiques de Parmentier.*

℞ Gomme ammoniaque........................ 1 p.
   Scille................................... 1 p.
   Nitrate de potasse........................ 1 p.
   Savon médicinal.......................... 2 p.

F. des pilules de 20 centigr. Dose : 2 à 6 par jour.

IV. Teinture diurétique composée.

℞ Teinture de scille......................... }
   Teinture de digitale....................... } ãã

10 à 40 gouttes par jour.

§ 39. ECTHYMOGÈNES.

Définition. — Agents qui, appliqués à la peau, y produisent une éruption dont la pustule est le type morbide (de ἔκθυμα, *pustule*, γεννάω, *produire*).

Agents ecthymogènes. — Tartre stibié, huile de croton et suc d'euphorbes inoculés à la lancette, vaccin.

Indications. — Révulsion profonde et durable ; destruction de tissus anormaux.

I. Tartre stibié.

1° *Emplâtre de poix de Bourgogne stibié.*

℞ Tartre stibié..................... 2 à 8 grammes.
   Emplâtre de poix de de Bourgogne.   q. s.

Durée de l'application : de 1 à 3 jours. — Moyen dangereux, à effets peu mesurables.

2° *Pommade d'Autenrieth* (Codex).

℞ Émétique porphyrisé....................., ... 1 p.
   Axonge benzoïnée.............................. 3 p.

Environ 2 grammes pour une friction.

Pour les enfants, étendre cette pommade de moitié d'axonge.

3° *Inoculations stibiées* (Lafargue, de Saint-Émilion).

FONSSAGRIVES.   13

On inocule à la lancette une solution concentrée de tartre stibié ; en vingt-quatre heures, pustule varioliforme.

Si les pustules ont de la tendance à s'affaisser, on les badigeonne avec un pinceau trempé dans une solution concentrée de tartre stibié. Avantage d'une répartition plus régulière des pustules et d'une action plus rapide.

II. **Inoculations diverses.**

I. *Huile de croton.*

On peut produire 50 pustules avec une goutte d'huile de croton.

II. *Suc laiteux* des euphorbes indigènes.

§ 40. ECZÉMOGÈNES.

Définition. — Médicaments qui, appliqués à la peau, y produisent une -éruption vésiculeuse dont l'eczéma est le type morbide.

Agents eczémogènes. — Huile de croton, ipéca, thapsia, bryone.

Indications : produire une contrefluxion, rappeler une éruption retrocédée.

I. **Huile de croton tiglium.**

On emploie l'huile de croton pure ou mélangée à moitié, au tiers, au quart, avec une huile grasse. On l'étend sur la peau à l'aide d'un tampon de coton ou mieux des barbes d'une plume d'oie rognées de façon à augmenter leur rigidité. Si l'on veut avoir une action prompte, il faut prolonger cette friction pendant cinq minutes. On recouvre soigneusement la partie avec une feuille d'ouate et on applique par dessus du taffetas ciré. La personne qui fait la friction doit se prémunir contre les émanations de l'huile de croton qui déterminent souvent un gonflement du visage et en particulier des paupières. Les personnes sujettes à l'eczéma ont pour l'huile de croton une impressionnabilité qui exige un redoublement de précautions.

On peut aussi employer l'huile de croton étendue sur morceau de sparadrap dont les bords seuls, entaillés suivant le mode ordinaire, adhèrent à la peau.

Crayons d'huile de croton.

℞ Huile de croton............................ 2 p.
   Beurre de cacao........................... 1 p.
   Cire blanche.............................. 1 p.

F. des crayons coulés dans des tuyaux d'étain.
On s'en sert pour produire une éruption localisée.

II. Ipéca.

Pommade de Hannay.

℞ Poudre d'ipéca...................... 8 grammes.
   Huile d'olive........................ 8   —
   Axonge.............................. 15   —

III. Thapsia (*Thapsia garganica*).

Emplâtre de thapsia de Desnos.

℞ Résine de thapsia................... 35 grammes.
   Térébenthine....................... 50   —
   Colophane.......................... 150   —
   Elémi.............................. 125   —
   Cire jaune.:....................... 180   —

La résine de thapsia forme environ le 15e de cette masse emplastique.

IV. Bryone.

1° Applications de rondelles de racine fraîche.
2° Cataplasmes de pulpe de racine.

§ 41. EMMÉNAGOGUES.

Définitions. — Moyens de provoquer, d'augmenter ou de rétablir le flux menstruel. Les emménagogues indirects, n'agissant qu'en détruisant la cause de l'aménorrhée, laquelle est presque toujours un symptôme, sont puisés dans les médications les plus diverses. L'*atonie ovarique* est seule justiciable directement de l'action des emménagogues vrais.

Agents et moyens emménagogues. — Rue, sabine, armoise, safran, apiol, millefeuille, matricaire, aloès, iode, faradisation des seins.

Régime emménagogue. — Il varie avec les conditions de l'état général qu'accompagne l'aménorrhée : état pléthorique, chloro-anémie, surexcitation nerveuse, développement latent de la phthisie, etc. — Les climats chauds, sous l'influence desquels la crise pubère s'accomplit avec une remarquable facilité, constituent dans l'aménorrhée une ressource d'une extrême utilité. — La vie d'internat dans les pensions doit être évitée.

I. **Rue** (*Ruta graveolens*).

I. *Poudre récente de rue.*

Dose : 60 centigr. à 2 grammes.

Pilules de Beau.

Elles contiennent chacune 5 centigr. de poudre de rue et 5 centigr. de poudre de sabine.

Pilules de Courty.

℞ Poudre de rue................... 5 centigrammes.
   —   de sabine................. 5   —
   —   d'ergot de seigle......... 5   —
   —   d'aloès............... 2 à 5 —

On fait prendre 3 de ces pilules le premier jour, 6 le second, 9 le troisième, avant l'époque cataméniale.

Lavement de rue.

℞ Poudre........................ 2 à 4 grammes.
  Eau............................ 120   —

II. *Feuilles fraiches.*

Tisane de rue.

℞ Feuilles sèches.................. 2 grammes.
  Eau............................ 500   —

En infusion. Meilleure forme que la poudre.

III. *Essence de rue.*

Dose : 2 à 8 gouttes dans une potion ou sur du sucre.

Potion emménagogue de Desbois.

℞ Huile volatile de rue........... ⎱
   —   de sabine......... ⎰ āā 6 gouttes.
  Sucre......................... 30 grammes.

Triturez, ajoutez :

> Hydrolat d'armoise................. 60 grammes.
> — de fleurs d'oranger........ 15 —

Une cuillerée à bouche toutes les heures.

II. **Sabine** (*Juniperus sabina*).

I. *Poudre.* — Dose : 50 centigr. à 1 gramme (mauvaise préparation, il vaut mieux employer les feuilles fraîches ou l'essence).

II. *Huile essentielle.* — Dose : 2 à 10 gouttes.

III. *Teinture alcoolique.* — Dose : 4 grammes (l'alcoolature vaudrait mieux).

III. **Armoise** (*Artemisia vulgaris*).

I. *Suc d'armoise.* — 30 à 40 grammes pris à jeun pendant le molimen menstruel (Cazin).

II. *Feuilles.* — Dose : 4 à 6 grammes.

III. *Hydrolat d'armoise.* — Véhicule des potions emménagogues.

IV. *Sirop d'armoise composé* (Codex).

Ce sirop contient de l'armoise, de la cataire (*Nepeta cataria*), du pouliot (*Mentha pulegium*), de la sabine, du basilic (*Ocymum basilicum*), de l'hysope (*Hysopus officinalis*), de la marjolaine (*Majorana hortensis*), de la matricaire (*Matricaria parthenium*), de la rue, de l'aunée (*Inula helenium*), du fenouil (*Anœthum fœniculum*), de la livèche (*Ligusticum levisticum*), de l'anis vert (*Pimpinella anisum*), de la cannelle (*Laurus cinnamomum*).

Cette sorte de thériaque s'emploie aux doses de 30 à 60 grammes.

IV. **Safran.**

I. *Poudre.* — Dose : 1 à 2 et même 4 grammes infusés dans une tasse de tisane que l'on édulcore avec du sirop de safran ou d'armoise.

II. *Teinture alcoolique du Codex* (au 5ᵉ). — Dose : 10 à 20 grammes.

V. **Apiol** (Joret et Homolle).

Capsules gélatineuses contenant chacune 25 centigr. d'apiol. On donne, au moment du molimen, une capsule le matin, et

une autre le soir dans une cuillerée d'eau sucrée et l'on continue ainsi pendant toute la durée de l'époque menstruelle. Le
mois suivant, on prescrit le même traitement, à la même époque
et pendant le même laps de temps ; enfin on recommence le
troisième, si la menstruation n'est pas suffisamment abondante
et parfaitement régularisée. Si, après 5 ou 6 jours de l'administration de l'apiol, la menstruation n'avait pas lieu, il serait
plus sage d'ajourner à l'époque suivante plutôt que d'en continuer l'emploi.

VI. **Millefeuille** (*Achillæa millefolium*).

Tisane de millefeuille (Ronzier-Jolly).

℞ Sommités fleuries de millefeuille..   10 grammes.
   Eau bouillante..................... 500   —

VII. **Aloès.**

Pilules de Rufus.

℞ Aloès...................................   1 grammes.
   Myrrhe................................. 50 centigr.
   Safran................................. 2 gr. 50.

F. 10 pilules. — Chacune contient 10 centigr. d'aloès, 5 centigr. de myrrhe, 25 centigr. de safran. — Dose : 1 à 10 par jour.

VIII. **Iode** (Brera, Boinet, Aran, Duclos).

20 à 30 gouttes par jour de teinture d'iode dans une tisane
d'armoise (il est probable que l'iode réussit surtout dans l'a-
ménorrhée de cause scrofuleuse).

IX. **Moyens fluxionnants de l'appareil utéro-ovarien.**

1° 2 ou 3 sangsues à la vulve ou au genou (Trousseau). —
Arrêter l'écoulement dès la chute des sangsues.

2° *Bains de siège sinapisés.* (Voir IRRITANTS.)

3° *Pédiluves irritants.* — Ligature au-dessus des genoux.

4° *Ventouses sèches.*

5° *Injections vaginales de lait ammoniacal* (Lavagna).

℞ Ammoniaque liquide.........   8 à 15 grammes.
   Lait........................   500   —

X. Faradisation cutanée.

Appliquée sur divers points du corps, elle peut retentir sur l'ovaire et provoquer les règles. — La faradisation des seins est la plus efficace (J. Lecoq). J'ai vu la faradisation du creux épigastrique rétablir les règles (Voir FORMULAIRE ÉLECTROLOGIQUE).

§ 42. ESTHÉSIOGÈNES.

Définition. — Agents et moyens qui mettent en jeu la sensibilité cutanée et font naître la douleur dans un but thérapeutique.

Agents et moyens. — Frictions rudes, action d'une brosse dure, flagellation, rubéfiants, vésicants, caustiques, faradisation au balai électrique, piqûres multiples.

Indications. — Réveiller la vie cérébrale engourdie; moyen d'intimidation pour faire manger les aliénés sitiophobes; moyen de révulsion nerveuse dans les névralgies.

I. Moyens mécaniques.

1° *Frictions rudes.*

2° *Flagellation, pincement, piqûres multiples, etc.*

3° *Faradisation cutanée.*

On se sert ordinairement du balai électrique; la peau doit être asséchée afin de limiter l'action à son épaisseur. La face interne des membres, les régions axillaires et thoraciques latérales sont les plus impressionnables à ce moyen (Voy. FORMULAIRE ÉLECTROLOGIQUE).

4° *Marteau de Mayor.* — Marteau à large tête qu'on plonge dans l'eau bouillante et qu'on applique rapidement sur les points que l'on veut stimuler, quand il s'est mis en équilibre de température avec ce liquide. Les applications du marteau de Mayor doivent, dans ce cas, être rapides et multipliées, de façon à ne pas dépasser l'érythème.

II. Moyens médicamenteux.

Ils se confondent avec ceux à l'aide desquels on obtient soit a rubéfaction (Voy. RUBÉFIANTS), soit le soulèvement de l'épiderme en bulles (Voy. VÉSICANTS), soit l'urtication (Voy. LICHÉNOGÈNES), soit la destruction des tissus (Voy. ANÉRÉSIQUES).

Toutes ces actions thérapeutiques locales s'accompagnent de douleur ; c'est celle-ci que l'on recherche uniquement dans ce cas ; les phénomènes consécutifs à l'emploi de ces moyens sont contingents, et ils n'ont d'autre utilité que de continuer, par la cuisson et la brûlure, les sensations douloureuses qu'a provoquées leur application.

L'ammoniaque, l'eau très chaude, le vinaigre chaud, le révulseur de Baunscheidt, appartiennent à la première série ; tous les moyens vésicants (cantharides, eau bouillante) à la seconde ; la processionnaire et l'*urtica urens* à la troisième ; la dernière est constituée par la série des caustiques que nous avons énumérés plus haut (Voy. Anérésiques), et que l'on peut amener, par une atténuation de leurs effets, à ne pas dépasser le degré d'irritation qui répond à l'excitation de la sensibilité.

§ 43. EUPEPTIQUES.

Définition. — Agents stimulants ou supplétifs des sécrétions gastro-intestinales, agissant comme dissolvants sur les aliments.

Agents eupeptiques. — Pepsine, caricine, diastase, pancréatine, fiel de bœuf.

Indications. — Pénurie de ces dissolvants normaux.

I. Pepsine.

1° *Pepsine de Boudault*.

Chaque paquet contient 1 gramme de pepsine associée à de l'amidon desséché à 100°. C'est la pepsine neutre.

La pepsine acidifiée ou *poudre nutrimentive* (Corvisart) contient de l'acide lactique.

La pepsine renferme, par paquet, tantôt 3 milligr. de strychnine, tantôt 1 centigr. de chlorhydrate de morphine ou de codéine suivant les indications à remplir.

Les paquets sont numérotés : le n° 1 correspond à la pepsine acidifiée ; le n° 2 à la pepsine acidifiée additionnée de strychnine ; le n° 3 à la pepsine acidifiée additionnée de morphine ; le n° 4 à la pepsine neutre.

2° *Tablettes de pepsine.*

Celles de Wasmann et Berthé contiennent 25 centigr. chacune de pepsine amylacée.

3° *Elixir de pepsine* (Mialhe).

♃ Pepsine amylacée..................	6	grammes.
Eau distillée.......................	24	—
Vin de Lunel.......................	54	—
Sucre blanc........................	30	—
Alcool à 80°.......................	12	—

Chaque cuillerée à bouche, comptée à 20 grammes, contient 60 centigr. de pepsine amylacée.

4° *Vin de présure* (Ellis).

On prend un estomac de veau très frais ; on essuie doucement sa surface interne et on le coupe en petits morceaux qu'on laisse macérer pendant trois semaines dans du xérès. Dose : 1 cuillerée à café après le repas. On peut remplacer le xérès par du vin blanc sec ordinaire, légèrement alcoolisé.

II. Caricine ou papaïne. — Ce dissolvant, indiqué d'abord par Moncorvo, puis par Bouchut et Wurtz, agit dans un milieu neutre ou alcalin, tandis que la pepsine n'agit que dans un milieu acide. La caricine ou papaïne est un médicament intéressant et qui a sans doute désormais sa place marquée en thérapeutique.

III. Malt et maltine ou diastase.

I. *Malt.*

C'est l'orge germée concassée. On l'emploie à la dose de 50 à 100 grammes.

La *bière de malt* de Hoff est une des formes les plus agréables et les plus utiles pour administrer le malt, mais c'est aussi la plus dispendieuse.

On peut la remplacer en faisant macérer 100 grammes de malt dans un litre de bière et passant.

Sirop de malt.

♃ Farine de malt..................	250	grammes.
Eau froide.......................	1000	—

On laisse digérer pendant un quart d'heure, on passe, on

13.

exprime, on ajoute 1900 grammes de sucre. — Dose : 1 à 2 cuillerées à bouche après les repas.

II. *Maltine* (Ferment de l'orge germée).

Dose. — 10 à 15 centigr. après les repas.

Forme. — Pastilles. Celles de Coutaret contiennent 5 centigr. de maltine (10 centigr. de maltine peuvent dissoudre de 180 à 200 grammes de fécule).

IV. Dextrine.

Poudre de Becker.

℞ Dextrine........................... 15 grammes.
Bicarbonate de soude................ 4   —
Sucre............................... 4   —

Mêlez.

V. Pancréatine.

1° *Emulsions pancréatiques* (Dobell).

Émulsions de graisses fraîches par le suc pancréatique.

Dose : 1 à 4 cuillerées à café, une ou deux heures après le principal repas, dans du lait ou de l'eau alcoolisée.

2° *Pancréatine.*

Pilules de Gubler.

℞ Pancréatine........................ 2 grammes.

Faire 10 pilules. — Enrober de cire pour que ces pilules ne se dissolvent que dans l'intestin grêle. — Dose : 2 à 5.

Un gramme de pancréatine dissout 13 grammes de chair musculaire, 6 grammes de fécule et 10 grammes de graisse.

VI. Fiel de bœuf.

Fiel de bœuf. — Dose : 1 à 4 grammes en bols de 30 centigr. (cirrhose du foie, acholie, constipation opiniâtre).

J'associe souvent la noix vomique à l'extrait de fiel de bœuf.

§ 44. EXCITO-MOTEURS GÉNÉRAUX.

Définition. — Agents divers qui, excitant la motricité, la portent au delà de son rhythme actuel. On pourrait les appeler des *hypercinétiques* (de ὑπέρ et κίνησις, mouvement).

Agents excito-moteurs. — Électricité, manipulations, moyens hydrothérapiques, strychniques et bruciques, caféiques.

Indications. — Les diverses paralysies du mouvement, indépendantes d'une lésion des centres nerveux ou des nerfs, ou bien émancipées de cette lésion.

Régime excito-moteur. — Basé sur les moyens hygiéniques propres à remédier aux conditions de l'état général qui produisent ou accompagnent les paralysies motrices (anémie, hystérie, intoxications).

I. ÉLECTRISATION LOCALISÉE.

(Voir FORMULAIRE ÉLECTROLOGIQUE).

II. ACUPUNCTURE ET ÉLECTROPUNCTURE.

I. Acupuncture. — Introduction des aiguilles par torsion, les maintenir en place de quelques minutes à 1 heure.

II. Electropuncture. — Peu employée aujourd'hui (Voir FORMULAIRE ÉLECTROLOGIQUE).

III. MANIPULATIONS.

I. Massage.

II. Manipulations diverses. — Malaxations, froissement, sciage, percussion, vibration, pétrissage, etc.

IV. MOUVEMENT MUSCULAIRE.

Ce groupe comprend les divers procédés de la gymnastique médicale.

V. STRYCHNIQUES.

I. Noix vomique.

1° *Poudre.* — Dose : 25 milligr. à 20 centigr.

Pilules de poudre de noix vomique.

℞ Poudre de noix vomique.............. 25 centigr.
    Conserves de roses.................... q. s.

F. 10 pilules. De 1 à 6 ou 8 progressivement. S'arrêter de temps en temps pour éviter les effets d'accumulation.

2° *Extrait alcoolique* (même activité que la poudre récente. — Trousseau).

Même formule que ci-dessus :

3° *Teinture de noix vomique* au 5° (Codex).

Dose : 5 à 20 gouttes.

Liniment de Magendie.

℞ Teinture alcool. de noix vomique.... 30 grammes.
    Ammoniaque liquide   8   —

II. Strychnine.

Activité 8 fois plus considérable que celle de l'extrait alcoolique de noix vomique (Trousseau). Dose 1 à 10 milligr.

Sirop de strychnine.

℞ Sulfate de strychnine.............. 5 centigr.

F. dissoudre dans q. d'eau suff. Ajoutez :

    Sirop de sucre................... 500 grammes.

Chaque cuillerée à bouche contient 2 milligr. et demi de sulfate de strychnine. 1 demie à 3 cuillerées à bouche, dans la chorée. Ces doses seraient trop fortes dans un autre état du système nerveux.

Pilules de strychnine (Trousseau).

℞ Sulfate de strychnine................: 5 centigr.
    Poudre de réglisse................... q. s.

F. 20 pilules, contenant chacune 2 milligr. et demi de sulfate de strychnine. On peut employer les granules à 1 milligr.

Injection hypodermique de strychnine.

℞ Sulfate de strychnine.......... 10 centigrammes.
    Eau.......................... 20 grammes.

Chaque gramme contient 5 milligr. de sulfate de strychnine. Dose : 5 à 20 gouttes.

VI. Brucine.

Pilules de brucine.

℞ Brucine..................... 20 centigrammes.
    Poudre de réglisse........... q. s.

F. 20 pilules.

1 à 5 par jour.

VII. ARNICA.

Tisane d'arnica.

℞ Fleurs sèches d'arnica............   4 grammes.
Eau bouillante....................   500   —

VIII. CAFÉ ET CAFÉINE.

I. **Café.**

Formule dans l'étranglement herniaire.

℞ Café torréfié...................   250 grammes.
Eau bouillante..................   12 tasses.

Une tasse d'heure en heure. Pratiquer des taxis réitérées de temps en temps.

II. **Caféine.**

Dose : 10 à 50 centigr.

Forme : pilulaire.

IX. RHUS RADICANS.

Dose de la poudre : 25 centigr. à 4 grammes.

Début par 25 centigr. Augmenter cette dose chaque jour, jusqu'à 4 grammes (Trousseau). Ce médicament, jadis très employé, est tombé à peu près en désuétude.

§ 45. EXCITO-MOTEURS DE L'UTÉRUS.

Définition. — Médicaments qui augmentent la contractilité de la fibre utérine.

Agents. — Ergot des céréales et ergotine, rue, sabine, quinine (?), ipéca (?).

Indication. — Inertie utérine.

I. **Ergot de seigle.**

I. *Poudre.* — Dose : de 50 centigr. à 2 grammes.

II. *Décoction.*

℞ Ergot de seigle..................... 4 grammes.
Eau............................. 500 —

F. bouillir. Par demi-verrées plus ou moins rapprochées suivant les effets produits ou le but à atteindre (n'employer que l'ergot récemment concassé).

II. **Ergot de froment et de riz.**

Mêmes doses, mêmes formes.

III. **Rue.**

1° *Feuilles fraîches.*

Tisane de rue (Elph. Hamelin).

℞ Feuilles fraîches de rue........ 5 à 15 grammes.
Eau............................. 500 —

F. infuser. Diviser en deux ou trois prises.

2° *Poudre de rue.* — Dose : de 10 centigr. à 2 grammes.
3° *Extrait aqueux.* — Dose : de 10 centigr. à 1 gramme.
4° *Essence de rue.* — Dose : de 10 à 20 gouttes.

§ 46. EXCITO-MOTEURS PUPILLAIRES.

I. *Définition.* — Excito-moteurs spéciaux à électivité sur les fibres iriennes. Ceux qui agissent sur les fibres radiées sont des *mydriatiques;* ceux qui agissent sur les fibres circulaires sont des *myotiques.*

II. *Excito-moteurs pupillaires.* — 1° *Mydriatiques* (belladone, datura, jusquiame, atropine, homatropine, daturine, hyosciamine). 2° *Myotiques* (opium, fève de Calabar, ésérine, ergotine).

III. *Indications.* — 1° Des *mydriatiques :* produire dans l'iris des mouvements susceptibles de s'opposer à l'établissement d'adhérences comme dans l'irido-capsulite ; élargir le champ d'examen de l'œil. 2° Des *myotiques :* combattre la mydriase.

I. MYDRIATIQUES.

I. **Belladone et atropine.**

1° *Belladone.* — Extrait de belladone en frictions sur les tempes et les paupières.

2° *Atropine.*

Collyre mydriatique (Giraud-Teulon).

℞ Sulfate d'atropine............. 30 centigrammes.
Eau............................ 30 grammes.

Instillations dans l'œil. — La dilatation commence au bout de 10 à 15 minutes, et l'iris est immobile au bout d'une demi-heure. — La mydriase diminue au bout de deux heures; elle met plusieurs jours à disparaître complètement.

3° *Homatropine* (Friedel).

Collyre pour instillation.

℞ Chlorhydrate d'homatropine.... 30 centigrammes.
Eau distillée................... 30 grammes.

Ce dérivé de l'atropine est préférable pour obtenir un effet mydriatique; l'homatropine est beaucoup moins toxique que l'atropine; ses effets sont aussi prompts et beaucoup plus fugaces. Ils disparaissent en effet en vingt-quatre heures.

II. Autres solanées.
1° *Datura* et *daturine*.
2° *Jusquiame* et *hyosciamine*.
3° *Duboisia myoporoïdes* et *duboisine* (Doyer.)

Collyre mydriatique.

℞ Sulfate de duboisine.......... 35 centigrammes.
Eau........................... 30 grammes.

Quelques gouttes en instillation. Mieux supportée localement que le sulfate et ne produit pas de conjonctivite. Activité mydriatique 15 fois plus considérable que celle de l'atropine. (Doyer, de Leyde.)

II. Myotiques.

I. Opium.
Action réelle, mais inusitée à cause de sa lenteur et de la nécessité de produire, pour l'obtenir, une imprégnation thébaïque générale.

II. Fève de Calabar et ésérine.
A. *Fève de Calabar.*
1° *Collyre sec* (Leperdriel).
Papier gradué en divisions métriques, imprégné d'une solu-

tion saturée d'extrait de fève de Calabar. Un petit morceau de ce papier est placé sur la face conjonctivale de la paupière inférieure.

2° *Collyre liquide.*

℞ Extrait de fève de Calabar.............. 1 partie.
  Glycérine ...., 5 parties.

Instillez 1 ou 2 gouttes de ce collyre.

B. *Sulfate d'ésérine.*

Collyre au sulfate d'ésérine.

℞ Sulfate d'ésérine.............. 5 centigrammes.
  Eau distillée................... 50 grammes.

Dose : 1 à 2 gouttes.

§ 47. EXPECTORANTS.

Définition. — Médicaments qui diluent les sécrétions bronchiques, en diminuent la viscosité et en favorisent le rejet.

Agents. — Scille, polygala, gomme ammoniaque, jaborandi, bromal.

Indications. — Catarrhes secs, asthme, emphysème.

Régime. — Boissons abondantes et boissons alcalines, fumigations-tièdes.

I. Scille.

1° *Poudre de scille.* — Dose : de 5 à 50 centigr. en pilules ou suspendue dans un julep.

2° *Alcoolé de scille* (Codex) au 5ᵉ. — Dose : 20 à 30 gouttes.

3° *Oxymel scillitique.* — Dose : 10 à 30 grammes.

Potion expectorante.

℞ Oxymel scillitique................. 30 grammes.
  Sirop des cinq racines............. 30 —
  Décoct. de polygala (10 p. 1000).... 150

F. s. a. A prendre par cuillerées.

II. Polygala.

1° *Tisane de polygala* (10 p. 1000).

2° *Poudre.* — 50 centigr. à 2 grammes.

3° *Sirop.* — 30 à 60 grammes. Ce sirop contient, par 30 grammes, le principe actif de 2 grammes de poudre.

Bols de polygala (Trousseau).

℞ Polygala............. .... 4 grammes.
 Savon médicinal..................... 8   —

F. 36 bols.

Chaque bol contient 10 centigr. de poudre de polygala et 20 centigr. de savon amygdalin. On en administre 1 d'heure en heure.

III. Gomme ammoniaque.

Poudre de gomme ammoniaque.

Dose : 1 à 6 grammes.

Émulsion de gomme ammoniaque.

℞ Gomme ammoniaque............... 4 grammes.
 Jaune d'œuf....................... N° 1.
 Eau............................... 200 grammes.
 Sirop de capillaire................ 30   —

Pilules de Murray.

℞ Scille en poudre............... 50 centigrammes,
 Gomme ammoniaque........... 2 grammes.
 Oxymel scillitique............. q. s.

F. 20 pilules.

Chaque pilule contient 25 milligr. de scille et 10 centigr. de gomme ammoniaque. — De 5 à 20 dans les vingt-quatre heures.

Lavement de gomme ammoniaque.

Émulsionner la gomme ammoniaque avec un jaune d'œuf. 4 à 6 grammes de gomme ammoniaque pour 200 grammes d'eau.

IV. Jaborandi et pilocarpine.

Propriété d'exciter les sécrétions bronchiques, très utile dans les catarrhes secs avec râles ronflants et sibilants. Ne pas y recourir quand il y a des râles humides (Fonssagrives). (Voir Sudorifiques.)

V. Bromal.

Action probablement utile pour exciter les sécrétions bronchiques. Encore inusité.

§ 48. FÉBRIFUGES.

Définition. — Agents qui neutralisent les effets de l'intoxication maremmatique.

Agents fébrifuges. — Antipaludéens amers. — Antipaludéens arsenicaux. — Antipaludéens divers (essences, produits pyrogénés, alcool, éthers, choroforme).

Régime de la médication fébrifuge. — Il se confond avec celui de la préservation paludéenne : habitation sèche, élevée, séparée des marais par des abris naturels ou artificiels, précaution de ne sortir qu'entre huit heures du matin et six heures du soir. — Vêtements chauds. — Nourriture substantielle, tonique, stimulante ; usage très large du vin et du café.

I. Quinquina et ses succédanés.

I. **Quinquina.**
1° *Poudre.*
Dose : de 15 à 30 grammes.
Formules.

Méthode de Sydenham.

Poudre de quinquina.............. 30 grammes.

Diviser en 12 doses. En donner une, sous forme d'électuaire, toutes les quatre heures en en faisant suivre l'usage de l'ingestion d'un petit verre de vin. On s'éloigne le plus possible, pour donner le quinquina, de l'heure de l'accès à venir.

Méthode de Torti.

On donne aux malades 8 grammes de quinquina en une seule dose, immédiatement avant ou immédiatement après l'accès ; on les laisse réposer deux jours ; puis on donne pendant deux jours 4 grammes de quinquina. On suspend le médicament pendant huit jours ; puis on donne 2 grammes de quinquina pendant huit jours de suite.

Méthode de Bretonneau.

Bretonneau donnait 8 grammes de quinquina ou 1 gramme de sulfate de quinine le plus loin possible de l'accès à venir. Au bout de cinq jours même dose ; au bout de huit jours même dose, répétée tous les huit jours pendant un mois.

2° *Tisane de quinquina.*

℞ Poudre de quinquina jaune........   15 à 30 grammes.

Faire bouillir dans :

    Eau ....   1 kilogr.

Ajouter :

    Acide sulfurique ....   10 gouttes.

Réduire à 750 grammes et sucrer avec

    Sirop d'écorce d'oranges amères......   50 grammes.

3° *Teinture de quinquina jaune* (Codex).

Elle est au 5ᵉ. En supposant qu'elle eût toutes les propriétés de la poudre, il faudrait 150 grammes de teinture pour représenter une dose fébrifuge de poudre, ce qui, eu égard à l'activité du véhicule, serait exagéré.

4° *Extrait alcoolique* (Codex).

Dose fébrifuge : 5 grammes. (Cet extrait est six fois plus actif que la poudre de calysaia.)

5° *Résine de quinquina.*

Préparé avec le quinquina rouge et l'alcool à 86° ; cet extrait sec est très employé à Montpellier. Excellente préparation.

Dose : 2 à 8 grammes.

On l'associe très habituellement au sulfate de quinine dans la potion suivante.

Potion à la résine de quinquina.

℞ Résine de quinquina................   6 grammes.
   Sel d'absinthe (s.-carb. de potasse)..   3   —
   Eau distillée.......................   90   —
   Sirop simple.......................   32   —

S'il s'agit d'une fièvre grave, la dose de résine de quinquina est portée à 8 grammes, celle du sel d'absinthe à 4 grammes, et on acidule légèrement l'eau avec l'acide sulfurique.

L'addition de sous-carbonate de potasse a pour but de rendre soluble le rouge cinchonique. Jaumes a fait remarquer que sel précipite en partie les alcaloïdes et qu'il vaudrait mieux retrancher de cette formule.

32 grammes de bon quinquina rouge fournissent 1 gram et demi à 2 grammes de résine.

6° *Vin de quinquina.*

Action fébrifuge corroborative de celle du quinquina et de la quinine, mais insuffisante par elle-même.

Vin de quinquina du Codex.

♃ Quinquina calysaia...............	30	grammes.
Alcool à 60°.......................	60	—
Vin rouge.........................	1000	—

Vin de quinquina composé (Codex).

♃ Quinquina calysaia...............	100	grammes.
Fleurs de camomille...............	10	—
Écorce d'oranges amères..........	10	—
Alcool à 80°.......................	10	—
Vin blanc généreux...............	900	—

Dose : 50 à 150 grammes.

Vin de Séguin.

♃ Quinquina calysaia jaune.........	100	grammes.
Écorce d'angusture vraie..........	10	—
Alcool à 60°.......................	200	—
Bourgogne blanc acide...........	1000	—

Faire macérer pendant 15 jours. Dose : 2 à 6 cuillerées bouche.

Vin de quinquina extemporané.

♃ Vin...............................	1 litre.	
Teinture de quinquina contenant les principes solubles dans l'alcool, de poudre de quinquina.............	30 grammes.	

II. Quinium.

Extrait alcoolique titré contenant le tiers de son poids sulfates de quinine et de cinchonine.

Bols de quinium de 30 centigr. Dose : de 2 à 5.

Vin de quinium.

℞ Quinium................................   4 gr. 50.
  Alcool.................................   50 grammes.
  Vin blanc généreux....................   1 litre.

Dose : 100 grammes.

III. Quinine et ses sels.

I. *Quinine pure* obtenue par précipitation d'une solution d'un sel soluble par l'ammoniaque. — Doses un peu inférieures à celle du sulfate.

II. *Quinine brute* (mélange de quinine, de cinchonine, de matières colorantes, de substances grasses). — Doses un peu supérieures à celles du sulfate.

III. *Sulfate de quinine.*

1° *Sulfate neutre.*

En poudre, enrobée dans du pain azyme ou dans des cachets, en pilules, suspendue dans du café noir.

2° *Sulfate acide*. Le plus employé.

Solution de sulfate acide de quinine.

℞ Sulfate neutre de quinine.........   10 grammes.
  Acide sulfurique alcoolisé..........   q. s.
  Eau distillée.......................   300 grammes.

Chaque cuillerée contient 50 centigr. de sulfate de quinine. Dose : 1 à 4 cuillerées à bouche dans un véhicule approprié.

Lavement de sulfate de quinine.

℞ Solution ci-dessus...............   1 à 4 cuillerées.
  Laudanum.........................   5 gouttes.
  Eau..............................   150 grammes.

Suppositoire de sulfate de quinine.

℞ Sulfate neutre de quinine....   50 centigr. à 1 gramme.
  Beurre de cacao.............   5 grammes.

Pommade de sulfate de quinine (Trousseau.)

℞ Sulfate de quinine................   2 grammes.
  Eau.............................   4   —
  Acide sulfurique................   2 gouttes.
  Axonge..........................   20 grammes.

Dans la médecine des enfants. La dose doit-être portée plus loin chez l'adulte. Mode de pénétration d'une sûreté douteuse. (Voy. FORMULES POUR ENFANTS.)

Injections de quinine (Elph. Hamelin).

℞ Sulfate neutre de quinine............ 1 gramme,
Acide tartrique..................... 55 centigr.
Eau distillée....................... 4 grammes.

On injecte 1 à 4 grammes de cette solution représentant de 25 centigr. à 1 gramme de sulfate de quinine.

IV. *Bromhydrate de quinine.*—Ce sel se donne aux mêmes doses que le sulfate de quinine et de la même façon ; l'acide sulfurique et l'acide tartrique solubilisent le bromhydrate de quinine.

V. *Valérianate de quinine.* — Dose : 50 centigr. à 1 gramme.

IV. Cinchonine et ses sels.

I. *Cinchonine pure :* 50 centigr. à 1 gramme.

II. *Sulfate basique de cinchonine.* — Se donne comme le sulfate basique de quinine, en pilules, en poudre.

III. *Sulfate acide de cinchonine.* — Sulfate neutre en dissolution à l'aide d'un acide. Même solution et mêmes usages que le sulfate acide de quinine.

V. Cinchonidine et ses sels.

Sulfate de cinchonidine. Dose : de 50 à 80 centigr.

VI. Quinidine et ses sels.

Potion de Strümpell.

℞ Sulfate de quinidine............... 1 gramme.
Acide sulfurique dilué............. 1   —
Hydrolat de menthe............... 100 grammes.
Teinture de gingembre............ 4 à 6 gouttes.

VII. **Arnica.** — Tisane par infusion : 4 p. 1000.

VIII. **Houx.** — Poudre de feuilles de houx : 6 à 8 grammes, macérée dans 120 grammes de vin blanc. — Avaler le marc. (Magendie.)

IX. **Écorce de saule.**

Poudre : 15 à 30 grammes.

Vin d'écorce de saule blanc : 30 grammes d'écorce pour 1 litre de vin rouge.

X. **Salicine.** — Dose : de 1 à 3 grammes.

XI. **Esculine.** — Dose : 50 centigr. à 1 gramme.

XII. **Phloridzine.** — Dose : 30 centigr. à 1 gramme.

XIII. **Chardon bénit.** — Feuilles en infusion : 10 à 20 grammes pour 1000.

XIV. **Cnisin.** — 30 centigr. à 1 gramme. Prendre immédiatement un verre d'eau vineuse. (Nonat.)

XV. **Feuilles d'olivier.**

Poudre. Dose : 4 à 12 grammes.

Tisane 60 p. 250 grammes.

XVI. **Petite centaurée.**

Tisane : 10 p. 500, édulcorer avec le sirop d'écorce d'oranges amères.

XVII. **Gentiane.**

Tisane : 5 p. 1000. Sucrer avec le sirop d'écorces d'oranges.

Extrait de gentiane : 50 centigr. à 1 gramme.

Vin amer :

℞ Quinquina concassé................. 15 grammes.
  Racine de gentiane................ 15   —
  Écorce d'oranges..................   5   —
  Vin...............................   1 litre.

Très bonne préparation.

XVIII. **Café.** — *Poudre de café cru* 1 gramme 20. (Grindel.) — Extrait de café cru, mêmes doses. — *Café torréfié* comme véhicule de la quinine et correctif de son goût amer.

XIX. **Angusture vraie** (*Galipea cusparia*).

Poudre composée d'angusture (Thornann).

℞ Poudre d'angusture vraie....   1 gr. 20 centig.
  —   de cannelle.......... 30 centigrammes.

A prendre en deux fois dans la journée.

XX. **Cailcédra** (*Kaya senegalensis*).

Extrait aqueux : 1 gramme à 1 gr. 50 centigr.

XXI. **Eucalyptus** (*E. globulus*).

Poudre. — Dose : de 4 à 10 grammes en 4 prises (Gubler).

Tisane. — Infusion de feuilles : 20 p. 1000 (Bertherand).

Teinture au 5ᵉ : 20 à 60 grammes.

XXII. Bittera.

1° *Extrait aqueux* : 3 grammes.
2° *Bitterin* : 60 centigr. à 1 gr.

Ce médicament, employé aux Antilles, a une valeur réelle.

II. Arsenicaux.

I. Acide arsénieux.

Méthode de Boudin.

1° Débuter par un vomitif (ipéca 1 gramme, tartre stibié 10 centigr.), si la fièvre s'accompagne d'embarras gastrique, de suppression ou même de diminution de l'appétit.

2° Emploi de la solution suivante :

℞ Acide arsénieux.................... 1 gramme.
　 Eau distillée..................... 1000 gaammes.

contenant 1 milligr. par gramme.

Donner tous les quarts d'heure un demi-gramme ou 1 gramme de cette solution ; à mesure que la tolérance baisse, diminuer graduellement la dose et insister sur le fractionnement. — Donner le médicament pendant les jours d'apyrexie aussi bien qu'aux jours d'accès ; le continuer pendant un temps proportionné à l'ancienneté de la maladie, ainsi qu'à son caractère plus ou moins rebelle aux traitements antérieurs. Dans les fièvres anciennes et rebelles, prolonger l'usage de l'acide arsénieux pendant 30, 40 et 50 jours et même plus s'il le faut. Il allait jusqu'à 5 centigr. par jour. — Faire usage d'une alimentation substantielle et aussi abondante que possible et n'ayant d'autre limite que l'appétit et la faculté de digérer.

On peut remplacer la solution de Boudin par les granules d'acide arsénieux à 1 milligr. avec la précaution de les faire dissoudre dans un peu d'eau. La dose de 5 centigr. d'acide arsénieux par jour est certainement exagérée.

II. Arsénite de potasse.

Liqueur de Fowler. — Elle contient, sous forme d'arsénite de potasse, 1 centième d'acide arsénieux, soit 1 centigr. par gramme. — Dose: 5 à 20 gouttes, comptées au compte-gouttes Lebaigue.

III. Arséniate de soude.

Solution de Pearson.

℞ Arséniate de soude cristallisé......   1 gramme.
   Eau distillée....................... 600 grammes.

Elle contient 1 centigr. d'arséniate de soude par 6 grammes, et elle est six fois moins active que la liqueur de Fowler. On la donne par doses de 3 grammes représentant chacune 5 milligr. de sel arsenical.

Solution d'arséniate de soude.

℞ Arséniate de soude........... 10 centigrammes.
   Eau distillée................. 300 grammes.

Elle contient 5 milligr. d'arséniate de soude par cuillerée à bouche et son usage est, dès lors, très commode.

III. ALCOOL.

1° *Méthode de Guyot.*
2 ou 3 petits verres de rhum pris au moment de l'accès (action abortive).

2° *Formule de Dowille.*

℞ Sulfate de quinine............ 50 centigrammes.
   Eau-de-vie................... 1 petit verre.

A prendre au commencement du frisson.

IV. FÉBRIFUGES DIVERS.

I. Éther sulfurique.

Formule de Geoffroy.

℞ Éther sulfurique................... 30 gouttes.
   Laudanum....................... 30 —

Au commencement de l'accès.

II. Chloroforme.

Looch au chloroforme (Delioux.)

℞ Chloroforme.................. 75 centig. à 1 gr. 50
   Looch blanc.................. N° 1.

A prendre en trois ou quatre fois quelques heures avant

l'accès. Se rappeler que le chloroforme contient, en chiffres ronds, 50 gouttes au gramme.

V. Fébrifuges associés.

I. Quinquina et quinine. — Association utile dans les fièvres rebelles.

II. Quinine et morphine.

Formule de Lewis (de Tennessee).

℞ Sulfate de morphine .... 2 centigrammes.
   Sulfate de quinine 50   —

Mêler.

III. Quinquina et angusture.
Association dont le *vin de Séguin* est un exemple.

§ 49. FÉBRIGÈNES.

Définition. — Médicaments qui, produisant une excitation vasculaire et une augmentation de la chaleur organique, provoquent un état fébrile artificiel.

Agents. — Calorique, alcool, éther, stimulants de toute nature.

Indications. — Combattre l'asthénie dans le cours des maladies fébriles ou inflammatoires.

I. Calorique.
I. *Bains chauds* (33° à 38°).
II. *Bains d'étuve sèche.*
III. *Moyens artificiels de caléfaction* (Voir Procédés thérapeutiques, p. 56.)

II. Alcool.

Potion de Todd modifiée.

℞ Eau-de-vie .... 60 à 120 grammes.
   Hydrolat de menthe 120   —
   Sirop de tolu 30   —

Chaque cuillerée à bouche contient 6 à 12 gramm. d'eau-de-vie.

On les rapproche plus ou moins suivant le résultat à atteindre. On peut remplacer l'hydrolat de menthe par l'hydrolat de mélisse, et le sirop de tolu par le sirop d'écorce d'oranges amères. Au reste, un avantage pratique de cette médication est que l'on en a partout les éléments sous la main et qu'un alcool alimentaire quelconque suffit. Si l'on veut accessoirement calmer l'éréthisme nerveux, il faut substituer le *kirsch* au cognac ; s'il y a utilité à produire la diurése, le *genièvre* ou *gin* vaut mieux. Ce dernier alcool a, de plus, une action emménagogue qui luiest reconnue par les médecins anglais et dont on peut aussi tirer profit.

Suspendre cette médication dès qu'elle n'est plus nécessaire, pour ne pas créer l'intempérance.

III. Ether.

À l'intérieur. Dose : de 2 à 4 grammes.

Injections (Ortille et Verneuil).

Dose : de 1 gramme, pouvant être renouvelée s'il y a lieu.

IV. Essences. — Elles sont toutes fébrigènes quand on en porte les doses assez haut.

§ 50. GALACTOGÈNES.

Définition. — Moyens propres à augmenter ou à rétablir la sécrétion lactée.

Agents galactogènes. — Formulaire extra-médical d'une richesse suspecte. — Galega. — Applications topiques de feuilles de ricin. — Faradisation des seins.

Régime galactogène. — Bonne hygiène de la nourrice ; alimentation réparatrice, vie au grand air, boissons abondantes, sommeil suffisant. Ce régime est, à tout prendre, le moins infidèle des galactogènes. — Quand on veut rétablir un allaitement supprimé, la succion est l'auxiliaire obligé de l'emploi des galactogènes.

I. Galega (*Galega officinalis*).

Le *galega* ou rue de chèvre augmente manifestement la sécrétion lactée chez les vaches et les chèvres. Il y auráit lieu de l'essayer chez la femme.

II. Avoine.

L'avoine excite diverses sécrétions. La croyance très répandue en Bretagne, qu'elle est galactogène, a pour elle quelque vraisemblance.

III. Feuilles de ricin (Max William, Bouchut).

On prend une poignée de feuilles de ricin blanc (moins irritant que le ricin à tiges rouges) ; on la fait bouillir dans 6 à 8 pintes d'eau et on baigne les seins dans cette décoction pendant quinze ou vingt minutes. Cela fait, on applique sur les mamelles un cataplasme fait avec ces mêmes feuilles et on le laisse en place jusqu'à ce qu'il soit devenu sec. Ordinairement le résultat est obtenu au bout de quelques heures.

Ce moyen bizarre de rappeler le lait supprimé paraît avoir une certaine efficacité.

IV. Faradisation des seins (Aubert, Becquerel, Moutard-Martin).

Procédé de Moutard-Martin.

1° Appareil faradique de force modérée.

2° Conducteurs humides pour faire pénétrer le courant jusqu'à la glande mammaire.

3° Intermittences médiocrement rapprochées.

4° Éviter les muscles de la poitrine pour ne pas provoquer de contractions douloureuses.

5° Trois ou quatre séances de 10 à 20 minutes chaque (voir FORMULAIRE ÉLECTROLOGIQUE).

§ 51. HÉMOPOÏÉTIQUES.

Définition. — Médicaments qui agissent sur l'élément globulaire du sang dans le sens d'une multiplication des globules rouges.

Agents. — Ferrugineux, manganiques ; eaux minérales ferrugineuses et manganiques.

Indications. — Anémies de toute nature et de toute forme, et plus particulièrement chloro-anémie.

Régime hématopoïétique. — Alimentation substantielle et

tonique ; viandes noires, vin, analeptiques, — grand air, séjour à la campagne, exercice, distractions, voyages.

I. FERRUGINEUX.

I. Limaille de fer. — Dose : 5 à 50 centigrammes.

II. Fer réduit par l'hydrogène. — 5 à 50 centigr. dans du pain azyme. — Les dragées de Miquelard et Quévenne contiennent chacune 5 centigr. de ce fer.

III. Éthiops martial (oxyde ferroso-ferrique).

Opiat antichlorotique.

℞ Éthiops martial............................... 1 p.
  Poudre de cannelle........................... 1 p.
  Miel blanc .... 25 p.

5 grammes de cet opiat contiennent 20 centigr. d'éthiops martial.

IV. Eau rouillée.

On verse 1 litre d'eau chaude sur une poignée de pointes de Paris et on ajoute de l'eau, au fur et à mesure, jusqu'à ce que le liquide ait une teinte ocreuse caractéristique.

V. Carbonate de fer.

Pilules ferrugineuses de Blaud (Codex.)

℞ Sulfate de protoxyde de fer desséché
    et pulvérisé..................... 30 grammes.
  Carbonate de potasse pur et desséché. 30   —
  Gomme arabique.................... 5   —
  Eau.............................. 30   —
  Sirop simple..................... 15   —

On fait dissoudre la gomme et le sulfate ferreux dans l'eau additionnée de sirop ; on ajoute le carbonate ; on évapore jusqu'à consistance pilulaire. — Chaque pilule contient 20 centigr. de carbonate de fer. — Dose : 1 à 5.

Pilules de Vallet.

Formule analogue à celle de Blaud ; seulement l'intervention du miel et du sucre de lait rend plus stable le carbonate ferreux. Ces pilules, qui sont argentées, pèsent 25 centigr. — Dose : 2 à 6.

14.

VI. Pyrophosphate de fer.

On l'emploie sous forme de *pyrophosphate de fer citro-am-moniacal* du Codex; sel cristallisé, peu sapide, soluble dans l'eau.

Dose : de 10 à 50 centigr. dans l'eau qui sert aux repas.

VII. Perchlorures de fer.

1° *Perchlorure de fer* (solution officinale).

Elle contient, sur 100 p., 26 de perchlorure de fer anhydre et marque 30° à l'aréomètre de Baumé. — Dose : 10 à 30 gouttes dans de l'eau sucrée ou du lait qui masque assez bien sa saveur.

Le *sirop de perchlorure de fer* du Codex contient 10 centigr. de ce sel par cuillerée à bouche.

2° *Peroxychlorure de fer* de Béchamp. Dose : 20 à 40 gouttes. Peu atramentaire, non styptique.

VIII. Tartrate ferrico-potassique.

Eau ferrugineuse.

1 gramme de tartrate ferrico-potassique dans l'eau de table devant être consommée en un jour.

Pilules ferrugineuses de Mialhe.

℞ Tartrate ferrico-potassique....... 2 gr. 50 centigr.
Poudre de réglisse.............. q. s.
Sirop de gomme................. q. s.

Faites 10 pilules. — 1 à 4 par jour.

IX. Citrate de fer ammoniacal.

Sirop de citrate de fer (Codex).

Il contient 50 centigr. de ce sel par cuillerée à bouche.

Vin chalybé (Codex).

℞ Citrate de fer ammoniacal......... 2 grammes.
Vin............................ 300 —

Chaque cuillerée à bouche contient 10 centigr. de ce sel.

Eau ferrée gazeuse.

℞ Tartrate ferrico-potassique......... 1 gramme.
Bicarbonate de soude............... 5 grammes.
Eau 650   —
F. dissoudre et ajoutez.
Acide citrique..................... 5 grammes.

Eau ferrée gazeuse du Codex.

℞ Tartrate ferrico-potassique..... 15 centigrammes.
Eau gazeuse à 5 volumes........ 1 bouteille.

Eau ferrée gazeuse extemporanée (F.).

℞ Tartrate ferrico-potassique......... 2 grammes.

F. 10 paquets.
Dissolvez un paquet dans un peu d'eau et achevez de remplir le verre avec un siphon d'eau de seltz. — Dose : 2 à 5 paquets par jour.
Dose : 20 à 50 centigr.

X. **Protoiodure de fer.**

Pilules de Blancard.

Chacune contient 5 centigr. de protoiod. de fer.
Dose : 2 à 10.

Sirop de Dupasquier.

30 grammes de ce sirop représentent 20 centigr. de protoiodure de fer.

Eau iodo-ferrée gazeuse.

℞ Tartrate ferrico-potassique........ 1 gramme.
Iodure de potassium............... 1   —
Bicarbonate de soude............. 4 grammes.
Eau............................. 650   —

La solution opérée, on introduit dans la bouteille 5 grammes d'acide citrique et on bouche. — Par verrées, aux repas.

XI. **Lactate de fer.**

Dose : 10 à 50 centigr. sous forme de dragées ou de pastilles de chocolat contenant chacune 5 centigr. de lactate de fer.

Les dragées de Gélis et Conté, l'une des formes les plus usitées de ce médicament, contiennent chacune 5 centigr. de lactate de fer. — Dose 2 : à 5.

II. Manganiques.

Pilules de Blaud ferro-manganiques.

℞ Sulfate ferreux cristallisé et porphyrisé.   7 gr. 50.
Sulfate manganeux porphyrisé........   2   50.
Carbonate de soude cristallisé.........   12 —
Miel...............................   60 —
Eau.................................   q. s.

F. des pilules de 20 centigr. — Dose : 2 à 4 par jour.

III. Eaux minérales ferrugineuses.

I. Eaux ferrugineuses bicarbonatées (Pyrmont, Bussang, Orezza, etc.).

II. Eaux ferrugineuses sulfatées (Chateldon, Cheltenham, Spa, Forges, etc.).

III. Eaux ferrugineuses manganésiennes (Cransac, etc.). (Voir FORMULAIRE HYDROLOGIQUE.)

§ 52. HÉMORRHAGOGUES.

Définition. — Rappeler des hémorrhoïdes ou les faire naître de toutes pièces dans un intérêt de contrefluxion sanguine.

Agents hémorrhagogues. — Aloès, capsicum, tartre stibié en suppositoires.

Régime hémorrhagogue. — Nourriture très épicée ; bains de siège sinapisés ; équitation.

I. Aloès.

1° *Doses journalières* de 10 centigr. d'aloès prises le soir.

2° *Élixir de propriété de Paracelse* (teinture d'aloès, de myrrhe et de safran). Dose : 10 à 40 gouttes.

3° *Lavement d'aloès.*

℞ Aloès......................   50 centigr. à 1 gramme.
Savon médicinal.............   50 — à 1 —
Eau bouillante..............   100 grammes.

4° *Suppositoire aloétique* (Codex).

℞ Aloès.......................,....... 50 centigrammes.
Beurre de cacao................... 5 grammes.

5° *Mèches rectales aloétiques.*
Tremper des mèches dans de la teinture d'aloès et les introduire dans le rectum.

II. **Capsicum.**
Pilules de capsicum (Alègre).
Extrait aqueux de *capsicum annuum :* 80 centigr.
F. 4 pilules, 2 le matin, 2 le soir.
ou :

℞ Poudre de capsicum................... 1 gramme.

F. 5 pilules : 2 à 4.
III. **Tartre stibié.**

Suppositoire *émétisé* (Trousseau).

℞ Tartre stibié.................... 10 à 30 centigr.
Beurre de cacao................ 4 grammes.

Moyen très douloureux et dont l'action irritante n'est pas suf-
samment mesurable.

§ 53. HÉMOSTATIQUES.

Définition. — Agents qui, appliqués directement sur une
surface hémorrhagique, ou agissant par l'intermédiaire de l'absorption, ont pour effet d'arrêter les hémorrhagies.
Agents hémostasiques. — Froid. — Tanniques. — Chlorures
de fer. — Astringents. — Acides. — Ergot et ergotine. — Ma-
co. — Suc d'ortie. — Digitale. — Alcool. — Plomb.
Indication. — Hémorrhagies affranchies de la cause locale,
diathésique ou constitutionnelle qui les domine, et dont l'abondance est compromettante.
Régime hémostasique. — Repos. — Température fraîche. —
Aliments froids n'excitant pas la circulation.

I. TANNIQUES.

I. Tannin.

Dose de 50 centigr. à 1 ou 2 grammes en pilules plutôt que potion, à raison de sa saveur styptique.

II. Acide gallique (Gardner, Holden).

Dose : 50 centigr. à 1 gramme.

Potion à l'acide gallique.

℞ Acide gallique............... 50 centigrammes.
Eau........................ 120 grammes.
Sirop de ratanhia............ 30 —

Chaque cuillerée à bouche contient 5 centigr. d'acide lique.

III. Écorce de chêne (tan).

Usage externe comme hémostatique astringent.
Dose : décoction à 30 p. 1000.

IV. Cachou.

Dose : 2 à 4 grammes.
Formes. — Alcoolé du Codex (au 5ᵉ). — Sirop de cachou Codex (50 centigr. par cuillerée à bouche). — Tisane (10 p. 1

V. Sang-Dragon.

Dose : 1 à 8 grammes.

VI. Monésia.

Extrait de monésia : 2 à 8 grammes.
Sirop de monésia (Codex) : 50 centigr. par cuillerée à bou

II. CHLORURES DE FER.

I. Perchlorure de fer (solution neutre à 30° B.).

Dose : 20 à 50 gouttes dans une potion de 120 grammes dans un verre d'eau convenablement édulcorée.

II. Peroxychlorure de fer (Béchamp).

Mêmes doses.

III. RATANHIA.

1° *Poudre.* — 1 à 4 grammes.
2° *Tisane.* — Décoct. avec 20 p. 1000.
3° *Lavement.* — 25 p. 250.

Potion astringente du Codex.

℞ Extrait de ratanhia..............   5 grammes.
  Eau commune.................... 100   —
  Sirop de coings.................   50   —

IV. ACIDES MINÉRAUX.

I. Limonade sulfurique.

2 grammes d'acide sulfurique pur (D. 1,84), marquant 66° B.
our 900 grammes d'eau édulcorée avec 100 grammes de
irop de fruits.

A prendre par verrées.

On peut remplacer l'acide sulfurique par la *liqueur acide de
aller*, mélange à parties égales d'alcool et d'acide sulfurique.
Dose : 4 p. 1000.

II. Limonade azotique.

2 grammes d'acide azotique pur à 1,42 de densité pour 1 litre
eau édulcorée.

III. Limonade chlorhydrique.

4 grammes d'acide chlorhydrique à 22° B. pour 900 grammes
eau (et 100 grammes de sirop de fruits acides (à préférer
and on donne du perchlorure de fer).

IV. Limonade phosphorique.

2 grammes d'acide phosphorique pur à 1,45 de densité pour
0 grammes d'eau et 100 grammes de sirop acide.

V. ERGOT ET ERGOTINE.

Seigle ergoté.

Dose : 1 à 2 grammes.

II. Ergotine.

Dose : 50 centigr. à 1 gramme.

njection d'ergotine (Yvon). Chaque gramme de la solution
rgotine de Yvon représente les principes actifs de 1 gramme
rgot de seigle.

VI. MATICO.

nfusé refroidi, de 10 à 20 grammes de feuilles de matico pour
itre.

xtrait. — Dose : 2 à 4 grammes.
Poudre. — 2 à 8 grammes.

Pilules d'ergotine et de matico (F.).

℞ Ergotine............................... 1 gramme.
   Extrait de matico..................... 1   —

F. 10 pilules. — 4 à 10 dans les vingt-quatre heures.

VII. Ortie brûlante.

Pour préparer le suc d'ortie, on humecte d'eau les feuilles fraîches de l'ortie ; on les pile et on fait prendre 30 à 80 grammes de ce suc, c'est-à-dire de 2 à 8 cuillerées à bouche par jour. On répète cette dose si l'hémorrhagie ne s'arrête pas (Ginestet).

VIII. Balsamiques.

I. Essence de térébenthine.

Dose : 4 à 10 grammes.

Potion à l'essence de térébenthine.

℞ Essence de térébenthine.......... 10 grammes.
   Mucilage......................... q. s.
   Eau.............................. 200 grammes.
   Essence de girofle............... 5 gouttes.

1 cuillerée toutes les deux heures.

Émulsion térébenthinée (Carmichaël).

℞ Essence de térébenthine.......... 16 grammes.
   Jaune d'œuf...................... Nᵒ 1.

Mêlez, ajoutez :

   Émulsion d'amandes............... 125 grammes.
   Sirop d'écorce d'orange.......... 64   —
   Essence de cannelle.............. 4 gouttes.

II. Baume de copahu.

Sous forme de potion de Choppart.

Potion de Choppart.

℞ Baume de copahu.................. 60 grammes.
   Alcool à 80º..................... 60   —
   Sirop de baume de Tolu........... 60   —
   Eau distillée de menthe poivrée... 120   —
   Alcool nitrique.................. 8   —

Dose : 1 à 4 cuillerées à bouche.

IX. Digitale.

Méthode de Trousseau.

℞. Poudre de digitale............... 8 grammes.
Faire infuser dans :

    Eau............................. 250   —
    Sirop simple.................. 50   —

Par cuillerées à bouche, d'heure en heure, dans les métrorrhagies. — Dose très élevée; en surveiller les effets.

X. Ipéca.

Dose vomitive d'ipéca dans l'hémoptysie (Voy. Vomitifs). (Trousseau et Peter.)

XI. Plomb.

Acétate de plomb : 20 à 40 centigr. pendant deux jours contre l'hémoptysie (Sirus Pirondi). Surveiller avec soin les gencives pour y surprendre les moindres traces de liséré de Burton.

XII. Alcooliques.

I. *Eau-de-vie* (Charrier). — Doses successives jusqu'à un commencement d'ébriété (métrorrhagies).

II. *Teinture de cannelle* (Tanner).

Prendre, toutes les six ou huit heures, 4 grammes d'alcoolé de cannelle dans de l'hydrolat de cannelle.

XIII. Froid.

1° Lotions, injections et applications froides.

2° Traitement de Borsieri contre les hémoptysies : 1 verre d'eau glacée toutes les deux heures; diète.

3° Réfrigération par aspersion d'éther sur la poitrine dans l'hémoptysie (Voillemez), sur le ventre dans la métrorrhagie (Griffiths).

§ 54. IOCRATIQUES.

Définition. — Les *iocratiques* (de ἰός, venin ; κρατέω, domi-ner), sont des agents de neutralisation des venins, sur place ou après leur pénétration dans l'économie.

Agents. — Ammoniaque. — Phénol. — Opium. — Iode. — Guaco. — Cédron. — Arsenic.

Régime de la médication. — Stimulants alcooliques et opia-cés. — Exciter les sécrétions, notamment la sécrétion sudo-rale. — Marche forcée.

I. **Ammoniaque.**

Potion ammoniacale.

℞ Ammoniaque liquide à 22°.......... 30 gouttes.
Eau distillée de mélisse........... 120 grammes.
Sirop simple....................... 30 —

Une cuillerée de 10 minutes en 10 minutes.

On peut remplacer l'ammoniaque par l'*eau de Luce*, mélange d'ammoniaque, de mastic, d'alcool, d'essence de lavande et d'huile volatile de succin.

J'ai proposé d'associer l'ammoniaque et l'alcool dans les deux formules suivantes :

1° 2 gouttes d'ammoniaque ou d'eau de Luce par petit verre (ou 15 grammes) de rhum ou de cognac ; on donne cette dose toutes les cinq minutes d'abord, puis toutes les dix minutes, tous les quarts d'heure, jusqu'à production d'effets suffisants.

2° Dans les cas plus légers, on peut recourir à la potion sui-vante :

Potion iocratique. (F.)

℞ Ammoniaque à 22°................. 20 gouttes.
Sirop d'opium...................... 30 grammes.
Cognac............................. 60 —
Madère............................. 120 —

A prendre par cuillerées.

II. **Guaco.**

Le guaco (*Mikania guaco*) s'emploie en infusion (30 p. 1000) et en teinture alcoolique au 8°. La teinture est à peu près réservée pour l'usage externe. Il y aurait lieu d'essayer cette préparation à l'intérieur dans le traitement des morsures venimeuses, l'action de l'alcool étant à rechercher dans ce cas.

III. Cédron.

La poudre de graine de cédron (*Simaba cedron*) se donne à a dose de 20 à 30 centigr. délayée dans de l'eau-de-vie.

IV. Moyens locaux de destruction des venins.

1° *Action locale de l'ammoniaque ou de l'eau de Luce.*

2° *Solution de Rodet.*

℞ Perchlorure de fer.................   8 grammes.
  Acide citrique.....................   8   —
  Acide chlorhydrique................   8   —
  Eau................................ 50   —

3° *Solution de Viaud-Grand-Marais.*

℞ Acide phénique.........................   2 p.
  Alcool................................   1 p.

On peut combiner ces moyens avec l'application de ventouses, la ligature, etc.

Pour appliquer ces solutions, on débride s'il y a lieu, et on introduit quelques gouttes, à l'aide d'un pinceau ou d'un petit entonnoir en verre à tube très étroit.

§ 55. LICHÉNOGÈNES.

Définition. — Médicaments qui, appliqués à la peau, y produisent une éruption papuleuse analogue au lichen.

Agents lichénogènes. — Ortie. Processionnaires. Amiante.

Indications. — Moyen de contrefluxion sanguine et nerveuse; éruption artificielle suppléant, dans une certaine mesure, une éruption rétrocédée.

I. Ortie (*Urtica urens*).

On fait un balai de feuilles de petite ortie et l'on fustige la partie sur laquelle on veut développer des papules ortiées.

II. Processionnaire (*Bombyx processionnea*). — Les fragments des nids de ces chenilles contiennent des poils qui produisent sur la peau une éruption papuleuse.

III. Amiante. — L'amiante en poudre détermine, par frictions, et d'une manière mécanique, une éruption papuleuse qui pourrait être utilisée au même titre que celle qui est produite par les deux substances précédentes.

§ 56. PARASITICIDES.

Définition. — Agents qui détruisent les parasites végétaux ou animaux : entozoaires, épizoaires, dermaphytes, microzoaires, microphytes.

Agents parasiticides. — Invisquants (sucre, corps gras, glycérine). Parasitoxiques communs et spéciaux (arsenicaux, mercuriaux, sulfureux, essences, produits pyrogénés, plantes diverses).

Régime de la médication. — Il se règle d'après les conditions de l'état général qui accompagnent l'agression parasitaire : le lymphatisme, le nervosisme et l'appauvrissement de la nutrition en sont le cachet habituel et commandent une hygiène appropriée.

I. LOMBRICIDES.

I. Mousse de Corse.

Dose : 10 à 30 grammes.

1° Poudre de mousse de Corse : 5 à 10 grammes.

2° Infusion dans du lait : 10 p. 500.

3° Sirop au 5° : 1 à 2 cuillerées par jour.

4° Gelée du Codex (au quart) : 40 à 100 grammes.

5° Lavement : infusion de 10 à 30 grammes.

II. Semen-contra.

1° Poudre. — Dose : 1 à 5 grammes.

2° Dragées : 2 à 10 grammes.

3° Sirop de semen-contra du Codex :

℞ Semen-contra.................... 100 grammes.
   Eau bouillante.................... 1000 —

On fait une colature et on ajoute 190 grammes de sucre pour 100 grammes de celle-ci. Chaque cuillerée contient à peu près les principes actifs de 1 gr. 50 centigr. de semen-contra.

Dose : 1 à 4 cuillerées à bouche.

4° Santonine. — Dose : de 25 milligr. à 15 centigr.

Biscuits de santonine (Jeannel).

Chaque biscuit renferme 5 centigr. de santonine.

Les tablettes du Codex ne contiennent que 1 centigr. de cette substance.

III. **Aurone mâle.**

Tisane par infusion : 10 p. 1000.

IV. **Tanaisie.**

Infusion d'une poignée de sommités fleuries de tanaisie dans 250 grammes de lait.

V. **Absinthe.**

Tisane par infusion : 4 à 8 grammes p. 1000.

Lavement d'absinthe (même formule).

VI. **Lombricides composés.**

1° *Espèces anthelminthiques*, composées de parties égales de feuilles et de fleurs de tanaisie, d'absinthe, de capitules de camomille romaine, de semences de semen-contra.

Tisane : 10 à 20 p. 1000.

2° *Sirop de Boulay.*

Ce sirop contient de la mousse de Corse, de l'angélique et du séné.

1 cuillerée à bouche pour les enfants de 2 à 4 ans, pendant trois jours consécutifs.

3° *Sirop vermifuge de Cruveilhier.*

Mélange, à parties égales, de follicules de séné, de rhubarbe, de semen-contra, d'aurone, de mousse de Corse, de tanaisie, d'absinthe.

1 cuillerée à bouche le matin, pendant trois jours.

4° *Café vermifuge à la suie* (Trousseau).

℞ Café torréfié en poudre.............. 10 grammes.
 Suie tamisée....................... 5 à 10 —
 Eau bouillante..................... 60 —

Laissez infuser une heure, passez et ajoutez :
 Sirop d'armoise composé........... 40 —

Mêlez. A prendre en quatre fois.

II. Oxyuricides.

I. Sucre.

Lavement contre les oxyures (Debout).

On prépare ce lavement en mettant 5 ou 6 gros morceaux de sucre dans un verre d'eau. Il vaut mieux employer de l'eau tiède pour que la conservation du lavement soit assurée. Chez l'adulte on peut ajouter, dans ce but, quelques gouttes de laudanum.

II. Corps gras.

1° Injections rectales d'huile de ricin pure contre les oxyures (se servir d'une seringue à oreilles).

2° Suppositoires de beurre de cacao.

3° Onctions huileuses contre ces épizoaires.

III. Glycérine.

Lavement de glycérine contre les oxyures.

℞ Glycérine pure................. 30 à 50 grammes.
 Eau............................ 150   —

Un mélange sirupeux d'eau et de glycérine, à parties égales, peut servir pour des injections rectales dans le cas d'oxyures.

IV. Iodhydrargyrate de potasse.

Lavement contre les oxyures (Trousseau).

℞ Bi-iodure de mercure.......... 1 centigramme.
 Iodure de potassium.......... 10 centigrammes.
 Eau distillée................ 100 grammes.

On triture les deux sels ensemble; on ajoute quelques gouttes d'eau; le bi-iodure de mercure se dissout dans l'iodure de potassium avec décoloration. On ajoute le reste de l'eau. Deux lavements par jour, un le matin, l'autre le soir.

V. Aloès.

Lavement d'aloès.

℞ Aloès.......................... 1 gramme.
 Jaune d'œuf..................... N° 1.
 Décoction d'absinthe............ 250 grammes.

S'il s'agit d'un enfant, on prescrit une dose de 20 à 50 centigrammes.

Suppositoire d'aloès.

℞ Aloès.................... 20 à 50 centigrammes.
　Beurre de cacao.......... 4 grammes.

F. un suppositoire.

VI. Kousso.

Lavement au kousso (Hannon).

　Kousso............................ 1 gramme.
F. infuser dans :
　Eau................................ 90 grammes.

III. TÆNICIDES.

I. Kousso.

Mode d'emploi.

1° Digestion pendant trois heures, de 20 à 30 grammes de kousso.

2° L'infusion et le marc sont avalés en deux ou trois fois.

3° La veille, le malade n'aura pris qu'un léger potage, et le soir, en se couchant, une tasse d'infusion de camomille ou de germandrée (Trousseau et Réveil).

4° On ne doit pas boire après l'emploi du kousso, mais sucer simplement, si la soif est vive, un peu de jus de citron et se gargariser à l'eau froide pour diminuer l'astriction que laisse le passage du kousso.

5° Trois ou quatre heures après, emploi de l'huile de ricin à la dose de 30 à 40 grammes.

6° Dès que le tænia commence à être expulsé, faire coucher le malade en décubitus latéral droit, et enrouler ensuite le parasite sur un bâtonnet, sans exercer sur lui de tractions qui en amèneraient la rupture.

7° Développer le tænia dans l'eau et constater minutieusement son intégrité.

II. Écorce de grenadier et pelletiérine.

1° *Poudre d'écorce de grenadier :* 5 à 20 grammes.
2° *Extrait alcoolique de racine de grenadier :* 5 à 20 grammes.

Potion de Deslandes.

℞ Extrait alcoolique de racine de grenadier. 24 grammes.
　Eau de menthe...................... 60 　—

> Hydrolat de tilleul................... 60 grammes.
> Suc de citron...................... 60 　—

A prendre en quatre fois, à 1 heure d'intervalle.

Apozème tænifuge.

℞ Écorce sèche de racine de grenadier... 60 grammes.

F. macérer pendant douze heures dans :

> Eau............................ 750 　—

Réduisez à 500 grammes.

Prendre en trois fois, à une demi-heure d'intervalle.

Jeannel préfère l'écorce fraîche à l'écorce sèche. Dans ce cas la dose est de 120 grammes pour 500 grammes d'apozème, sans macération préalable.

3° *Tannate de pelletiérine.*

Dose pour l'adulte : 40 à 50 centigr.

Le médicament se prend à jeun le matin en une seule fois, le dernier repas de la veille ayant consisté en lait et en pain. Un quart d'heure après l'ingestion de ce sel, on prescrit un purga-tif composé de 30 grammes de teinture de jalap composée et de 30 grammes d'huile de ricin, ou bien de 45 grammes de sulfate de soude.

III. Fougère mâle.

1° *Poudre de rhizome :* 4 à 6 grammes.

Se prend délayée dans 125 grammes à 180 grammes d'eau.

2° *Extrait de fougère :* 2 à 4 grammes en quatre fois.

IV. Semences de citrouilles.

℞ Semences de citrouilles......... 100 grammes.

Enlevez la première enveloppe et l'amande. Mêlez la seconde enveloppe pellucide, verdâtre, à du sucre pour en faire une pâte (Heckel).

V. Formules composées.

Remède de madame Nouffer.

On avale 12 grammes de poudre de fougère dans 180 grammes de tilleul. On prend ensuite 40 centigr. de calomel, 50 centigr. de scammonée et 30 centigr. de gomme-gutte en quatre bols séparés les uns des autres par des intervalles d'un quart d'heure.

Capsules de Créquy.

℞ Huile éthérée de fougère mâle...... 8 grammes.
 Calomel........................... 80 centigr.

En 16 capsules. A jeun, une capsule de 5 en 5 minutes.

IV. ÉPIZOÏCIDES.

I. Sulfureux.

Pommade d'Helmerich.

℞ Fleur de soufre...................... 20 grammes.
 Carbonate de potasse............... 10 —
 Axonge............................. 30 —

Pommade d'Helmerich modifiée (Hardy).

℞ Soufre sublimé...................... 2 grammes.
 Sous-carbonate de potasse.......... 1 —
 Axonge............................. 12 —

Pommade d'Helmerich modifiée (Bourguignon).

 Glycérine.......................... 200 grammes.
 Gomme adragante.................. 1 —
 Sous-carbonate de potasse......... 50 —
 Soufre bien broyé................. 100 —
 Essence de lavande, de menthe.......... ⎫
 — de giroflée, de cannelle.......... ⎭ ãã 1

Traitement extemporané de la gale.

1° Frictionner rudement toute la surface du corps, sauf la tête, avec du savon noir pendant une demi-heure.

2° Donner un bain tiède d'une heure pour ramollir, gonfler l'épiderme et entr'ouvrir les sillons dans lesquels les acarus sont logés.

3° Faire faire une friction rude et générale avec une pommade sulfureuse, le plus habituellement avec la pommade d'Helmerich.

Hardy recommande de faire sur la peau, préalablement ramollie et nettoyée par un bain, deux frictions, une le soir, l'autre le matin : le soir le malade prend un bain et la guérison est le plus habituellement complète.

II. Mercuriaux.

1° *Pommade contre les poux* (Jeannel).

℞ Stéarate de bioxyde de mercure...... 1 gramme.
Axonge benzoïnée.................. 20 grammes.

2° *Lotions de sublimé.*

℞ Deutochlorure de mercure.......... 2 grammes.
Eau............................... 1 litre.

3° *Onctions mercurielles.*

III. Aromatiques.

1° *Huile de cade.*

Application, sur la peau à l'aide d'une barbe de plume, pour combattre la gale (Serre, d'Alais).

2° *Styrax.*

Pommade de styrax contre la gale.

℞ Styrax.......................... 30 grammes.
Huile d'olive.................... 15   —

5 grammes pour une friction. Au bout de douze ou de vingt-quatre heures, on fait une nouvelle friction ; on donne un bain avant les frictions et un autre deux jours après.

3° *Pétrole.*

Lotion d'Hebra contre la gale.

℞ Huile de pétrole................. 60 grammes.
Alcool à 90°...................... 60   —
Baume du Pérou.................... 8   —
Essence de romarin........ ⎫
Essence de lavande........ ⎬ ãã   3   —
Essence de citron.......... ⎭

On emploie 70 grammes pour une friction générale.

Traitement de Morrisson.

Deux frictions générales par jour à l'aide d'un peu d'huile de pétrole sur un morceau de flanelle. Se rhabiller promptement. Les frictions à l'aide du pétrole doivent être pratiquées de jour à cause de l'inflammabilité extrême de ce produit.

4° *Benzine.*

Pommade de Lambert contre la gale.

℞ Benzine.............................. 60 grammes.
  Axonge............................... 250   —

Barth recommande l'emploi de la benzine pure. On frotte les malades avec un linge sec et, lorsque la peau est rubéfiée, on y applique la benzine. Les malades éprouvent une forte sensation de brûlure à l'endroit occupé par les vésicules.

Au bout d'une heure, celles-ci sont flétries, la guérison est complète et les malades terminent leur traitement par un bain.

Benzine contre la lucilia hominivorax.

On imbibe de benzine des bourdonnets de coton et on les place à l'ouverture des narines.

Benzine contre la trichinose.

10 gouttes de benzine toutes les trois heures dans une infusion de menthe. Ne pas dépasser 40 gouttes (H. Rodet).

La benzine peut se donner en *capsules*. La forme d'émulsion est préférable. Il faut, pour l'usage interne, employer la benzine pure, retirée de la distillation de l'acide benzoïque.

5° *Staphysaigre.*

Pommade de Guibourt contre les poux.

℞ Poudre de staphysaigre...................... 1 p.
  Axonge .... 3 p.

6° *Pyrèthre.*

On peut, dans la pommade de Guibourt, remplacer la staphysaigre par la même quantité de poudre de pyrèthre.

V. Dermaphyticides.

I. **Mercuriaux.**

Méthode de Bazin contre le favus.

1° Épiler avec des pinces. La veille de cette opération, on sectionne les cheveux et on applique de l'huile de cade sur les croûtes.

2° Lotionner les plaques deux fois par jour avec une solution de sublimé contenant 1 gramme pour 500, c'est-à-dire deux fois plus forte que la liqueur de van Swieten.

3° Au bout de trois ou quatre jours, onctions avec la pommade suivante :

℞ Turbith minéral.......................... 1 gramme.
   Glycérine................................ 5   —
   Huile d'amandes douces................ 5   —
   Axonge................................. 45   —

On peut, sans changer le fond de cette médication, employer, au lieu de mercuriaux, d'autres parasiticides : des sulfureux, de la créosote, du goudron, de l'essence de térébenthine, du phénol.

Pommade Maître contre la mentagre.

℞ Oxyde rouge de mercure.................. 1 p
   Précipité blanc........................ 1 p.
   Sulfate de cuivre...................... 1 p.
   Pommade rosat......................... 15 p.

On épile, puis on applique la pommade.

II. **Araroba** (*Po di Bahia*).

Contre l'herpès circiné (Da Silva Lima et Palasne Champeaux).

1° *Méthode brésilienne :* Frictions sur la plaque avec une éponge imbibée de vinaigre ; application d'un magma d'araroba et de vinaigre ; lotions le lendemain avec eau tiède ; nouvelle application jusqu'à guérison.

2° *Méthode annamite :* Frictions avec du vinaigre fort ; saupoudrer à la houppe avec l'araroba ; lavage savonneux le lendemain.

3° *Méthode mixte :* Mélange de poudre de charbon et d'araroba à parties égales.

Palasne-Champeaux donnait la préférence à la première méthode. La poudre d'araroba ayant une action très irritante sur les muqueuses doit être maniée avec précaution.

III. Acide chrysophanique.

Contre l'herpès tonsurans et le pityriasis versicolor (Walter Smith).

℞ Acide chrysophanique........ 50 centigr. à 1 gramme.
   Eau............................... 250 gr.

Tâter la susceptibilité de la peau par des doses faibles.

§ 57. PHLOGOGÉNÉTIQUES.

Définition. — Agents qui, portés au contact des tissus, y suscitent une inflammation artificielle qui se substitue à une inflammation préexistante.

Agents. — Tous les agents irritants : azotate d'argent, chlorure de sodium, iode, etc.

Indications. — Modifier une surface suppurante ou en état de blennorrhée ou d'hypercrinie séreuse.

I. PHLOGOGÉNÉTIQUES DE LA PEAU.

(Voy. ECTHYMOGÈNES, ECZÉMOGÈNES, VÉSICANTS.)

II. PHLOGOGÉNÉTIQUES DES MUQUEUSES. -

Directs ou topiques.

I. *Collyres.*

1° *Azotate d'argent.*

Collyres (Deval).

N° 1 : 1 gramme par 8 d'eau distillée.
N° 2 : 3   —   par 8   —
N° 3 : 1   —   par 1   —

A n'employer que dans les conjonctivites purulentes.

2° *Chlorure de sodium* (Tavignot).

Collyres contenant de 1 à 3 p. 30.

3° *Ammoniaque.*

Collyre gazeux de Leayson.

Vapeurs se dégageant d'un flacon contenant de la chaux, du chlorhydrate d'ammoniaque, de la cannelle et de l'essence do girofle.

II. *Injections uréthrales.*

Injection abortive (Ricord).

℞ Azotate d'argent cristallisé.....   50 centigrammes.
Eau distillée..................   100 grammes.

III. *Injections intestinales.*

Lavement à l'azotate d'argent (Délioux).

℞ Blanc d'œuf...................... N° 1.
Eau distillée.................... 250 grammes.

On dissout et on filtre à travers un linge.

Azotate d'argent................ 10 à 30 centigr.

Dissolvez dans un peu d'eau distillée, ajoutez :

Chlorure de sodium...... 10 à 30 centigrammes.

Se servir d'une seringue en verre.

IV. *Injections vésicales.*

℞ Azotate d'argent.............. 30 centigrammes.
Eau........................ 100 grammes.

III. Phlogogénétiques des séreuses.

I. Iode.

I. *Injection pour les kystes synoviaux.*

Teinture d'iode............................. 1 p.
Eau..................................... 2 p.

II. *Injection pour l'hydrocèle* (Velpeau).

℞ Teinture d'iode.............. 30 à 50 grammes.
Iodure de potassium......... 2 —
Eau........................ 100 —

III. *Injection pour l'hydrocéphalie et l'hydrorachis.*
1° Hydrocéphalie.

Injection de Brainard.

℞ Iode........................ 60 centigr.
Iodure de potassium.......... 1 gr. 80 centigr.
Eau........................ - 30 grammes.

Ces doses peuvent être considérées comme trop fortes.
2° Hydrorachis.

Injection de Brainard.

℞ Iode.................... 25 milligr. à 20 centigr.
Iodure de potassium..... 5 à 30 centigr.
Eau.................... 30 grammes.

Le liquide est laissé dans la poche séreuse.

Injection de Velpeau.

℞ Teinture d'iode............................. 1 p.
  Eau....................................... 2 p.

On ne laisse séjourner le liquide qu'une minute.
IV. *Injection pour l'ascite.*

℞ Teinture d'iode.............   25 à 30 grammes.
  Iodure de potassium.........   2 à   4   —
  Eau distillée............... 200 à 250   —

On injecte 15 à 30 grammes de cette solution. Au bout de 4 à 5
minutes on laisse écouler le liquide.
V. *Injection pour l'hydropéricarde* (Aran).

℞ Teinture d'iode:.................... 50 grammes.
  Iodure de potassium................   1   —
  Eau................................ 50   —

Évacuer au bout de quelques minutes la plus grande quantité
de liquide que l'on peut. Doses trop fortes.
VI. *Injection pour les hydarthroses* (Boinet).

℞ Teinture d'iode du Codex........... 30 grammes.
  Eau distillée...................... 30   —
  Iodure de potassium................   2   —

On injecte 20 à 30 grammes de ce mélange; au bout de 3 ou
4 minutes on laisse écouler le liquide.
II. Alcool.
Injection dans l'hydrocèle (Dupierris).
On retire complètement le liquide et on injecte dans la poche
8 grammes d'alcool concentré. — Vyterhoeven se contente de
faire couler quelques gouttes d'alcool par la canule du trocart.

§ 58. PURGATIFS.

Définition. — Agents qui produisent une hypersécrétion des
andules de l'intestin et des glandes annexes et excitent en
même temps les contractions intestinales.
Agents purgatifs. — Ces médicaments, extrêmement nom-
ux, peuvent être groupés méthodiquement de la manière

suivante : 1° purgatifs alcalino-salins ; 2° purgatifs salés ; 3° purgatifs antimoniaux ; 4° purgatifs mercuriels ; 5° purgatifs huileux ; 6° purgatifs colocynthiques ou du type de la coloquinte ; 7° purgatifs résineux ; 8° purgatifs sucrés ; 9° purgatifs acidules ou tempérants ; 10° purgatifs hypercinétiques ou convulsivants. Un certain nombre de préparations, d'un usage très fréquent, présentent réunis plusieurs de ces purgatifs.

Indications : Exonérer l'intestin ; — produire une fluxion sur le système porte ; — modifier les sécrétions intestinales.

I. Purgatifs alcalino-salins.

I. Sodiques.

I. *Sulfate de soude.*

Doses : 30 à 60 grammes.

Formes : Dissolution dans du bouillon aux herbes, — dans de l'eau édulcorée avec du sirop de groseilles, — dans de l'eau gazeuse (dissoudre le sel dans un demi-verre d'eau, compléter 1 verre à l'aide d'eau de seltz.)

II. *Sulfovinate de soude.*

Doses : 20 à 25 grammes.

Formes : Eau sucrée, — eau de seltz, — eau édulcorée au sirop de cerises ou de framboises.

III. *Phosphate de soude.*

Doses : 20 à 60 grammes.

Formes : les mêmes que pour le sulfate de soude.

IV. *Tartrate de soude.*

Dose : 20 à 30 grammes.

Formes : Eau édulcorée par un sirop de fruits, — eau de selz artificielle, — eau édulcorée avec du sucre frotté sur du zeste frais d'oranges ou de citrons.

V. *Tartrate double de potasse et de soude* (Sel de Seignette.)

Doses : 30 à 40 grammes.

Formes : Eau sucrée, — eau édulcorée avec un sirop de fruits — bouillon aux herbes, — hydrogala sucré.

II. Potassiques.

I. *Sulfate de potasse (Sel de duobus).*

Doses : 15 à 30 grammes.

Formes : selles du sulfate de soude.

Dangereux ; doit être remplacé par le sulfate de soude.

II. *Tartrate neutre de potasse.*

Doses : 20 à 30 grammes.

Formes : celles du tartrate de soude et du sel de Seignette (voir plus haut).

III. *Tartrate acide ou bitartrate de potasse.*

Doses : 20 à 30 grammes.

Formes : celles du tartrate neutre.

IV. *Tartrate borico-potassique* (crême de tartre soluble).

Doses : 20 à 30 grammes.

Formes : comme pour le tartrate neutre de potasse.

Formules :

Limonade de crême de tartre du Codex.

♃ Crême de tartre soluble............	20	grammes.
Eau bouillante....................	900	—
Sirop de sucre...................	100	—

Il vaut mieux remplacer le sirop de sucre par un sirop de fruits.

Eau laxative de Corvisart.

♃ Crême de tartre.................	30	grammes.
Émétique.......................	25	milligr.
Eau sucrée.....................	1000	grammes.

1 verre toutes les deux heures.

III. **Magnésiques.**

I. *Magnésie calcinée.* -

Doses : 6 à 10 grammes.

Formes : Eau sucrée, — lait.

Formules :

Médecine de magnésie de Mialhe.

♃ Magnésie calcinée.................	8	grammes.
F. bouillir, dans un poêlon d'argent, dans :		
Eau..........................	40	—
Passer à l'étamine. Ajouter :		
Sucre.........................	50	—
Eau de fleurs d'oranger............	10	—

Lait de magnésie.

℞ Magnésie calcinée...................... 10 grammes.
 Eau (ébullition)....................... 80 —
 Sucre.................................. 30 —
 Eau de fleurs d'oranger................ 10 —

II. *Hydrocarbonate de magnésie* (magnésie blanche).

Doses : 5 à 10 grammes.

Formes : Eau sucrée.

III. *Bicarbonate de magnésie (fluid magnesia).*

C'est du carbonate de magnésie maintenu en dissolution par l'acide carbonique.

IV. *Sulfate de magnésie.*

Doses : 30 à 45 grammes.

Formes : Eau, — bouillon aux herbes, — ébullition courte avec 10 grammes de café ou 10 centigr. de tannin par 30 grammes de sel pour lui enlever une partie de sa saveur salée et amère.

V. *Acétate de magnésie.*

Doses : 15 à 30 grammes.

Forme : Eau édulcorée.

VI. *Tartrate neutre de magnésie.*

Doses : 15 à 30 grammes.

Peu employé.

VII. *Tartrate acide de magnésie.*

Doses : 20 à 30 grammes.

Formes : celles du bitartrate de potasse.

VIII. *Borotartrate de potasse et de magnésie* (crème de tartre soluble de magnésie).

Doses : 20 à 30 grammes.

Formes : celles de la crème de tartre soluble.

Formules :

Limonade de Garnier.

℞ Borotartrate de potasse et de magnésie 30 grammes.
 Acide citrique......................... 2 —
 Sirop aromatisé au citron.............. 60 —
 Eau.................................... 300 —

IX. *Citrate de magnésie.*

Doses : 30 à 50 grammes.

Formes : Limonade.

Formules :

Limonade magnésienne à 30 grammes.

℞ Hydrocarbonate de magnésie........   12 grammes.
  Acide citrique cristallisé..........   11   —

Limonade magnésienne à 50 grammes.

℞ Hydrocarbonate de magnésie........   24 grammes.
  Acide citrique cristallisé..........   21   —

Limonade magnésienne (du Codex).

℞ Acide citrique...................   30 grammes.
  Hydrocarbonate de magnésie.......   18   —
  Eau...........................   300   —
  Sirop de sucre...................   100   —
  Alcoolat de zeste de citron.........   1   —

On fait dissoudre dans l'eau l'acide citrique, on ajoute le carbonate de magnésie, on filtre la solution dans la bouteille contenant le sirop aromatisé. — Pour rendre cette limonade gazeuse, on remplace 4 grammes de magnésie blanche par 4 grammes de bicarbonate de soude.

II. Purgatifs salés.

1. Chlorure de potassium.
Dose : 30 grammes. Peu usité, suspect.
II. Chlorure de sodium.
Dose : 30 grammes.
Formes : Bouillon aux herbes, — eau de seltz.
Formules :

Bouillon salé.

Chlorure de sodium...............   30 grammes.
Bouillon de veau.................   500   —

Lavement salé.

℞ Chlorure de sodium............   30 à 50 grammes.
  Eau..........................   500   —

III. Purgatifs antimoniaux.

Tartre stibié.

Dose : 5 centigr.

Forme : Dissolut. dans un litre de petit lait, d'eau d'orge.

IV. Purgatifs mercuriels.

Calomel.

Doses : 50 centigr. à 1 gramme.

Forme : En suspension, — en pilules.

V. Purgatifs huileux.

I. Huile d'olive.

Doses : 30 à 60 grammes.

Formes : Par la bouche, pure ou émulsionnée — en lavement.

II. Huile d'amandes douces (*Amygdalus communis*).

III. Huile de colza (*Brassica oleracea*).

IV. Huile d'arachides (*Arachis hypogea*).

V. Huiles de noix et de noisettes.

VI. Huile de faîne.

VII. Huile de ricin.

Doses : 10 à 40 grammes.

Formes : Suspension dans un bouillon, — en émulsion, — en nature, — enrobage dans du pain azyme, — sous forme de graine de ricin (1 seule graine).

VIII. Huile de croton.

Doses : 1 à 3 gouttes.

Formes : Incorporée à de la mie de pain, — mélangée à l'huile de ricin et sous forme de capsules.

Potion purgative d'Hufeland.

℞ Huile de croton.................... 2 à 3 gouttes.
　Jaune d'œuf...................... N° 1.
　Hydrolat de menthe............... 125 grammes.
　Sirop simple..................... 30　—

IX. **Huile d'épurge.**

Doses : 3 à 15 gouttes.

Forme : Remplacer l'huile de croton par l'huile d'épurge dans la potion d'Hufeland.

X. **Huile de jatrophas curcas.**

Doses : 3 à 6 gouttes.

Forme (voy. *Huile de croton*).

XI. **Huile d'anda** (*Anda brasiliensis*).

Doses : 50 à 60 gouttes.

Forme (Voy. *Huiles de croton et d'épurge*).

1 amande.

XII. **Huile de Bankoul** (*Aleurites triloba*).

Dose : 60 grammes.

Forme (voyez *Huile de ricin*).

XIII. **Huile de fontainea pancheri.**

Doses : 1 à 2 gouttes.

Forme (voy. *Huile de croton*).

VI. Purgatifs colocynthiques.

I. **Bryone.**

On emploie la *poudre* de bryone à la dose de 50 centigr. à 2 grammes, l'extrait à la dose de 20 à 50 centigr. C'est un médicament peu usité.

II. **Coloquinte** et **colocynthine.**

1° *Coloquinte.*

Doses : Poudre 20 à 60 centigr. — Extrait 10 à 40 centigr. — Vin au 30ᵉ, 15 à 30 grammes. — *Extrait composé de coloquinte* (il contient de l'aloès, de la scammonée, de la poudre de cardamome, de l'extrait de coloquinte, du savon noir) : de 20 centigr. à 1 gramme.

2° *Colocynthine.*

Doses : 1 à 10 centigr.

III. **Élatérium** (*Elaterium momordica*).

Doses (Élatérium anglais) : 5 à 15 milligr.

Mode d'administration. — Incorporé à de l'amidon ou mêlé à de la crème de tartre.

VII. Purgatifs résineux.

I. Aloès.

Doses : 50 centigr. à 1 gramme.

Formes : En poudre enrobée, en pilules, en teinture.

1° *Pilules écossaises ou d'Anderson.*

Chaque pilule de 20 centigr. contient 8 centigr. d'aloès, 1 centigr. de gomme gutte.

Doses : 6 à 8.

2° *Teinture d'aloès* du Codex.

Elle est au 5e ; elle contient par gramme (30 gouttes) les principes actifs de 20 centigr. d'aloès du Cap.

3° *Aloïne.* — 5 à 10 centigr. commme purgatif.

II. Rhubarbe.

1° *Rhubarbe.*

Doses : 1 à 4 grammes.

Formes : Poudre enrobée, — masticatoire, — macération, — extrait.

Macération amère.

℞ Rhubarbe concassée................ 4 grammes.
   Écorce d'orange sèche............... 4 —
   Eau............................... 160 —

Macération de 12 heures, — 2 à 4 cuillerées à bouche (Voy. Apéritifs).

2° *Acide chrysophanique* ou *rhéine :* 30 à 50 centigr.

III. Jalap.

Doses : Poudre de racine, 1 gramme 50 centigr. à 2 grammes. — Poudre de résine, 20 à 60 centigr.

Formes : Enrobage, — association au savon amygdalin.

Poudre de jalap et calomel.

℞ Poudre de jalap.................. 1 gr. 50 cent.
   Calomel......................... 50 cent.

Émulsion purgative (Codex).

℞ Résine de jalap.............. 50 centigrammes.
   Sucre blanc................... 30 grammes.
   Hydrolat de fleurs d'oranger... 10 —
   Jaune d'œuf................... N° 1/2.
   Eau commune.................. 120 grammes.

3° *Lait purgatif* (voyez *Scammonée*).

IV. Scammonée.

Doses : 1 gramme à 1 gramme 50 centigr. de poudre ; — 30 à 60 centigr. de résine.

Formes : Enrobage dans du pain azyme, ou association avec le savon amygdalin.

Chocolat à la scammonée.

10 centigr. par pastilles de 4 grammes. 5 à 10 pastilles.

Potion purgative de Planche.

℞ Résine de scammonée décolorée.....   50 centigram.
    Lait de vache.....................   96 grammes.
    Sucre.............................   8   —
    Eau de laurier-cerise.............   90 gouttes.

V. Gomme-gutte (*Garcinia morella*).

Doses : 30 à 60 centigr.

Formes : En poudre, — en pilules, associée au savon amygdalin.

VIII. Purgatifs sucrés.

I. Casse (*Cassia fistula*).

Doses : Pulpe mondée, 30 à 60 grammes.

Forme : En tisane.

II. Manne (*Fraxinus ornus et rotundifolia*).

Doses : 30 à 60 grammes.

Forme : — Dans du lait.

III. Miel brun.

Doses : 30 à 60 grammes.

Formes : Édulcorant laxatif. — Lavement.

IV. Mélasse.

Doses : 30 à 60 grammes.

Formes : Édulcorant laxatif. — Lavement.

V. Pruneaux.

Dose : 60 grammes.

Forme : Décoction dans un litre d'eau.

IX. Purgatifs acidules.

I. Tamarin (*Tamarindus indica*).
Doses : 30 à 60 grammes.
Formes : Tisane par digestion.

Tisane de tamarin (Codex).

℞ Tamarin........................... 30 grammes.
  Eau bouillante..................... 1000   —
F. digérer pendant une heure.

Petit-lait tamariné.

℞ Tamarin........................... 30 grammes.
  Petit-lait bouillant................ 500   —

II. Crême de tartre soluble.
Doses : 20 à 30 grammes.
Forme : Limonade.

Limonade de crême de tartre (Codex).

℞ Tartrate borico-potassique........ 30 grammes.
  Eau bouillante...................... 900   —
  Sirop de groseilles................. 100   —

Limonade de crême de tartre gazeuse.

℞ Tartrate borico-potassique......... 20 grammes.
  Eau de Seltz........................ q. s.
  Sirop de framboises................. q. s.

On dissout la crême de tartre dans de l'eau édulcorée avec
le sirop de framboises et on ajoute, au fur et à mesure du bé-
soin, l'eau gazeuse d'un siphon.

X. Purgatifs hypercinétiques ou convulsivants.

I. Séné et acide cathartique.
Doses (des follicules ou des feuilles) : 5 à 15 grammes.
Formes : Poudre. — Infusion dans du café noir. — Lavement.

L'*acide cathartique* s'emploie aux doses de 15 à 20 centigr.

La *catharline* a des propriétés purgatives contestées.

II. **Nerprun** *(Rhamnus catharticus)*.

Doses : 20 à 30 grammes de sirop.

Forme : Sirop seul employé.

III. **Podophyllin** (résine retirée du *Podophyllum peltatum*, famille des Berbéridées).

Doses : 3 à 6 centigr.

Forme : Pilules dans laquelle on associe le podophyllin au savon amygdalin.

XI. Purgatifs mécaniques ou eccoprotiques.

I. **Pains.**

1° *Pain de son* préparé avec 25 à 50 parties de petit son et 75 à 50 parties de farine de froment, pétris ensemble.

2° *Pain de seigle, pain d'orge.*

3° *Pain d'épices (panis mellitus).*

II. **Moutarde blanche** *(Sinapis alba)*.

Doses : 1 à 3 cuillerées à bouche.

III. **Charbon végétal.**

Doses : 1 à 2 cuillerées à bouche par jour.

XII. Purgatifs composés.

Pilules de Morrison.

♃ Aloès	20	centigrammes.
Résine de jalap	20	—
Extrait de coloquinte	20	—
Rhubarbe	20	—
Myrrhe	20	

F. 10 pilules — 1 à 4 pilules.

Pilules écossaises ou d'Anderson.

♃ Aloès	80	centigrammes.
Gomme-gutte	80	—
F. des pil. de 20 centigr.	4 à 6 pilules.	

Pilules de Frank.

Chaque pilule contient 4 centigr. d'aloès, 4 centigr. de jalap, 1 de rhubarbe. — 2 à 8.

Pilules laxatives d'Hufeland.

℞ Rhubarbe.. ....
Fiel de bœuf........................... } āā
Savon médicinal........................

F. des pil. de 10 centigr. — 5 à 10.

Eau-de-vie allemande.

℞ Turbith............................ 1 partie.
Scammonée......................... 2 parties.
Jalap.............................. 8 —
Alcool à 60°....................... 96 —

Macération de 10 jours. — 1 à 3 cuillerées à bouche.

Médecine noire.

℞ Séné............................ 10 grammes.
Sulfate de soude................... 15 —
Rhubarbe concassée................ 5 —
Manne en sorte.................... 60 —
Eau bouillante.................... 120 —

Poudre purgative de Tissot.

℞ Rhubarbe...........................
Séné................................ } āā
Jalap..............................
Crême de tartre....................

Doses : 2 à 6 grammes.

Médecine du curé de Deuil.

℞ Follicules de séné................ 20 grammes.
Rhubarbe.......................... 4 —
Sulfate de soude.................. 4 —

Introduisez dans l'apozème dépuratif préparé avec

Guimauve.........................
Patience.......................... } āā 15 grammes.
Chiendent........................
Réglisse.........................

Feuilles de chicorée................... 80 grammes.
Eau de rivière....................... 3 litres.

Un litre à prendre 3 jours consécutifs.

Eau fondante de Switon.

℞ Sulfate de soude................... 45 grammes.
Émétique........................... 3 centigr.
Eau................................ 1000   —

Thé Saint-Germain (Codex).

℞ Feuilles de séné................... 120 grammes.
Fleurs de sureau.................. 50   —
Fruits d'anis...................... 50   —
— de fenouil................ 50   —
Bitartrate de potasse.............. 30   —

Mêlez : 6 grammes en infusion dans une tasse d'eau. Le séné ayant été macéré au préalable, dans l'alcool, a perdu une partie de son activité.

On a imaginé un bon nombre de thés purgatifs analogues (thé des Alpes, thé Chambard, etc.).

§ 59. RUBÉFIANTS.

Définition. — Agents qui fluxionnent la peau et les muqueuses et y développent, en même temps qu'un afflux insolite de sang, une exagération de leur sensibilité normale. Tous les rubéfiants sont donc en même temps des *esthésiogènes* (Voy. ce mot). Le type morbide de l'action des rubéfiants étant l'érythème, j'ai proposé de les appeler des *érythémogènes*.

Agents rubéfiants. — Moutarde, ammoniaque, chlorure de sodium, acides, calorique, moyens mécaniques.

Indications. — Réveiller la sensibilité de la peau ou des muqueuses et y produire une congestion qui agit par contrefluxion au profit d'un organe plus ou moins éloigné.

I. **Moutarde** (*Sinapis nigra*).
1° *Cataplasmes sinapisés*.
Bouillie de graine de lin tiède saupoudrée de moutarde récemment pulvérisée.

2º *Sinapismes ordinaires :*
Farine de moutarde délayée dans de l'eau tiède.
3º *Papier sinapisme* (Rigollot).
4º *Essence de moutarde.*

Liniment de Gubler.

℞ Essence de moutarde................. 1 gramme.
   Huile d'amandes douces ou alcool... 10 grammes.

Appliquez avec un pinceau de charpie, recouvrez d'un morceau de papier brouillard.

Glycéré d'essence de moutarde (Grimault).

℞ Glycérine............................. 12 grammes.
   Amidon............................... 18   —
   Essence de moutarde................. 10 gouttes.

On agite ce mélange et on l'étend sur du taffetas gommé, du linge ou un morceau de papier.

5º *Bains sinapisés.*

1000 grammes de farine de moutarde délayée dans un peu d'eau tiède, renfermée dans un nouet de linge que l'on malaxe sous l'eau. Celle-ci prend une teinte jaune verdâtre. La quantité de moutarde est abaissée à 500 grammes et même à 250 grammes s'il s'agit d'un enfant. On peut donner plusieurs bains par jour. Recouvrir la baignoire d'une couverture de laine pour éviter l'action des vapeurs irritantes sur les muqueuses nasale et oculaire.

6º *Bain d'enveloppe sinapisé.*

Immerger une couverture de laine dans un vase d'eau chaude, dans lequel on malaxe un nouet de linge contenant 400 grammes de farine de moutarde. On exprime fortement la couverture en la tordant et on s'en sert pour pratiquer un emmaillotement sinapisé.

II. Ammoniaque.

Liniment volatil.

℞ Ammoniaque liquide à 22º................... 1 p.
   Huile d'amandes douces.................... 9 p.

Liniment ammoniacal camphré.

Même formule que ci-dessus, si ce n'est qu'on remplace l'huile d'amandes douces par l'huile camphrée.

Baume opodeldoch.

Il contient 1 partie d'ammoniaque liquide pour 30 parties d'un mélange de savon animal, camphre, essences de romarin, de thym, alcool à 90°.

III. Chlorure de sodium.

Bain salé.

℞ Sel marin.............................. 5 kilogr.
Eau.................................... 200 litres.

Pédiluve salé.

℞ Sel marin........................... 250 grammes.
Eau................................... 10 litres.

IV. Acides.

1° *Lotions vinaigrées.* — On les rend plus irritantes en faisant chauffer le vinaigre.

2° *Pédiluve vinaigré.* — 1 litre de vinaigre.

3° *Pédiluve chlorhydrique.* — 100 grammes d'acide chlorhydrique p. 10 litres d'eau. On peut remplacer l'acide chlorhydrique par l'eau régale (se servir d'un vase en bois).

V. Calorique.

1° Exposition directe à la chaleur d'un foyer.

2° Insolation.

3° Bains de sable chaud et sachets.

4° Étuve simple ou térébenthinée Chevandier (de la Drôme).

5° Lotions très chaudes.

VI. Irritants mécaniques.

1° Frictions rudes.

2° Percussion.

3° Faradisation cutanée.

4° Flagellation.

5° Révulseur de Baundscheit.

§ 60. SÉDATIFS DU CŒUR.

Définition. — Agents qui ralentissént les mouvements du cœur et consécutivement celui du sang dans l'arbre vasculaire ou dans quelques-unes de ses divisions.

Agents de sédation cardiaque. — Digitale et digitaline, vératrine, aconit, chlorure de baryum, triméthylamine, acide salicylique, érythrophléine.

Régime de sédation cardiaque. — Pas de stimulants alimentaires, repos physique, moral et intellectuel, continence, exercice à petits pas et en terrain plat.

I. Digitale et digitaline.

I. *Digitale.*

1° *Poudre.* — Elle doit être préparée avec les feuilles de la seconde année, et suivant le conseil de Hepp (de Strasbourg), il convient de la renouveler souvent.

Doses : 10 à 20 centigr. et au delà.

Formes : poudre enrobée, en suspension, en infusion.

2° *Alcoolature* (Codex).

Préparée avec parties égales de feuilles fraîches et d'alcool à 98°, elle se donne à doses doubles de celles de la poudre, c'est-à-dire de 1 gramme à 2 grammes et au delà.

3° *Alcoolé de digitale* (Codex).

Elle est au 5°.

Doses : 1 à 4 grammes.

4° *Teinture éthérée* (Codex).

Elle est au 5°. Mêmes doses.

5° *Extrait aqueux de digitale* (Codex).

Doses : 10 à 50 centigr.

6° *Extrait hydro-alcoolique* (Codex).

Doses : 5 à 20 centigr.

7° *Sirop de digitale* (Codex).

Une cuillerée contient 50 centigr. d'alcoolé de digitale.

8° *Sirop de digitale* (Labélonye).

30 grammes de ce sirop contiennent 5 centigr. d'extrait hydro-alcoolique de digitale, répondant à 20 centigr. de poudre.

II. *Digitaline.*

N'employer que la digitaline amorphe de Homolle et de Quévenne.

La digitaline est 100 fois plus active que la même dose de poudre; 1 milligr. correspond donc à 10 centigr. de poudre.

Granules de digitaline de 1 milligr.

Doses : 1 à 4 ou 6. — Pour faire entrer la digitaline dans une potion, délayer dans un véhicule approprié un nombre déterminé de granules.

II. **Aconit et aconitine.**

I. *Aconit.*

1° *Alcoolature d'aconit* (Codex).

Doses : 20 à 60 gouttes.

2° *Sirop d'alcoolature d'aconit* (Codex).

Il est au 10ᵉ et contient 2 grammes d'alcoolature d'aconit par cuillerée à bouche.

3° *Extrait alcoolique d'aconit.*

Doses : 1 à 5 centigr.

II. *Aconitine.*

N'employer que l'aconitine de Hottot et Liégeois.

Doses : de 1/2 milligr. à 1 ou 2 milligr. (très progressivement). — Les granules de Hottot contiennent 1/2 milligr.

Pilules d'aconitine.

℞ Aconitine...................... 1 centigramme.
  Poudre de réglisse.............. 2 grammes.
  Sirop........................... q. s.

F. 50 pilules. Chaque pilule contient un 5ᵉ de milligr. ou 2 déci-milligr.

Doses : 2 à 10 par jour.

III. **Vératrine** (Voy. ANTIRHUMATISMAUX).

IV. **Veratrum viride.**

Teinture de Norwood.

℞ Racine de *Veratrum viride*......... 240 grammes.
  Esprit-de-vin rectifié................. 1 p.

4 à 10 gouttes toutes les trois heures.

Pilules de Hirtz.

℞ Extrait alc. de *Veratrum viride*.   10 centigrammes.
Poudre de réglisse............   1 gramme.

F. 10 pilules.
Doses : 1 à 5.
V. Chlorure de baryum (Voy. ANTISCROFULEUX).
VI. Triméthylamine (Voy. ANTIRHUMATISMAUX).
VII. Amylamine.
Doses du chlorhydrate d'amylamine : 50 centigr. à 1 gramme.
VIII. Acide salicylique et salicylates.
I. *Acide salicylique.*
Doses : 2 à 4 grammes dans les vingt-quatre heures, par paquets de 25 à 50 centigr. toutes les trois heures.
II. *Salicylates alcalins.*
Doses : de 2 à 8 grammes (Voy. ANTIRHUMATISMAUX).
IX. Fiel de bœuf et tauro-cholate de soude.
I. *Fiel de bœuf.*
Doses : 1 à 4 grammes par jour.
II. *Tauro-cholate de soude.* N'est pas encore usité.
X. Quinine.
Doses : 1 à 2 grammes.
XI. Geissospermine. Médicament à étudier de plus près.
XII. Erythrophléine. Doses encore mal déterminées.

§ 61. SÉDATIFS DE LA RESPIRATION.

Définition. — Moyens qui ont pour but de faire tomber le spasme des muscles de Reisseissen, causes de l'asthme idiopathique ou symptomatique.

Agents de la médication. — Solanées, morphine, fumigations nitreuses, nitrite d'amyle, inhalations anesthésiques.

Indications. — Toutes les fois que l'inspection de la poitrine permet de reconnaître que la dyspnée tient à un état de contraction spasmodique des bronches accusé par des râles sibilants, ou ronflants généralisés.

I. Solanées.

I. Belladone (Voir Analgésiques).

II. Jusquiame (Voir Analgésiques).

III. Stramoine.

I. *Datura stramonium.*

1° *Extrait du Codex.*

Doses : de 2 à 10 centigr.

2° *Cigarettes de datura du Codex.*

Chaque cigarette contient 1 gramme de feuilles de datura. Si le malade est fumeur, il mélange le datura avec du tabac, à parties égales.

II. *Datura tatula* (Mac Veagh).

Extrait à l'intérieur : 2 à 10 centigrammes.

Cigarettes (comme ci-dessus).

IV. Formules composées.

Cigarettes d'Espic.

Elles contiennent chacune 30 centigr. de feuilles de belladone, 15 centigr. de feuilles de datura, 15 centigr. de feuilles de jusquiame, 5 centigr. de semences de phellandre (*Phellandrium aquaticum*) arrosés d'une solution de 13 milligr. d'extrait gommeux d'opium dans de l'hydrolat de laurier-cerise.

II. Morphine.

La morphine s'emploie en injections au début même de l'accès d'asthme ou pendant son cours, si on est appelé tardivement (Ad. Dumas). Moyen excellent et qui s'applique également aux dyspnées cardiaques.

Dose : 1 centigr. de chlorhydrate de morphine en injections hypodermiques. On augmente au fur et à mesure que l'assuétude s'établit.

III. Gaz nitreux.

I. Amadou nitré. — On plonge de l'amadou tomenteux dans une solution saturée d'azotate de potasse et on fait sécher. Quand on brûle cet amadou, l'azotate de potasse est décomposé, l'acide azotique est réduit par la matière combustible et il se dégage des gaz nitreux (acides hypoazotique, azoteux, oxydes d'azote). On met l'amadou nitré sur une petite grille en fil de fer placée dans une assiette, on ferme les rideaux du malade et il respire dans cette atmosphère circonscrite. On peut aussi placer, à une petite distance de la bouche, la douille d'un entonnoir large dont la partie évasée embrasse l'amadou enflammé.

II. Cartons fumigatoires.

On a imaginé plusieurs sortes de cartons fumigatoires, celui du Codex contient de l'azotate de potasse, de la myrrhe, de l'oliban associés à des feuilles de datura, de belladone, de lobélie enflée et à de la poudre de semences de phellandre.

On s'en sert, comme d'amadou nitré.

IV. Lobélie enflée.

1° *Teinture du Codex.* — Cette teinture est au 5°, on en donne de 4 à 8 grammes.

Potion de lobélie.

℞ Teinture de lobélie du Codex.......	4	grammes.
Hydrolat de laurier-cerise..........	2	—
Eau distillée de tilleul.............	120	—
Sirop simple.....................	30	—

Par cuillerées à bouche.

2° *Teinture de lobélie de Barullier.*

Elle se prépare avec 120 grammes de feuilles de lobélie pour 900 grammes d'alcool dilué, par une macération de quinze jours.

La dose est de 1 gramme à 1 gramme 50 centigr. dans 60 grammes d'eau sucrée. A prendre par cuillerées à bouche, à intervalles rapprochés.

V. Nitrite d'amyle.

Ne s'emploie qu'en inhalations : 4 à 5 gouttes sur un mouchoir tenu à petite distance de la bouche. Le cornet de carton Reynaud pour le chloroforme conviendrait mieux. On recommence ces inhalations dans les paroxysmes de dyspnée. Le nitrite d'amyle convient particulièrement dans l'orthopnée de l'angine de poitrine.

VI. Chloroforme, éthers.

Les inhalations, très ménagées, de chloroforme ou d'éther sont susceptibles, à la dose de quelques bouffées souvent répétées, de faire tomber le spasme bronchique.

§ 62. SIALAGOGUES.

Définition. — Médicaments propres à provoquer la salivation.

Moyens sialagogues. — Pyrèthre, mercuriaux, jaborandi et pilocarpine.

Indications. — Révulsion hyperhémique sur les glandes salivaires au profit des hyperhémies de l'œil, du cerveau et de ses membranes ; voie d'élimination offerte aux poisons et aux virus.

I. Condiments.

Tous les condiments âcres et aromatiques (poivre, gingembre, piment, cannelle, etc.), le sel marin, le sucre, etc., excitent l'action des glandes salivaires.

II. Pyrèthre.

Racine de pyrèthre en masticatoire.

Teinture de pyrèthre en collutoire.

III. Mercuriaux.

I. *Calomel.*

Méthode française.

On donne 15 à 20 centigr. de calomel, deux ou trois fois par jour, de manière à n'avoir qu'un effet purgatif médiocre.

Méthode anglaise (Law).

On divise 1 grain anglais (64 milligr.) de calomel en 12 pilules. On en donne 1 d'heure en heure ; la salivation, d'après Trousseau, survient presque infailliblement (?) entre douze et trente-six heures.

II. *Sublimé* (Voy. ANTISYPHILITIQUES).

III. *Fumigations mercurielles.*

Méthode de Bonnet (de Lyon).

On verse gros comme un pois de mercure sur des charbons ardents et l'on reçoit les vapeurs mercurielles, la bouche ouverte et la tête couverte d'un morceau de laine. — Deux fumigations par jour, de 3 minutes chaque. La salivation survient au bout de 3 à 4 fumigations. On maintient la salivation en faisant des fumigations tous les deux jours.

IV. *Onctions mercurielles.*

Frictions chaque jour avec 4 à 10 grammes d'onguent mercuriel sur le ventre, la partie interne des cuisses ou sous les aisselles. Une fois l'imprégnation mercurielle obtenue, on enlève la pommade avec un corps gras pour éviter une mercurialisation trop profonde.

IV. Jaborandi et pilocarpine.

I. *Jaborandi.*

Infusion de jaborandi.

℞ Jaborandi...................... 4 à 6 grammes.
Faire infuser dans :
　Eau.......................... 125 —

L'extrait aqueux de jaborandi se donne à la dose de 1 gramme. Il est cinq fois plus actif que les feuilles ; mais celles-ci sont d'une action plus certaine.

II. *Chlorhydrate de pilocarpine.*
Doses : 2 à 5 centigr.

Injection de chlorhydrate de pilocarpine.

℞ Chlorhydrate de pilocarpine.... 20 centigrammes.
　Eau.......................... 10 grammes.

Chaque gramme contient 2 centigr.

§ 63. SIALOSTASIQUES.

Définition. — Médicaments qui ont pour effet de diminuer la sécrétion salivaire ; opposés par leur action et leurs indications aux sialagogues.

Agents. — Chlorate de potasse. — Iode. — Astringents et styptiques.

Indications. — Les sialorrhées morbides ou toxiques.

Régime. — Pas d'efforts de mastication ; alimentation liquide.

I. **Chlorate de potasse.**

I. *Potion de chlorate de potasse.*

℞ Chlorate de potasse............ 3 à 6 grammes.
   Eau bouillante.................. 150   —
   Sirop simple.................... 30   —

Recommander au malade de maintenir chaque cuillerée de cette potion au contact de la muqueuse buccale en la gardant quelque temps dans la bouche avant de l'avaler.

II. *Gargarisme chloraté* (Voy. ALCALIFIANTS).

III. *Pastilles de chlorate de potasse.*

Avantage de prolonger le contact du sel et de la muqueuse.

IV. *Frictions au chlorate de potasse* (F.).

Prendre au bout du doigt humecté un peu de chlorate de potasse en poudre très fine et en frictionner les gencives.

II. **Iode** (Knor, Jaurin, Aran).

Prendre l'iode à l'intérieur sous forme de teinture, à la dose de 5 à 20 gouttes par jour (salivation mercurielle).

III. **Astringents et styptiques.**

Gargarisme aluné (Ricord).

℞ Alun......................... 2 grammes.
   Hydrolat de laitue.............. 250   —
   Miel rosat..................... 40   —

La dose d'alun est faible et peut être portée à 4 et 6 grammes.

Gargarisme astringent (Codex).

℞ Roses rouges.................. 10 grammes.
   Eau bouillante................. 250   —
   Alun cristallisé............... 4   —
   Mellite de roses............... 51   —

§ 64. SOMNIFÈRES.

Définition. — Médicaments qui vont, par une action élective, éteindre directement l'éréthisme cérébral d'où procède l'insomnie. Les hypnotiques *indirects* s'adressent à toutes les causes très diverses qui produisent l'insomnie symptomatique, et relèvent d'un grand nombre de médications, souvent très éloignées les unes des autres.

Agents hypnotiques. — On peut les classer ainsi : 1° papavériques; 2° lactuciques; 3° chloraliques; 4° bromiques.

Indications. — Éréthisme nerveux cérébral avec insomnie.

Régime somnifère. — 1° Fermer les sens et le cerveau aux causes de stimulation; pas de bruit; pas de lumière; température modérée; 2° repas léger le soir; abstention d'épices, de vin blanc, de café, de thé; 3° exercice physique n'allant pas jusqu'à la fatigue ; 4° ne pas lire le soir ; 5° régler le sommeil par l'habitude.

I. Papavériques.

I. Opium.

1° *Extrait thébaïque.* — 25 milligr. à 5 centigr.

2° *Teinture d'opium* (Codex). — Elle est au 12ᵉ et contient pour 1 gramme (50 gouttes environ) 9 centigr. d'extrait gommeux d'opium.

Doses : 5 à 20 gouttes.

Élixir parégorique (Codex).

Il contient 5 centigr. d'extrait gommeux d'opium par 10 grammes.

Doses : 5 à 10 grammes.

3° *Sirop d'opium* (Codex). — Il contient 4 centigr. d'extrait gommeux d'opium par cuillerée à bouche.

Doses : 1 à 2 cuillerées.

4° *Sirop diacode.* — Il est quatre fois plus faible que le sirop d'opium.

Doses : 30 à 40 grammes.

II. Codéine.

Doses : 25 milligr. à 10 centigr.

Formes : pilules, sirop.

Sirop de codéine (Codex).

Il contient 4 centigr. de codéine par cuillerée à bouche et 1 centigr. par cuillerée à café.

III. Narcéine.

Doses : 5 à 10 et 20 centigr. par progression ménagée.
Formes : pilules, sirops, injections.

Pilules de narcéine.

℞ Narcéine....................... 10 centigrammes
   Poudre de réglisse............ q. s.

F. 20 pilules : 2 à 10.

Sirop de narcéine (Laborde).

℞ Narcéine..................... 10 centigrammes. -
   Sirop de sucre............... 250 grammes.

Chaque cuillerée à bouche contient 1 centigramme de narcéine.

Injections de narcéine.

℞ Chlorhydrate de narcéine....... 30 centigrammes.
   Eau distillée.................. 30   —

Injecter 1 ou 2 grammes.

IV. Affium (Aubergier).

C'est un extrait de pavot pourpre contenant 5 p. 100 de morphine ; 5 centigr. renferment 2 milligr. 1/2 de morphine.

V. Coquelicot.

Sirop de coquelicot (Codex).
Doses : 15 à 30 grammes.

VI. Sirops composés.

1° *Sirop de Briant.* — Il contient des fruits pectoraux, des fleurs pectorales, de la gomme, de l'eau de fleurs d'oranger, des pétales de coquelicot. Une cuillerée à bouche de ce sirop contient 5 milligr. d'extrait gommeux d'opium.

2° *Sirop de Lamouroux.* — Il contient un peu moins de 3 milligr. d'extrait gommeux d'opium par cuillerée à bouche.

3° *Sirop de Flon.* — C'est un sirop de morphine très faible coloré avec la cochenille et aromatisé avec l'eau de laurier-cerise.

II. Lactuciques.

I. Laitue.

Hydrolat de laitue.
Doses : 100 à 150 grammes.

II. **Thridace** ou extrait de laitue.

Doses : 20 centigr. à 1 gramme.

III. **Lactucarium**.

Doses : 10 à 30 centigr.

1° *Sirop de lactucarium d'Aubergier.* — Il contient par cuillerée à bouche 15 centigr. d'extrait alcoolique de lactucarium, associé à de petites quantités d'opium.

2° *Sirop de lactucarium opiacé* (Codex).

Chaque cuillerée à bouche contient la partie soluble dans l'eau de 1 centigr. d'extrait alcoolique de lactucarium et 5 milligr. d'extrait gommeux d'opium.

Doses : 1 à 4 cuillerées à bouche.

IV. **Lactucin.**

1° *Sirop de lactucin* (Mouchon).

Il contient 1 centigr. de lactucin par cuillerée à bouche.

2° *Granules de lactucin* (Mouchon).

Chaque granule contient 3 milligr. de lactucin, 2 granules équivalent à 5 centigr. de lactucarium.

III. Chloraliques.

I. Chloroforme.

♃ Chloroforme......................	4	grammes.
Glycérine pure....................	100	—

Chaque gramme de ce mélange contient 2 gouttes de chloroforme.

Doses : 1 à 4 cuillerées à café dans un verre d'eau.

II. Hydrate de chloral.

Doses : 1 à 2 grammes (comme hypnotique).

Potion au chloral.

Chloral......................	2	grammes.
Hydrolat de laitue..............	100	—
Hydrolat de menthe..............	30	—
Sirop de lactucarium............	20	—

Lavement au chloral.

♃ Hydrate de chloral............	1 à 2	grammes.
Eau.........................	200	—
Laudanum....................	3	gouttes.

Sirop d'hydrate de chloral (Follet).

Il contient par cuillerée à bouche 50 centigr. de chloral. On l'aromatise à la menthe pour masquer la saveur du chloral.

III. Croton-chloral.

Pilules de croton-chloral.

℥ Croton-chloral...................... 2 grammes.
   Poudre de gomme..................... q. s.

F. 20 pilules. — Doses : 5 à 10.

IV. BROMIQUES.

(Voyez ANTISPASMODIQUES. — BROMURES DE POTASSIUM, DE SODIUM, D'AMMONIUM.)

Monobromure de camphre.

Dose : 10 centigr. à 1 gramme.

Formes : capsules, dragées, injection.

Dragées de Clin.

Elles contiennent 10 centigr. de monobromure de camphre. Doses : 2 à 10.

Injection (Bourneville).

℥ Monobromure de camphre........... 3 grammes.
   Alcool............................. 25   —
   Glycérine.......................... 22   —

Chaque injection d'un gramme contient 16 centigr. de monobromure de camphre.

§ 65. SOMNIFUGES.

Définition. — Agents qui produisent cet état d'éréthisme cérébral d'où dérive l'insomnie et qui combattent l'état soporeux, sous ses diverses formes. Ils sont directement opposés aux hypnotiques. J'ai proposé de les appeler des *agrypnotiques* (de ἀγρυπνέω, *tenir éveillé*).

Agents somnifuges. — Vins blancs secs, thé, café.

Indications. — Torpeur cérébrale ; coma typhique, toxique, congestif ; hypnosie ou maladie du sommeil.

Régime agrypnotique. — Excitation cérébrale et sensorielle; séjour peu prolongé au lit, exercice; éviter le coin du feu après les repas.

I. **Vins blancs secs.**

Leur action pour produire l'insomnie, signalée par Hippocrate, est de constatation usuelle.

Les effets diurétiques qu'ils déterminent ne sont que la conséquence de l'état hystériforme qui se développe sous leur influence chez les sujets nerveux.

Le sautérne, le graves, le chablis sont particulièrement doués de ces effets de stimulation cérébrale qui dépendent de la constitution intime de ces vins et ne relèvent pas de leur richesse alcoolique.

II. **Thé vert.**

Peut être employé en masticatoire à la dose de 5 à 20 grammes.

Infusion de thé vert : tasses prises successivement jusqu'à effets suffisants.

Tisane stimulante (F.).

℞ Infusion forte de thé vert.............. 500 grammes.
　Vin blanc sec....................... 500　　—

A prendre froid, par tasses.

III. **Café noir.**

La méthode de Laboussardière et Martin-Solon rend des services signalés dans tous les cas d'état soporeux ou de coma. Elle consiste à faire prendre du café noir, par tasses, d'heure en heure, jusqu'à production d'effet suffisant.

Café au tannin (F.).

℞ Infusion de café noir................ 150 grammes.
　Tannin............................ 25 centigrammes.
　Sucre............................. q. s.

On renouvelle de demi-heure en demi-heure. Dans les empoisonnements par l'opium ou la morphine.

§ 66. STERNUTATOIRES.

Définition. — Les errhins ou sternutatoires sont des agents qui provoquent l'éternument et augmentent en même temps la sécrétion mucipare de la membrane de Schneider. La plupart des sternutatoires sont en même temps des dacryagogues (Voy. *ce mot*).

Agents sternutatoires. — Poudre de cabaret, d'ellébore blanc, de staphysaigre, de poivre, de téli, de tabac..

Indications. — Réveiller la vitalité dans le cas de syncope ; agir par contrefluxion hypercrinique sur la muqueuse nasale dans le cas d'ophthalmie chronique, de céphalée, etc.

I. Poudre de Saint-Ange.

℞ Poudre de cabaret (*Asarum europæum*)... 24 p.
Poudre de racine d'ellébore blanc........... 1 p.

II. Poudre sternutatoire composée.

℞ Poudre d'asaret................. ⎫
—   de bétoine........... .... ⎬ āā p. égales.
—   de marjolaine........... ⎭

III. Poudre sternutatoire au pyrèthre.

℞ Poudre de pyrèthre................... 2 p.
—   de staphysaigre.................. 2 p.
—   de gingembre. .... 2 p.
—   de poivre long................... 1 p.

IV. Poudre de téli.

La poudre de *téli*, Rubiacée du Sénégal, est le sternutatoire le plus énergique que je connaisse. Médicament à étudier.

V. Poudre de tabac.

Sternutatoire énergique chez les personnes qui ne prisent pas habituellement. On peut, dans ce cas, l'associer aux poudres sternutatoires indiquées plus haut.

§ 67. STIMULANTS DES FORCES.

Définition. — Agents qui s'adressent aux foyers nerveux où s'élaborent les forces, en augmentent l'énergie fonctionnelle, et par elle la résistance organique. On pourrait les appeler des *hyperdynamiques.*

Agents hyperdynamiques. — On peut les diviser en : 1° *diffusibles* (opium, alcool, éther, essences, ammoniacaux) ; leur action est vive, mais passagère ; et 2° *fixes* à action plus lente, plus durable, s'exerçant plutôt sur les plexus ganglionnaires que sur le système nerveux cérébro-rachidien.

Indications. — Elle est posée dans tous les cas de faiblesse, de syncope, de dépression insidieuse des forces avec incoordination nerveuse.

I. Opium.
I. *Extrait gommeux d'opium.*
Doses : 5 à 20 centigr.
Associations : avec l'éther, l'acétate d'ammoniaque, les essences.
II. *Hydrolat d'opium.*
Cette préparation, qui n'a pas été essayée jusqu'ici, aurait probablement des effets plus diffusibles et plus rapides que l'opium lui-même.
III. *Thériaque.*
Elle contient de l'opium, base principale, et un grand nombre d'autres substances empruntées à la classe des excitants, des amers, des aromatiques. L'électuaire de thériaque du Codex contient 5 centigr. d'opium brut ou 25 milligr. d'extrait gommeux d'opium par 4 grammes.
Doses : 4 à 8 grammes.
II. Vins alcooliques.
Vins d'une spirituosité supérieure à 12 0/0. Xérès, madère, porto, marsala.
Doses déterminées par les effets produits.
III. Ether sulfurique.
Ether en substance.

Doses : 1 à 4 grammes (20 gouttes d'éther ne pèsent qu'un peu plus de 25 centigr. Il faut donc 80 gouttes d'éther pour faire 1 gramme).

Formes : potion, sirop, perles, injections.

1° *Potion antispasmodique* (Voy. page 168).

2° *Sirop d'éther du Codex.*

(Il contient 1 gramme d'éther par cuillerée à bouche.)

3° *Perles d'éther.*

4 à 10.

4° *Injections d'éther.*

1 à 3 seringues de Pravaz (d'une contenance de 1 gramme d'eau).

IV. Essences.

I. *Menthe.*

1° *Essence :* 5 à 10 gouttes.

2° *Alcoolat de menthe :* 2 à 4 grammes en potion.

II. *Mélisse.*

1° *Alcoolat de mélisse* ou *Eau de mélisse des Carmes* (macération, dans l'alcool à 80°, de mélisse fraîche en fleurs, zeste frais de citron, cannelle de Ceylan, girofle, muscade, semences de coriandre, racine d'angélique).

Doses : 2 à 4 grammes dans un véhicule froid.

2° *Alcoolat de la Grande-Chartreuse* (mélisse, hysope, angélique, cannelle, safran, muscade).

Doses : 1 à 2 cuillerées à café, avec addition de sucre. Les *liqueurs de la Grande-Chartreuse* ne sont que le mélange de cet alcoolat et de sirop de sucre.

III. *Cannelle.*

1° *Hydrolat de cannelle.*

Doses : 20 à 60 grammes.

2° *Teinture de cannelle.*

3° *Elixir de Garus.*

Préparé avec l'*alcoolat de Garus* contenant de l'aloès, de la myrrhe, du girofle, de la cannelle et du safran.

Doses : 1 à 4 cuillerées à bouche.

V. Ammoniacaux.

I. *Ammoniaque liquide* (à 22°).

Doses : 10 à 20 gouttes (Voy. ALCALIFIANTS).

17.

II. *Acétate d'ammoniaque.*

L'acétate d'ammoniaque du Codex contient 1 gramme d'acétate d'ammoniaque pour 13 grammes.

Doses : 4 à 10 grammes, en potion non acide.

III. *Esprit de Mindererus.*

Solution d'acétate d'ammoniaque préparée avec le carbonate d'ammoniaque empyreumatique (esprit volatil de corne de cerf) et ayant, ajoutée à ses propriétés stimulantes, une action antispasmodique. Quand il y a de l'ataxie en même temps que de la dépression nerveuse, ce qui arrive très souvent, l'esprit de Mindererus vaut mieux que la solution officinale d'acétate d'ammoniaque. — Mêmes doses.

VI. Arnica.

Tisane tonique d'arnica (F.).

℞ Fleurs sèches d'arnica............. 4 grammes.
  Eau bouillante..................... 650   —
Ajouter :
℞ Bordeaux......................... 250   —
  Sirop de quinquina................ 100   —

VII. Noix vomique.

Potion stimulante et tonique (F.).

℞ Teinture alcoolique de noix vomique. 5 à 10 gouttes.
  Extrait alcoolique de quinquina...... 2 grammes.
  Sirop d'écorce d'oranges............. 30   —
  Bordeaux............................ 150   —

F. une potion. A consommer dans les vingt-quatre heures.

VIII. Quinquina.

1° *Poudre de quinquina jaune.*

Doses : 4 à 8 grammes.

Formes : dans du chocolat, du vin, du café.

2° *Vin de quinquina.*

Doses : 50 à 200 grammes. (Le vin qui sert à sa préparation doit être du porto, du xérès ou du marsala.)

3° *Teinture de quinquina du Codex.*

Doses : 1 à 4 cuillerées à café dans une potion.

4° *Extrait de quinquina jaune.*

Doses : 2 à 5 grammes (Voy. FÉBRIFUGES).

§ 68. STIMULANTS LYMPHATIQUES.

Définition. — Agents qui stimulent les fonctions absorbantes de l'appareil lymphatique, soit dans son ensemble, soit dans quelques-uns de ses réseaux. Ils répondent aux *résorbants* et aux *résolutifs*.

Agents stimulants lymphatiques. — Iodiques, bromiques, mercuriaux, chlorure de sodium, ciguë, noix vomique, gomme ammoniaque, safran.

Indications. — Solliciter ou exagérer le mouvement de résorption interstitielle dans le tissu cellulaire ou dans les séreuses.

Régime de la médication. — Il consiste à maintenir par le régime, par l'abstention aussi complète que possible des boissons, par l'emploi concomitant des stimulants des diverses sécrétions, une sorte de vide circulatoire, favorable à l'activité des résorptions.

I. **Iodiques.**
I. *Iode* (Voir ANTISCROFULEUX).
II. *Iodure de potassium.*

> ℞ Iodure de potassium............ 10 grammes.
> Eau.......................... 300 —

1 à 4 cuillerées à bouche. Chaque cuillerée contient 50 centigr. d'iodure de potassium.

II. **Bromiques** (Voir ANTISCROFULEUX).
III. **Chlorure de sodium.**
I. *Bains de mer naturels et artificiels.*
II. *Eaux minérales chloruro-sodiques* (Voy. FORMULAIRE HYDROLOGIQUE).
III. *Boues minérales* (Voy. FORMULAIRE HYDROLOGIQUE).
IV. **Ciguë.**
I. *Usage interne* (Voy. ANTICANCÉREUX).
II. *Usage externe.*
1° Pommade de ciguë (2 à 4 p. 30).
2° Emplâtre de ciguë du Codex.

V. Mercuriaux.

1° *Onguent mercuriel.*

2° *Emplâtre de Vigo (cum mercurio)* : emplâtre simple, gomme ammoniaque, mercure, styrax, myrrhe, térébenthine, essence de lavande.

VI. Gomme ammoniaque.

Emplâtre de gomme ammoniaque (Ph. Dublin).

On le prépare avec de la gomme ammoniaque dissoute dans de l'esprit-de-vin ou *proof spirit.* (Le *proof spirit* est un mélange de 5 p. d'esprit rectifié et de 3 p. d'eau distillée.)

Liniment de Ricart (de Soissons).

Ricart, de Soissons, a conseillé pour le traitement des hydarthroses de frotter matin et soir l'articulation malade avec une flanelle imprégnée de vapeurs de baies de genièvre, de pratiquer des embrocations avec un liniment composé de gomme ammoniaque et de vinaigre scillitique et de recouvrir l'articulation avec un emplâtre de gomme ammoniaque.

VII. Safran.

1° Cataplasmes saupoudrés de poudre de safran ou arrosés de teinture de safran.

2° Onctions avec la teinture de safran. L'alcoolé de safran du Codex est au 10°.

§ 69. SUDORIFIQUES.

Définition. — Agents qui produisent une hypersécrétion des glandes diapnogènes.

Agents sudorifiques. — Calorique. — Alcool. — Opium et ses alcaloïdes. — Ipéca. — Ammoniaque. — Antimoniaux. — Jaborandi et pilocarpine.

Indications. — Établir une crise; combattre, par voie d'antagonisme, une hypersécrétion; rétablir la sécrétion sudorale quand elle est supprimée; faciliter l'expulsion d'un *hétérogène* morbide ou toxique.

Régime sudorifique. — Boissons chaudes, atmosphère élevée, couvertures et vêtements chauds.

I. Chaleur.

I. *Chaleur développée.* — Exercice, massage, frictions, réaction calorifique par les procédés d'hydrothérapie.

II. *Chaleur conservée.* — Milieu à température élevée, vêtements chauds et isolants.

III. *Chaleur communiquée.* — Appareils caléfacteurs généraux ou partiels, étuve sèche, boissons très chaudes.

II. Alcooliques.

I. *Punch au thé.*

℞ Thé............................... 10 grammes.

Faire infuser dans :

    Eau............................... 250 —

Passer et ajouter :

    Rhum............................... 150 —
    Suc de citron...................... N° 1.
    Sirop de sucre..................... 150 —

II. *Vin chaud.*

    Bordeaux........................... 250 grammes.

Faire chauffer à 80°, ajouter :

    Alcoolé de cannelle................ 4 —
    Sirop de sucre..................... 150 —

III. Opium.

I. *Extrait gommeux d'opium* (Voy. ANALGÉSIQUES).

II. *Morphine* (Voy. ANALGÉSIQUES).

III. *Poudre de Dover* (Codex).

50 centigr. de cette poudre contiennent un peu moins de 5 centigr. d'extrait gommeux d'opium, 20 centigr. de nitrate de potasse, 20 centigr. de sulfate de potasse et 10 centigr. d'ipéca.

Doses : 25 centigr. à 1 gramme.

IV. Ammoniacaux.

I. *Ammoniaque liquide à 22°.* — 10 à 20 gouttes dans un liquide alcoolique froid.

II. *Acétate d'ammoniaque.* — 2 à 6 grammes dans une tisane de bourrache, de sureau, de feuilles d'oranger, etc.

V. Antimoniaux.

I. *Antimoniaux nauséeux* (kermès, tartre stibié). Voy. VOMITIFS.

II. *Oxyde blanc d'antimoine.*

Doses : 1 à 2 grammes incorporés dans un looch blanc.

Poudre de James (Codex).

℞ Oxyde bl. d'antimoine par précipité.... 1 gramme.
Phosphate de chaux................. 2 grammes.

Doses : 1 à 4 grammes.
VI. Jaborandi et pilocarpine.
I. *Jaborandi.*

Infusion sudorifique.

℞ Feuilles de jaborandi.............. 4 à 5 grammes.
Tasse d'eau bouillante............ N° 1.

Lavement de jaborandi (Dujardin-Beaumetz).

Dose : 6 pour 100.
II. *Chlorhydrate de pilocarpine.*

Injection hypodermique.

℞ Chlorhydrate de pilocarpine.... 10 centigrammes.
Eau distillée.................. 5 grammes.

Injecter 1 gramme.
VII. Sudorifiques équivoques.
I. *Gayac.*

Tisane de gayac.

On la prépare avec 30 grammes de bois de gayac râpé, bouilli pendant une heure dans 1 litre d'eau. On peut la sucrer avec 20 grammes de sirop de gayac du Codex.

II. *Sassafras.*

Tisane par infusion (8 pour 1000).

III. *Salsepareille.*

La tisane se prépare par macération, infusion et digestion successives (60 pour 1000).

IV. *Douce-amère.*

La tisane se prépare par infusion (20 pour 1000).

V. *Sureau.*

La tisane de fleurs de sureau se prépare par infusion (5 pour 1000).

VI. *Feuilles d'oranger.*

Tisane par infusion (5 p. 1000). On peut ajouter 20 grammes d'eau de fleurs d'oranger.

VII. *Bourrache.*

Tisane par infusion (10 p. 1000).

§ 70. TEMPÉRANTS.

Définitions. — Agents qui tempèrent la chaleur organique, diminuent la soif, et modèrent l'état fébrile. Cette médication n'est qu'un degré inférieur des médications defervescente et antiphlogistique (Voy. ces mots). Tous les tempérants sont diurétiques.

Agents tempérants : 1° alcalins, 2° acidules, 3° diète délayante.

Indications. — État subinflammatoire et fébrile.

I. **Alcalins** (Voy. ALCALIFIANTS).

II. **Acidules.** Limonades végétales (Voy. ACIDIFIANTS).

III. **Alcalins.** Sels alcalins à acides végétaux, nitrate de potasse (Voy. DIURÉTIQUES).

§ 71. TONIQUES.

Définition. — Médicaments qui élèvent le rhythme de l'activité nutritive et donnent plus d'intensité à l'organoplastie.

Agents. — Amers, arsenic, chlorure de sodium, phosphate de chaux.

Indication. — Toutes les fois que la nutrition est dans un état de langueur et d'atonie.

Régime tonique. — Apports alimentaires abondants et substantiels. — Stimulants de l'appétit et des fonctions digestives. — Exercice modéré. — Oxygénation active.

I. **Amers aromatiques.**

1° *Écorce d'oranges amères.*

Macération d'écorces d'oranges amères : 4 pour 60.
2° *Absinthe.*

Vin d'absinthe (Codex).

℞ Feuilles d'absinthe sèches.............　　3 p.
　　Alcool à 60°.............................　　6 p.
　　Vin blanc...............................　1000 p.

Doses : 3 à 8 cuillerées à bouche (Voy. APÉRITIFS).
3° *Camomille.*

Tisane : 35 p. 1000.

II. Amers purgatifs.

1° *Rhubarbe.*

Poudre : 50 centigr. à 2 grammes.

Masticatoire : 50 centigr. à 1 gramme.

Macération amère : 4 grammes p. 150.

2° *Aloès* (Voy. PURGATIFS).

§ 72. VÉSICANTS.

Définition. — Agents qui, appliqués à la peau, y produisent une bulle ou phlyctène dont le pemphigus est le type morbide. J'ai proposé d'appeler les médicaments qui jouissent de cette propriété des *phlycténogènes.*

Agents vésicants. — Ammoniaque liquide, cantharides et cantharidine, azotate d'argent, eau bouillante.

Indications. — Produire une contrefluxion, ouvrir une voie à l'absorption médicamenteuse.

I. Ammoniaque liquide à 22°.

On peut obtenir la vésication par les procédés suivants :

1° Frictions rudes avec un morceau de flanelle imbibée d'ammoniaque (Trousseau).

2° Verre de montre dans lequel on place de la ouate imbibée d'ammoniaque (Darcq).

3° Pièce de monnaie recouverte de rondelles de linge imbibées d'ammoniaque (Lafargue, de Saint-Émilion).

4° Morceau d'agaric dont la face tomenteuse est imbibée d'ammoniaque (Boniface).

5° Dé à coudre contenant du coton imbibé d'ammoniaque (Bretonneau).

6° Pommade de Gondret.

Pommade de Gondret (Codex).

℞ Ammoniaque liquide à 22°........... 20 grammes.
  Axonge............................. 10   —
  Suif de mouton..................... 2   —

On applique la pommade en petites rondelles modelées à la spatule. Vésication 5 à 15 minutes après l'application.

II. Cantharide et cantharidine.

I. Cantharide.

1° *Emplâtre vésicatoire du Codex*, dans lequel la poudre de cantharides intervient pour moitié en poids dans une masse emplastique formée de résine purifiée, d'huile d'olive, d'onguent basilicum et de cire jaune.

2° *Vésicatoire Bretonneau*. — Extrait éthéré de cantharides, papier brouillard.

3° *Vésicatoire anglais* constitué par un tiers de cantharides, 1 tiers d'axonge et 1 tiers d'emplâtre de cire (mélange de poix, de résine, de cire jaune et de suif).

Arroser les vésicatoires avec une solution saturée de camphre dans l'éther (Vée), quand on craint un retentissement des cantharides sur la vessie. — L'interposition d'une rondelle de papier brouillard imbibée d'huile entre la peau et l'emplâtre donne des garanties sous ce rapport (Trousseau). Ce procédé agit plus rapidement et permet de ne maintenir que quelques heures en place l'emplâtre vésicant.

II. Cantharidine.

Collodion cantharidé (Gobley).

℞ Cantharidine..................... 25 centigrammes.
  Collodion élastique.............. 20 grammes.

Étendu sur la peau, ce collodion vésicant soulève très rapidement l'épiderme.

Autre formule.

℞ Cantharidine.................... 50 centigrammes.
  Axonge........................... 30 grammes.

Autre formule.

℞ Cantharidine...................... 1 gramme.
  Chloroforme...................... 30 grammes.

Taffetas vésicant au cantharidate de potasse (Gobley).

℞ Cantharidate de potasse.......... 20 centigram.
  Gélatine........................ 2 grammes.
  Eau............................. 10 —
  Glycérine....................... q. s.

Ce liquide est étendu sur de la gutta-percha en lames minces. La vésication se fait en six heures.

III. Azotate d'argent fondu.

On trempe un crayon dans l'eau et on frotte la peau obliquement jusqu'à ce qu'elle ait pris une teinte ardoisée. Un cataplasme favorise la formation de la phlyctène.

IV. Eau bouillante.

Marteau de Mayor (Voir page 223).

§ 73. VOMITIFS.

Définition. — Agents qui provoquent le vomissement.

Agents vomitifs. — Vomitifs antimoniaux, vomitifs à base d'émétine, polygala, vandellia diffusa, caïnça, apomorphine.

Régime vomitif. — Emploi autant que possible dans l'état de vacuité de l'estomac; boissons fades, nauséeuses; si les vomissements tardent trop, station debout, pediluve sinapisé.

I. VOMITIFS ANTIMONIAUX.

I. Kermès (*Oxysulfure d'antimoine hydraté.*)
Doses : 30 à 60 centigrammes.
Forme : suspension dans du sirop de gomme.

II. Émétique (*Tartrate antimonico-potassique*).
Doses : 5 à 10 centigrammes.
Forme : solution dans un demi-verre d'eau.
Mode d'emploi : prendre cette solution en trois parties, de cinq en cinq minutes.

II. Vomitifs cupro-zinciques.

1. Sulfate de cuivre.

Doses : 15 à 30 centigrammes.

Forme : solution dans 1/2 verre d'eau édulcorée avec du sirop de menthe.

II. Sulfate de zinc.

Doses : 20 à 40 centigr.

Forme : solution.

III. Vomitifs a base d'émétine.

I. Ipéca (*Cœphelis ipécacuanha*).

Dose : 1 gramme 50 centigrammes.

Forme : suspension dans de l'eau épaissie avec du sirop de gomme.

Mode d'emploi : prendre en trois doses, à cinq minutes d'intervalle.

II. Émétine.

Doses : 10 à 30 centigrammes.

Formes : Solution (l'émétine est soluble dans l'eau au 1000° ; l'azotate d'émétine est soluble au 100° ; le sulfate d'émétine est le plus soluble de ces sels). Injection hypodermique de 10 centigrammes.

III. Polygala de Virginie (*Polygala seneca*).

Doses : 2 à 3 grammes de poudre de racine.

Forme : poudre en suspension. *Acide polygalique* (principe actif) : 10 à 20 centigrammes.

IV. Vandellia diffusa (*Gratiola origanifolia*).

Doses : 1 poignée de feuilles fraîches en infusion. 20 à 25 centigrammes du principe actif qui est analogue à l'émétine.

Formes : infusion, poudre enrobée.

V. Vomitifs indigènes.

1° Violette odorante (*Viola odorata*).

Poudre de racine : 2 à 4 grammes.

2° Asaret (*Asarum europæum*).

Poudre de feuilles ou de rhizome : 50 centigr. à 2 grammes.

3° Narcisse des prés (*Narcissus pseudo-narcissus*).

Poudre de feuilles : 1 à 2 grammes.

Poudre de bulbes : 1 gramme à 2 grammes 50.

IV. Vomitifs thébaïques.

I. Apomorphine.

Dose : 5 milligrammes.

Forme : injection hypodermique de 1 gramme d'une solution de chlorhydrate d'apomorphine au 200°.

Nota. — La solution se colore rapidement en vert émeraude ; quoiqu'elle soit encore vomitive sous cette forme, il vaut mieux qu'elle soit préparée récemment, et il y a lieu de se servir d'une fiole en verre coloré.

II. Apocodéine et aponarcéine.

Douées de propriétés vomitives analogues à celles de la narcéine. — Encore inusitées.

Ve SECTION. — FORMULES POUR ENFANTS.

Ce que nous avons dit plus haut (voy. page 12) de la graduation des doses suivant l'âge pourrait, à première vue, rendre superflu un formulaire spécial pour l'enfance, et il semblerait que, le barême de Gaubius ou celui d'Young en main, on fût toujours en mesure de transformer aisément une formule d'adulte en une formule infantile. Mais, dans la pratique, les choses ne se passent ni avec cette simplicité, ni avec cette inflexibilité numérique. Tel degré ou telle forme de maladie *vieillissent* ou *rajeunissent* un enfant, au point de vue de la fixation des doses qui lui conviennent, et la prescription, fait complexe et contingent s'il en fut, va puiser sa raison d'être dans tout un ensemble de conditions cliniques et non pas dans la seule considération du groupe d'âge auquel un enfant appartient. Ce serait trop simple et trop facile, s'il en était ainsi. Si donc nous nous sommes décidé, après mûre réflexion, à rédiger un formulaire spécial pour l'enfance, c'est moins au point de vue des *doses*, qui ne sont guère déterminables d'une manière absolue, pour cette raison décisive que l'enfant n'est pas *un*, mais bien une série d'êtres évoluant vers la stabilité organique et superposés dans l'ordre de périodes d'âge, d'ailleurs très artificiellement établies ; mais surtout au point de vue des *formes* et des *associations médicamenteuses*. Elles offrent, en effet, quelque chose de très spécial aux enfants avec l'indocilité et les répugnances desquels on est bien obligé de compter.

Tous les médicaments modifiés dans leurs doses et leurs formes peuvent être employés chez les enfants. C'est là un principe absolu ; mais en le posant, nous ne saurions avoir la pensée de les passer tous en revue. Obligé de nous restreindre, nous limiterons ces indications aux médicaments suivants : arsenicaux, diurétiques, iodiques, mercuriaux, opiacés, purgatifs, quiniques, solanées, strychniques, sudorifiques, vomitifs. C'est dans cet ordre, qui est d'ailleurs l'ordre alphabétique, que nous allons examiner les particularités de doses ou de formes que présentent ces médicaments, ou ces groupes de médicaments, quand on les applique à la thérapeutique infantile.

§ 1. ARSENICAUX.

Propositions générales. — 1° L'arsenic est tenu très injustement en dehors de la médecine des enfants. 2° Il est aussi maniable que n'importe quel autre médicament. 3° Il doit toujours être donné sous forme liquide, et le dosage n'en doit pas être confié aux familles. 4° La forme de solution ou de sirops, donnés par cuillerées de divers modules, est la plus commode pour l'emploi de l'arsenic.

I. Acide arsénieux.

N'est guère employé chez les enfants qu'à titre de fébrifuge et sous forme de *solution de Boudin*.

Solution arsenicale fébrifuge (Boudin).

℞ Acide arsénieux.....................   1 gramme.
    Eau distillée......................   1000 grammes.

Chaque cuillerée à café de cette solution contient 5 milligr. On peut donner une cuillerée à café dans la seconde enfance. Trousseau allait jusqu'à 2 cuillerées à café. Il faut, non pas faire prendre la cuillerée à café d'un coup, mais l'étendre dans 6 cuillerées à bouche d'eau sucrée et faire prendre une de ces cuillerées toutes les quatre heures, s'arrêtant à 2, 4 cuillerées à bouche de cette dilution ou allant jusqu'à 6, suivant l'âge de l'enfant. On administre ainsi moins de 1 milligr. à la fois.

Les granules d'acide arsénieux de 1 milligr. peuvent aisément être administrés aux enfants, mais il faut en tenir le flacon soigneusement à l'abri de leurs atteintes. J'ai vu, dans une famille, trois petits enfants faire main basse sur le reliquat d'un de ces flacons, heureusement presque vide, et croquer ces granules à la façon des grains d'anis; il n'y eut d'accidents que chez l'un deux.

Si l'on croit devoir donner moins de 1 milligr. on peut dissoudre l'un des granules dans 2 cuillerées à bouche d'eau et donner la moitié de cette solution.

II. Liqueur de Fowler.

S'emploie toujours par gouttes. La liqueur de Fowler contient 23 gouttes au gramme. Chaque gramme renferme 9 milligr. d'acide arsénieux et 18 milligr. d'arsénite de potasse ; 8 gouttes contiennent 3 milligr. d'acide arsénieux et 6 milligr. d'arsénite de potasse. Il est prudent de débuter par 1 goutte et de ne pas dépasser 4 gouttes. Steiner conseille chez les enfants 2 ou 3 gouttes par jour et va jusqu'à 6 ou 8 gouttes. Ces doses me paraissent un peu fortes. On peut employer le sirop suivant:

Sirop de liqueur de Fowler.

℞ Liqueur de Fowler.................... 23 gouttes.
    Sirop de quinquina.................... 115   —

Chaque cuillerée à café contient exactement 1 goutte de liqueur de Fowler.

III. Arséniate de soude.

C'est la forme à laquelle je donne la préférence. On peut formuler ainsi :

Sirop d'arséniate de soude (Bouchut).

℞ Arséniate de soude............... 5 centigrammes.
    Sirop de quinquina........... 300 grammes.

Chaque cuillerée à café de ce sirop contient un peu moins de 1 milligr. d'arséniate de soude.

Doses : 1 à 2 ou 3 cuillerées à café par jour, suivant l'âge de l'enfant.

IV. Injections arsenicales.

Si l'on croyait devoir introduire l'arsenic par voie hypodermique, ce qui est bien rarement nécessaire à raison de la facilité des autres modes d'emploi du médicament, il faudrait faire préparer une solution de 1 centigr. d'arséniate de soude par 5 grammes : 10 gouttes répondraient à 1 milligr. ; 5 gouttes à 1/2 milligr.

§ 2. DIURÉTIQUES.

Propositions générales. — 1° Les diurétiques jouent un rôle très important dans la médecine des enfants, beaucoup de maladies se résolvant chez eux par une diurèse ; 2° tous les diurétiques des adultes sont susceptibles d'être employés chez les enfants en en diminuant les doses ; 3° le choix des diurétiques n'est pas indifférent ; il doit s'inspirer des conditions de sthénie ou d'asthénie de l'état général ; 4° la diurèse chez les enfants juge souvent d'une manière favorable un état cérébral inquiétant (Sandras) ; 5° les diurétiques doivent être administrés froids ; 6° la facilité avec laquelle la peau absorbe, dans l'enfance, fait de cette membrane une voie fructueuse d'absorption pour certains diurétiques.

I. Digitale.

1° *Poudre.*

Doses graduées : 25 milligr. avant un an ; 5 centigr. de un à deux ans ; 10 centigr. de deux à quatre ans ; 15 à 20 centigr. de quatre à sept ans ; 20 à 30 centigr. de sept à dix ans.

Formes : mélangée à du sirop de gomme, de la confiture, du sucre, en infusion pour une potion.

2° *Extrait de digitale.*

Doses graduées : jusqu'à deux ou trois ans, 1 à 2 centigr. ; de trois à cinq, 5 centigr. ; de cinq à dix, 5 à 10 centigr. (J. Simon.)

Forme : en très petites pilules données dans la confiture, ou en potion.

3° *Teinture alcoolique de digitale.*

Doses graduées : au-dessous de trois ans, 5 à 10 gouttes ; de trois à cinq ans, 10 à 15 gouttes ; au-dessus de cinq ans, 20 gouttes.

4° *Sirop de digitale* (du Codex).

Doses graduées : au-dessus de deux ans, 1 à 3 cuillerées à café ; à partir de cinq ans, 3 à 5 cuillerées à café (J. Simon).

Emploi iatraleptique.

Fomentations avec une infusion de 2 à 4 grammes de poudre de feuilles dans 1 litre d'eau. Laisser la flanelle en place, recouvrir d'un morceau de taffetas verni.

II. Scille.

1° *Poudre.*

Doses graduées : autant de centigr. de poudre que l'enfant a d'années.

2° *Extrait :* peu employé chez les enfants.

3° *Alcoolé de scille* (du Codex).

Cet alcoolé est au quart, et 20 gouttes représentent les principes solubles dans l'alcool de 15 centigr. de poudre.

Doses graduées : de 5 à 20 gouttes.

4° *Oxymel scillitique.*

Préparation très commode. 48 grammes d'oxymel scillitique répondent à 1 gramme de scille.

Doses graduées : de 1 à 4 ou 5 cuillerées à café.

Formes : dans une potion, une tisane diurétique.

5° *Liniment scillitique* (J. Simon).

℞ Teinture de scille....................	10	grammes.
Teinture de digitale...............	10	—
Huile de camomille................	30	—

III. Genièvre.

Forme et doses : *teinture éthérée,* 5 à 10 gouttes (Vogel) ; *essence,* 2 à 8 gouttes.

Vin diurétique mineur (Voyez Diurétiques). On le donne par verre à liqueur ou à madère suivant l'âge.

IV. Formules diurétiques composées.

Potion diurétique du Codex (Voy. Diurétiques), De 1/4 à 1/2 potion, par cuillerées dans les vingt-quatre heures.

Tous les diurétiques peuvent se servir, comme véhicule, de la décoction d'avoine en balles qui produit par elle-même une diurèse abondante.

§ 3. IODIQUES.

I. **Iode**.

1º *Eau iodo-iodurée.*

Eau iodée pour boisson (Trousseau).

℞ Iode.......................   5 centigrammes.
  Iodure de potassium..........   40   —
  Eau distillée................   900 grammes.
  Sirop de sucre..............   100   —

Cette eau contient 5 milligr. d'iode par 100 grammes ou 1 milligr. par cuillerée à bouche.

Doses : 200 à 300 grammes par jour.

2º *Teinture d'iode du Codex.*

L'alcoolé d'iode du Codex est au 12ᵉ. Il contient par conséquent environ 8 centigr. d'iode par gramme.

C'est la seule préparation d'iode dont je me serve pour les enfants, et je la prescris dans une infusion de feuilles de noyer édulcorée avec le sirop d'écorce d'orange amère aux doses de 1, 2, 4, 6 gouttes par jour suivant l'âge. On peut préparer le sirop suivant :

Sirop de teinture d'iode.

℞ Teinture d'iode du Codex...........   20 gouttes.
  Sirop de Portal.....................   100 grammes.

Chaque cuillerée à café contient 1 goutte de teinture d'iode.

3º *Huile de foie de morue iodée.*

On introduit dans de l'huile de foie de morue blonde 5 centigr. d'iode par 100 grammes ; chaque cuillerée à bouche contient 5 milligr. d'iode.

II. **Iodure de potassium**.

Sirop ioduré.

℞ Iodure de potassium...............   2 grammes.
  Sirop d'écorce d'orange amère......   100   —

Chaque cuillerée à bouche contient 40 centigr. d'iodure de potassium et chaque cuillerée à café 10 centigr. On donne aux enfants, suivant l'âge, de 10 centigr. à 1 gramme d'iodure de potassium.

III. Iodoforme.

Huile de foie de morue iodoformée (Voy. page 162).

§ 4. MERCURIAUX.

I. Calomel (voir PURGATIFS et p. 323).

II. Sublimé.

I. *Usage interne.*

Doses graduées : de la naissance à un an, 1 milligramme ; de un an à trois ans, de 1 à 3 milligr. ; de trois à sept ans, 3 milligr. ; de sept à dix, 8 milligr. ; de dix à quinze, 1 centigr.

Forme : la liqueur de van Swieten, qui contient 1 milligramme de sublimé au gramme, est le meilleur mode d'administration du deuto-chlorure de mercure aux enfants et il doit remplacer tous les autres. M. J. Simon conseille de donner, pour les enfants à la mamelle, 20 gouttes par jour en 4 doses prises dans du lait. Cette dose correspond à 1 milligr. de sublimé ; il en élève quelquefois la dose jusqu'à 30 gouttes (1 milligr. et demi). Le lait, comme l'avaient remarqué les syphiliographes des derniers siècles, *dulcifie* le sublimé, c'est-à-dire en facilite la tolérance. Au-dessus de deux ans, on débute par 40 gouttes (2 grammes ou 2 milligr. de sublimé) et on arrive à 60 gouttes (3 grammes ou 3 milligr. de sublimé). Au-dessus de cet âge, on donne la solution par cuillerées à café, à la dose de 1 ou 2 cuillerées à café ; 1 cuillerée de sept à dix ans ; 2 cuillerées à café (5 milligr.) au delà de 10 ans. Vers treize à quatorze ans, on peut donner 3 et même 4 cuillerées à café.

II. *Usage externe.*

1° *Lotions de sublimé.*

Lotions mercurielles (J. Simon).

℞ Deutochlorure de mercure.......... 4 grammes.
　Alcool.............................. 100 　—
　Eau................................ 900 　—

C'est de la *liqueur de van Swieten quadruple*. Pour les petits enfants, je prescris la *liqueur de van Swieten double* contenant 2 grammes de sublimé par litre.

2° *Bains de sublimé.*

Bain de sublimé composé (Trousseau).

℞ Deutochlorure de mercure....... 2 à 4 grammes.
    Chlorhydrate d'ammoniaque......   5   —

Triturez, faites dissoudre dans :

    Eau..........................   250   —

Ajoutez au bain (baignoire en bois).

Pour les petits enfants on abaisse la dose du sublimé à 1 gramme, et l'on peut très commodément ajouter 1 litre de liqueur de van Swieten ordinaire à l'eau du bain. On peut aussi faire dissoudre la dose de sublimé dans 100 grammes d'alcool et ajouter cette solution au bain.

3° *Injections hypodermiques.* — Si l'on croyait devoir employer le sublimé par cette voie, on pourrait se servir d'une solution contenant 1 centigramme par 2 grammes d'eau distillée : 20 gouttes correspondraient à 5 milligr. de sublimé; 4 gouttes à 1 milligramme.

III. Iodhydrargyrate de potasse.

Le *sirop de Gibert*, qui contient par cuillerée à bouche 1 centigr. de bi-iodure de mercure et 50 centigr. d'iodure de potassium, et par suite 2 milligr. 1/2 de bi-iodure de mercure et 13 centigr. d'iodure de potassium par cuillerée à café, est une préparation très commode pour les enfants. Pour les enfants de quelques mois, on étend 1 cuillerée à café de ce sirop dans de l'eau et on en donne le tiers en 3 prises. A deux ans, on peut donner 1 cuillerée à café, puis 2 (J. Simon).

§ 5. OPIACÉS.

Propositions générales : 1° Ne donner d'opiacés aux très jeunes enfants que quand l'indication de ces médicaments est nettement posée ; 2° les administrer par doses réfractées et s'arrêter quand les effets que l'on recherche sont obtenus ou quand des phénomènes soporeux apparaissent ; 3° si ceux-ci dépassent une certaine mesure, les combattre par le café noir *à doses nécessaires*.

I. Opium (Extrait d').

Doses graduées : dans la première année, 3 à 4 milligrammes; dans la seconde année, 5 à 7 milligr. ; dans la troisième année, 8 à 10 milligr. ; dans la quatrième année, 10 à 12 milligr. ; de quatre à sept ans, 12 à 15 milligr. ; de sept à douze, 20 milligr.

Formes : sirop, potion.

Potion calmante (Rousseau).

℞ Sirop d'opium...................	10 grammes.
Sirop de fleurs d'oranger..........	20 —
Eau de laitue...................	180 —

Mêlez. — A prendre par cuillerées toutes les demi-heures pour calmer la douleur et procurer le sommeil.

II. Poudre de Dover (West).

Ch. West recommande la poudre de Dover comme une des meilleures formes d'emploi de l'opium chez les enfants. En se rappelant que 50 centigr. de poudre de Dover répondent à 5 centigr. d'extrait thébaïque, on voit que 5 centigr. de cette poudre contiennent 5 milligr. d'opium, et le dosage suivant l'âge se fait en suivant la graduation indiquée plus haut pour l'opium.

III. Laudanum.

Le laudanum de Rousseau vaudrait mieux pour les enfants, à raison de l'odeur fragrante du safran contenu dans le laudanum de Sydenham. Il suffit de se rappeler que 1 goutte de laudanum de Rousseau équivaut à 2 gouttes de laudanum de Sydenham. M. J. Simon conseille de remplacer le laudanum par l'*élixir parégorique du Codex*, dont 5 gouttes correspondent, pour l'activité, à une goutte de laudanum de Sydenham.

IV. Morphine.

On considère généralement la morphine comme 7 ou 8 fois plus active que la même dose d'extrait gommeux d'opium ; suivant Trousseau et Réveil, 7 milligr. 1/2 de morphine équivalent à 5 centigr. d'extrait thébaïque. C'est dire que la morphine est d'un usage délicat pour les enfants ; aussi est-elle peu employée dans la médecine de cet âge. Si l'on y a recours, c'est sous forme de sirop qu'il faut l'employer. Le sirop de morphine du Codex contient 1 centigr. de chlorhydrate de morphine par 20 grammes ; chaque cuillerée à café (de 5 grammes) contient donc 2 milligr. 1/2. Il faut réserver l'usage de la morphine pour la période de trois à quatre ans et au-dessus. Une dose d'une cuillerée à café de sirop du Codex suffit pour les enfants compris dans cette période ; vers douze ans on peut donner 2 cuillerées à café équivalant à 5 milligr. de chlorhydrate de morphine. Le principe du fractionnement des doses est de rigueur pour la morphine comme pour l'opium.

Les injections de morphine sont rarement employées, et à tort. On peut se servir d'une 200ᵉ solution contenant 2 milligr. 1/2 de sel de morphine par 10 gouttes.

V. **Codéine.**

Bouchut a nié à tort l'activité de la codéine. Il dit avoir donné des doses de 6 centigr. de cet alcaloïde à des enfants très jeunes, et jusqu'à 10, 20 et même 30 centigr. à des enfants plus âgés, sans en observer aucun effet appréciable. Cette opinion est en désaccord avec celle du plus grand nombre des thérapeutistes.

La codéine s'emploie sous forme de sirop du Codex par cuillerées à café dont chacune contient 1 centigr. de codéine, à la dose de 1 à 2 ou 3 cuillerées à café à partir de l'âge de deux ans.

VI. **Diascordium.**

Ce médicament complexe, à base d'astringents et d'opium, très utile dans les diarrhées des enfants, contient 6 milligr. d'extrait gommeux d'opium par gramme. On le prescrit aux enfants aux doses de 50 centigr. et au delà.

§ 6. PURGATIFS.

Propositions générales. — 1º Tous les purgatifs, même les plus énergiques, peuvent être employés chez les enfants en en proportionnant les doses à leur âge ; 2º les *minoratifs* pour l'adulte sont des *purgatifs* pour les enfants, et les purgatifs de-

18.

viennent pour eux des drastiques ; 3° certains minoratifs tels que le *sirop de roses pâles*, le *sirop de fleurs de pêcher*, le *sirop de chicorée composé* sont particulièrement adaptés à la médecine des enfants ; 4° pour eux, pas plus que pour l'adulte, on ne doit substituer indifféremment un purgatif d'une série à un purgatif d'une autre série ; chacune a ses indications particulières ; les purgatifs salins n'agissent pas comme les purgatifs résineux et ceux-ci comme les purgatifs huileux ; la routine seule confond des médicaments aussi dissemblables ; 5° le lait et le sucre sont, quand la nature du purgatif permet le mélange, les correctifs et les véhicules qui conviennent le mieux pour l'emploi des purgatifs ; 6° la *méthode alimentaire* qui associe certains purgatifs aux aliments est particulièrement et utilement applicable à cet âge.

I. Purgatifs salins.

I. *Tartrate de soude.*

Doses graduées : 1° de la naissance à deux ans, 5 grammes; 2° de deux à quatre ans, 8 grammes ; 3° de quatre à sept ans, 10 grammes ; 4° de sept à dix ans, 15 grammes ; 5° de dix à quinze ans, 20 grammes.

Forme : en dissolution dans l'eau édulcorée avec du sirop de groseilles.

II. *Tartrate de potasse et de soude* (sel de Seignette).

Doses graduées : (comme pour le tartrate de soude).

Forme : (dans du lait sucré).

III. *Tartrate borico-potassique.*

Doses graduées (comme pour le tartrate de soude).

Forme : eau édulcorée par le sirop de framboises ou de groseilles.

IV. *Magnésie calcinée.*

Doses graduées : de la naissance à deux ans, 1 gramme; de deux à quatre ans, 2 grammes; de quatre à sept ans, 3 grammes; de sept à dix ans, 4 grammes; de dix à quinze ans, 6 grammes.

Formes : dans de l'eau sucrée, du lait, un looch. La *médecine blanche de Mialhe* (Voy. page 269) est la forme la plus agréable d'emploi de la magnésie calcinée comme purgatif. On réduit seulement la dose de 8 grammes de magnésie à celles qui sont indiquées dans la graduation ci-dessus suivant l'âge de l'enfant.

V. *Sulfovinate de soude* (Blache).

Doses graduées : de la naissance à deux ans, 6 grammes ; de deux à quatre, 8 grammes ; de quatre à sept, 10 grammes ; de sept à dix, 12 grammes ; de dix à quinze, 15 grammes.

Forme : dissous dans de l'eau édulcorée avec du sirop de framboises.

VI. *Sulfate de magnésie.*

Doses graduées : de la naissance à deux ans, 6 grammes ; de deux à quatre, 10 grammes ; de quatre à sept, 15 grammes ; de sept à dix, 20 grammes ; de dix à quinze, 25 grammes.

Potion purgative (Trousseau).

℞ Sulfate de magnésie.............. 15 grammes.
   Infusion de café.................. 100   —
   Sirop de sucre.................... 30   —

Le café atténue l'amertume du sulfate de magnésie. Pour un enfant de six à sept ans.

VII. *Sulfate de soude et phosphate de soude.*

Apozème purgatif (Trousseau).

℞ Sulfate ou phosphate de soude.. 5 à 15 grammes.
   Bouillon aux herbes............. 200   —

II. **Purgatifs huileux.**

I. *Huile d'amandes douces.*

Doses graduées : d'une cuillerée à entremets à trois cuillerées (8 à 24 grammes).

Formes : dans du lait ; mélangée à du sirop de gomme ; dans un looch, ou en émulsion sucrée préparée avec un jaune d'œuf.

II. *Huile de ricin.*

Doses graduées : d'une à quatre cuillerées à café (4 à 16 grammes).

Formes : comme pour l'huile d'amandes douces.

Potion à l'huile de ricin.

℞ Huile de ricin................... 5 à 10 grammes.
   Jaune d'œuf..................... N° 1.

Émulsionnez, ajoutez :

Sirop de sucre...................... 30 grammes.
Hydrolat de menthe............... 10 —
Eau............................ 30 —

III. *Huile de croton tiglium.*

Potion à l'huile de croton (Trousseau).

℞ Huile de croton...................... 1 goutte.
Mucilage de gomme arabique........... 5 grammes.

Mêlez exactement dans un mortier en marbre et ajoutez :

Sirop de sucre...................... 30 grammes.
Eau de fleurs d'oranger............. 10 —
Eau commune...................... 40 —

Trousseau conseille de faire prendre cette potion en une ou deux fois. Cette dose serait dangereuse pour les petits enfants et pourrait produire une superpurgation pour les plus âgés. On peut se servir de cette formule, mais en donnant la potion par cuillerées successives ; chaque cuillerée à café contient environ 1/20 de goutte d'huile de croton ; chaque cuillerée à entremets, 1/7 de goutte ; chaque cuillerée à bouche, 1/5. — L'huile de croton, peu employée chez les enfants, est maniable cependant avec ces précautions.

III. Purgatifs sucrés.

I. *Miel blanc.*

Doses : 1 à 2 cuillerées.

Forme : comme édulcorant de l'eau, du lait, du jus de pruneaux.

II. *Mélasse.* — N'est employée que comme lavement laxatif à la dose, suivant l'âge, de 1 cuillerée à entremets à 1 ou 2 cuillerées à bouche.

III. *Pruneaux.* — En décoction qu'on rend plus laxative en la sucrant avec du miel ou de la mélasse. Le jus de pruneaux sert de véhicule à d'autres purgatifs, en particulier au séné.

IV. *Manne.*

Doses graduées : de 5 à 30 grammes, suivant l'âge.

Forme : à prendre dans du lait chaud.

V. *Sirop de roses pâles* et *sirop de fleurs de pêcher.*

Par cuillerées jusqu'à effet suffisant.

VI. *Casse.*

Doses : 5 à 30 grammes.

Forme : la meilleure, et il est à regretter qu'elle soit tombée en désuétude, est la *marmelade de Tronchin*. Par cuillerées à café ou à entremets suivant l'âge.

IV. Purgatifs résineux.

I. *Jalap* (poudre de racine).

Doses graduées : de la naissance à deux ans, 10 à 20 centigrammes ; de deux à quatre, 15 à 30 centigr. ; de quatre à sept, 30 centigr. ; de sept à dix, 40 centigr. ; de dix à quinze, 50 à 60 centigr.

II. *Jalap* (résine). — Doses moitié moindres.

Forme : on enveloppe cette poudre dans un peu de confiture, ou on l'incorpore dans du chocolat.

L'*émulsion purgative au jalap* du Codex (voir sa formule, p. 274) peut servir pour les enfants, en se rappelant que chaque cuillerée à bouche contient 7 centigr. de résine de jalap.

III. *Scammonée* (résine de).

Doses graduées : les mêmes que celles de la résine de jalap.

Formes : pastilles de chocolat (10 centigr. de scammonée par pastille de 4 grammes ; lait chaud sucré ; chocolat à l'eau ou au lait). La *potion* purgative de Planche (voir sa formule, p. 275) est applicable aux enfants. Elle contient 10 centigr. de résine de scammonée par cuillerée à bouche.

IV. *Séné* (follicules de).

Doses graduées : de la naissance à deux ans, 50 centigr. à 1 gramme ; de deux à quatre, 1 gramme à 2 grammes ; de quatre à sept, 2 à 3 grammes ; de sept à dix, 4 grammes ; de dix à quinze, 5 à 6 grammes.

Forme : la meilleure forme est l'infusion dans du café sucré ; on peut, pour les enfants, blanchir le café avec du lait.

V. *Rhubarbe*.

Doses graduées : 20 centigr. à 1 gramme.

Forme : employée exclusivement pour les enfants sous forme de *sirop de chicorée composé* qui contient par cuillerée à bouche les principes actifs de 1 gramme environ de rhubarbe.

V. Purgatifs mercuriels.

Le calomel est le seul purgatif de cette série ; c'est l'un des purgatifs les plus usuels des enfants : la sûreté de son action, son insipidité, son petit volume, la tolérance particulière que les enfants manifestent pour cette substance sont des qualités extrêmement précieuses, auxquelles il convient d'ajouter ses propriétés anthelminthiques.

Doses graduées : 10 à 50 centigr.

Formes : tablettes du Codex (chaque tablette contient 5 centigr. de calomel); enrobage dans du miel, du chocolat, dans un pruneau dont le noyau a été extrait.

VI. Purgatifs composés.

Toutes les formules de purgatifs composés qui ont été indiquées plus haut pour l'adulte (voy. p. 277) peuvent être employées chez les enfants, quand leur goût ou leur forme ne s'y opposent pas, en graduant les doses ou en atténuant les proportions des principes purgatifs. C'est ainsi que, chez les enfants, l'eau-de-vie allemande peut être donnée, suivant l'âge, à la dose de 1 à 3 cuillerées à café ; que la *médecine noire* peut être adaptée à leur âge en prescrivant la moitié, le tiers, le sixième du séné, du sulfate de soude, de la rhubarbe qu'elle contient (si tant est qu'ils l'acceptent); que les *thés purgatifs* peuvent également leur être prescrits, etc.

VII. Lavements purgatifs.

I. *Lavement au miel ou à la mélasse.*

Doses : 20 à 40 grammes.

II. *Lavement de séné.*

Doses : 2 à 5 grammes en infusion.

III. *Lavement de sulfate de soude.*

Doses : 10 à 20 grammes.

IV. *Lavement de mercuriale.*

Dose : 30 grammes de mellite de mercuriale dans 200 grammes de décoction de guimauve.

V. *Lavement d'huile de ricin.*

℞ Huile de ricin................... 10 à 20 grammes.
     Jaune d'œuf..................... N° 1.
     Décoction de guimauve........ 200 grammes.

VIII. Suppositoires purgatifs.

I. *Suppositoire au sel de cuisine.*

℞ Chlorure de sodium................. 2 grammes.
     Beurre de cacao..................... 2   —

II. *Suppositoire de savon blanc.*

III. *Suppositoire de beurre de cacao.*

§ 7. QUINIQUES.

I. Quinine brute.

La quinine brute a un précieux avantage d'insipidité relative qui peut la rendre utile dans la médecine des enfants. Trousseau s'est surtout efforcé de démontrer son utilité dans ce cas, mais son autorité n'a pas suffi pour l'introniser définitivement dans cette thérapeutique spéciale. Si l'on veut s'en servir, il faut se rappeler que le sulfate de quinine ne contient que les trois quarts de son poids de quinine. Ainsi 1 gramme de quinine ne représente que 75 centigr. de sulfate de quinine (en faisant abstraction, ce qui n'est pas juste, de la question de solubilité).

Dosage gradué : avant un an, 15 à 20 centigr. ; de un an à deux, 20 à 30 centigr. ; de deux à trois, 30 à 40 centigr. ; de trois à quatre, 40 à 50 centigr. ; de quatre à sept, 50 à 60 centigr. ; de sept à douze, 60 à 90 centigr. (Il ne s'agit ici, bien entendu, que des fièvres intermittentes simples.)

Poudre fébrifuge insipide (Rousseau).

℞ Quinine brute...................... 5 grammes.

Sucre.............................. 10 —

Triturer avec soin dans un mortier de porcelaine. Diviser en huit paquets, contenant chacun environ 60 centigr. de quinine brute. Faire prendre 1 paquet ou 1/2 paquet dans un peu de confiture.

II. Sulfate de quinine.

Dosage gradué : avant un an, 10 à 15 centigr. ; de un an à deux ans, 15 à 20 centigr. ; de deux ans à trois, 20 à 25 centigr. ; de trois à quatre, 25 à 30 centigr. ; de quatre à sept, 30 à 40 centigr. ; de sept à douze, 40 à 50 centigr.

Formes : 1° En *poudre* dans de la confiture, ou du café noir, du sirop d'écorce d'oranges amères, de la glycérine, du sirop de tolu; ou en petites pilules enrobées dans de la confiture.

2° En *solution.*

Potion fébrifuge insipide (Trousseau).

℞ Sulfate de quinine............ 25 centigrammes.
   Tannin....................... 5   —
   Eau de Rabel................. 1 à 2 gouttes.
   Eau.......................... 40 grammes.
   Sirop de coings.............. 20   —

3° En *injections hypodermiques*.

Employer la solution indiquée page 238. 4 gouttes contiennent 5 centigr. de sulfate de quinine solubilisé par l'acide tartrique. On part de cette base pour graduer les doses suivant l'âge. Les injections de quinine sont peu employées chez les enfants. Elles offrent cependant bien plus de garanties que l'emploi intra-leptique de la quinine.

4° En *frictions*.

Pommade pour frictions (Steiner).

℞ Chlorhydrate de quinine....... 1 à 2 grammes.
   Cold-cream................... 15 à 20   —

Le chlorhydrate peut être remplacé par le sulfate.

5° En *lavements*.

On emploie le sulfate de quinine en solution, de façon à donner des doses doubles de celles qui sont prises par la bouche (J. Simon); on ajoute 1 goutte de laudanum. Ces lavements doivent avoir un petit volume.

6° En *suppositoire* : 20 à 50 centigr. de sulfate de quinine dans 2 grammes de beurre de cacao.

III. **Tannate de quinine**.

Insipide parce qu'il est insoluble, mais par cela même peu actif. Le tannate de quinine ne contenant que 20 centigr. de quinine par gramme et le sulfate de quinine en contenant 74, il faut à peu près quadrupler les doses du tannate par rapport à celles du sulfate.

§ 8. SOLANÉES VIREUSES.

Propositions générales. —1° Les enfants supportent beaucoup mieux les solanées que l'opium ; 2° les signes de saturation par les solanées sont plus expressifs que ceux que produit l'opium quand on en outrepasse les doses : la rougeur scarlatiniforme de la peau, la mydriase pupillaire, la sécheresse de la gorge, la suspension de la miction, la disposition au délire, permettent de reconnaître un excès d'action physiologique ; 3° l'intoxication *médicamenteuse* par les solanées ne peut pas être confondue avec des troubles morbides appartenant à la maladie pour laquelle on les administre ; 4° elle a une durée courte, et, à moins de doses oppressives qui ne peuvent être que le résultat d'une erreur, tout rentre bientôt dans l'ordre.

I. *Belladone.*

La poudre de racine vaut mieux que la poudre de feuilles.

Doses graduées : de la naissance à un an, 6 à 8 milligr. ; de un an à deux, 10 à 15 milligr. ; de deux ans à trois, 20 milligr. ; de trois à quatre, 25 milligr. ; de quatre à sept, de 30 à 40 milligr. ; de sept à douze, de 4 à 5 centigr.

Formes :

1° *Poudre.*

Poudre contre la coqueluche (Trousseau).

℞ Poudre de racine de belladone..   25 centigrammes.
Sucre en poudre..............   5 grammes.

Mêlez et divisez en 25 paquets ; de 1 à 5 paquets suivant l'âge. Cette formule peut aussi être employée contre l'incontinence d'urine.

2° *Teinture alcoolique.* — M. J. Simon propose la graduation suivante : à deux ans, on donne 3, 4, 5 gouttes ; à partir de trois ans, 5 à 10 gouttes deux fois par jour ; à quatre ans, 20 gouttes ; à cinq ans, 30 gouttes ; à dix ans, 40 gouttes. On divise chacune de ces gouttes en 3, 4, 6 prises dans les vingt-quatre heures. Il a pu donner jusqu'à 40 gouttes à des enfants de trois ans, jusqu'à 60 gouttes à quatre ans ; une petite fille de treize ans a toléré jusqu'à 120 gouttes (J. Simon, *Confér. thér. et clin. sur les maladies des enfants*, Paris, 1880, p. 43). Ce sont là des doses très exceptionnelles, elles ont été d'ailleurs données dans la coqueluche, et cette névrose paraît produire une sorte de tolérance pour la belladone.

3° *Sirop de belladone* (du Codex).

FONSSAGRIVES.   19

Ce sirop contient 7 grammes 40 centigr. de teinture de belladone par 100 grammes, ou 37 centigr. par cuillerée à café, ou 12 milligr. d'extrait alcoolique. — Doses : 1/2 à 1 ou 2 cuillerées à café suivant l'âge.

II. *Atropine.*

1° *Usage interne.*

Solution de sulfate d'atropine (J. Simon).

℞ Atropine...................... 1 centigramme.
Eau.............................. 10 grammes.

Chaque gramme = 20 gouttes et contient un milligr. d'atropine. — On donne de 4 à 6 gouttes, suivant l'âge, en fractionnant les doses.

On pourrait dissoudre un granule d'un milligramme dans 6 cuillerées à café d'eau et donner de 1 à 2 ou 4 cuillerées à café.

2° *Usage mydriatique.* — Solution de 10 centigr. par 10 grammes.

III. *Jusquiame.*

Ce médicament, moins actif que la belladone, possède une action hypnotique que l'on peut utiliser dans la médecine des enfants.

Trousseau considère la jusquiame comme quatre fois moins active que la belladone. On peut employer le sirop, qui a la même composition que celui de belladone et contient aussi 12 milligr. d'extrait alcoolique de jusquiame par cuillerée à café ; seulement pour le même âge le nombre des cuillerées à café doit être double ou triple de celui que l'on donne en sirop de belladone : soit 2, 4 ou 6 cuillerées à café, suivant l'âge.

§ 9 STRYCHNIQUES

Remarques générales. — 1° Les strychniques doivent être employés avec ménagement chez les enfants ; la chorée semble cependant leur créer, par rapport à ce médicament, une certaine tolérance, tandis que la maladie de Bright, comme chez l'adulte, exige une grande discrétion dans l'emploi des strychniques ; 2° il faut interrompre le médicament tous les quatre ou cinq jours pour éviter les effets d'accumulation physiologique ; 3° la strychnine a une activité environ huit fois plus considérable que la poudre de noix vomique, à poids égal.

I. Noix vomique.

1° Poudre.

Doses graduées. — Avant un an, 1 centigramme ; de un an à deux ans, 1 centigr. 1/2 ; de deux à trois, 2 centigrammes ; de trois à quatre, 2 centigr. 1/2 ; de quatre à sept, 3 centigrammes ; vers douze ans, 5 centigrammes.

Poudre de noix vomique.

℞ Poudre de noix vomique........ 10 centigrammes.
    Sucre....................... 4 grammes.

F. 20 paquets.

Chaque paquet contient 5 milligrammes de poudre ;

2° Teinture alcoolique (du Codex).

Elle contient 1 partie de noix vomique contre 5 d'alcool à 80° : 1 goutte répond donc à 1 centigramme. De 1 à 5 gouttes par jour suivant l'âge.

II. Strychnine.

1° Sirop. — N'employer que celui du Codex qui contient 5 milligrammes de sulfate de strychnine par 100 grammes ou 1 milligr. par cuillerée à bouche, ou 1/4 de milligr. par cuillerée à café. Dose, 1 à 4 cuillerées à café par jour, suivant l'âge.

2° Injections hypodermiques (Voy. page 228).

III. Gouttes amères de Baumé.

Aux mêmes doses que la teinture de noix vomique.

§ 10 SUDORIFIQUES

Remarques générales. — 1° La thérapeutique des enfants peut employer tous les sudorifiques dont on se sert pour l'adulte, sauf l'opium qui a des inconvénients chez les jeunes enfants et n'est d'ailleurs sudorifique qu'à dose assez forte ; 2° les sudorifiques doivent être administrés dans un véhicule chaud ; 3° le régime sudorifique basé sur les boissons chaudes, théiformes, la conservation de la chaleur organique par les pièces de vêtements ou la literie, doit favoriser l'action des sudorifiques.

I. **Oxyde blanc d'antimoine.**

C'est le meilleur, le plus sûr et le plus inoffensif des sudorifiques chez les enfants.

Doses graduées. — De la naissance à deux ans, 15 à 30 centigrammes ; de deux ans à quatre, 30 à 50 centigr. ; de sept à dix, 80 centigr. ; de dix à quinze, 1 gramme.

Forme. — Suspension dans un looch blanc.

II. **Poudre de Dover.**

Cette poudre contient 5 centigr. d'extrait thébaïque par gramme ; 20 centigr. répondent par conséquent à 1 centigr. On ne doit pas la prescrire avant deux ans ; à cet âge on peut donner de 5 à 10 centigr, ; à quatre ans, 10 centigr. ; à sept ans, 20 centigr. ; et à quinze ans, 25 centigrammes.

III. **Jaborandi.**

Doses graduées. — Chez l'enfant de moins d'un an, 30 centigr. ; à deux ans, 60 centigr. ; à trois ans, 80 centigr. ; à huit ans, 1 gramme ; de dix à quinze ans, 2 grammes.

Formule. — Infusion chaude prise en une seule fois.

IV. **Chlorhydrate de pilocarpine.**

Solution de chlorhydrate de pilocarpine (Steiner).

℞ Chlorhydrate de pilocarpine..... 20 centigrammes.
Eau distillée................... 10 grammes.

Chaque goutte contient 1 milligramme. On injecte de 2 à 10 gouttes suivant l'âge.

§ 11 VOMITIFS

Propositions générales. — 1° Quand il n'y a pas d'indications particulières à remplir en dehors de l'action vomitive, prescrire toujours de préférence l'ipéca qui est le véritable vomitif des enfants ; 2° quand il faut donner plusieurs vomitifs à intervalles rapprochés, changer la substance vomitive pour combattre l'assuétude ; 3° donner les vomitifs fractionnés en trois doses, à cinq minutes d'intervalle et dans une petite quantité de liquide ; 4° ne faire boire les enfants que quand les vomissements ont commencé ; 5° si l'effet vomitif tarde, on le précipite en mettant les enfants debout, ou en leur appliquant des sinapismes, ou bien encore en leur donnant un pédiluve chaud, avec la précaution d'exercer, au moyen d'un mouchoir roulé, une forte constriction circulaire au-dessus des genoux.

I. Vomitifs antimoniaux.

I. Tartre stibié.

Ne doit pas, sans nécessité absolue, être employé chez les jeunes enfants, à raison de la dépression nerveuse, thermique et circulatoire qu'il produit assez souvent : on ne doit y recourir, suivant Bouchut, qu'après sept ans ; J. Simon dit avoir vu des enfants de six ou sept ans supporter le tartre stibié comme les adultes, mais c'est une tolérance exceptionnelle, et il insiste avec raison pour qu'on ne donne le tartre stibié qu'aux enfants que l'ipéca trouve réfractaires.

Doses graduées. — De sept à dix ans, 2 centigr. ; de dix à quinze, 3 à 5 centigrammes.

Forme. — On fait dissoudre 5 centigrammes de tartre stibié dans 100 grammes d'eau ; chaque cuillerée à bouche contient 1 centigr. d'émétique. On fractionne ainsi l'émétique, en donnant cette dose par cuillerées à café chez les très jeunes enfants ; par cuillerées à entremets chez les enfants d'âge intermédiaire, et par cuillerées à bouche chez les enfants les plus grands. On s'arrête dès que l'effet vomitif se produit ; s'il y a des accidents de dépression ou de superpurgation, on les combat par les stimulants, le laudanum, etc.

II. Ipéca.

Doses graduées. — De la naissance à un an, 10 à 20 centigr. ; de deux ans à quatre, 30 à 40 centigr. ; de quatre à sept, 50 à 60 centigr. ; de sept à dix, 60 à 80 centigr. M. J. Simon conseille 30 centigr. avant un an ; 50 centigr. à partir d'un an ; 1 gramme à partir de deux ans. Cette dose serait un peu forte pour un âge rapproché de deux ans, si le premier vomissement n'en provoquait le rejet.

Forme. — En mélange avec du sirop de gomme, du sirop d'ipéca, un looch.

Looch vomitif (J. Simon).

℞ Poudre d'ipéca................. 30 centigr. à 1 gr.
Sirop de violette.............. 30 grammes.
Looch blanc du Codex......... 120   —

Le *sirop d'ipéca du Codex* contient 1 centigr. d'extrait alcoolique d'ipéca par gramme. Dans quelques pharmacies, on prépare un sirop d'ipéca d'activité double. Dans la première année de la vie, 30 grammes de sirop d'ipéca suffisent pour provoquer le vomissement ; plus tard il faut y ajouter de la poudre, environ 10 centigr. par année, jusqu'à ce qu'on soit arrivé à 50 ou 60 centigrammes.

Se défier du faux sirop d'ipéca à base d'émétique ; j'ai vu, dans un cas, de graves accidents d'intoxication se produire chez un enfant à la suite de cette substitution.

III. *Sulfate de cuivre.*

Dose graduée. — De 25 milligrammes à 10 centigrammes.

Forme. — Solution édulcorée pour masquer le goût nauséeux du sulfate de cuivre (Voy. VOMITIFS).

IV. *Chlorhydrate d'apomorphine.*

Doses graduées. — Aux enfants de moins de trois mois, 1/2 à 4/5 de milligr. ; de trois mois à un an, 4/5 de milligr. à 1 milligr. 1/2 ; de un an à cinq ans, de 1 milligr. 1/2 à 3 milligr.; de cinq ans à dix ans, de 3 à 5 milligrammes (Dusch).

Injections d'apomorphine (Steiner).

℞ Chlorhydrate d'apomorphine..... 10 centigrammes.
Eau....................... 10   —

Chaque gramme contient 1 centigr. d'apomorphine ; 10 gouttes répondent donc à 5 milligrammes, 2 gouttes à 1 milligr. et 1 goutte à un 1/2 milligramme. Pour les très jeunes enfants, il vaudrait mieux affaiblir de moitié la solution de Steiner et la composer avec 5 centigr. de chlorhydrate d'apomorphine pour 10 grammes d'eau ; 2 gouttes correspondraient à un 1/2 milligr.

DEUXIÈME PARTIE

FORMULAIRE ÉLECTROLOGIQUE

L'électricité joue maintenant en thérapeutique un rôle qui ne le cède pas, en importance, à celui de l'hydrothérapie. Cet agent physique est devenu en effet l'instrument nécessaire d'un grand nombre de médications, et il n'est plus permis à un praticien instruit d'en ignorer le maniement. C'est en effet un médicament, au même titre que tous les autres, et qui a sa posologie, son manuel, ses indications et ses contre-indications.

Il ne saurait être question ici, on le conçoit, d'une histoire, même sommaire, de l'électrologie médicale pouvant remplacer les ouvrages spéciaux sur la matière, mais seulement de notions pratiques sur la construction et le fonctionnement d'un petit nombre d'appareils choisis entre les plus usuels et devenus aujourd'hui aussi indispensables au praticien que le sont les instruments les plus nécessaires de sa trousse, et aussi des modes suivant lesquels les diverses sortes d'électricité s'adaptent aux indications spéciales qu'elles sont appelées à remplir. Ce sont là des *formes médicamenteuses*, au même titre que les autres, et je me crois fondé à appliquer à l'ensemble des notions qui sont relatives à leur emploi et à leur dosage le titre de FORMULAIRE ÉLECTROLOGIQUE.

L'idée de réserver le nom de médicaments aux seules substances pondérables, qui a prévalu jusqu'ici, est en effet absolument fausse et a sur la thérapeutique une influence préjudiciable. Tout agent qui modifie l'organisme dans un sens curatif et qui est l'instrument d'une ou de plusieurs médications est un médicament, absolument comme la digitale, la strychnine, l'iode, le soufre ; son invisibilité ne lui enlève rien de ces deux caractères, et la thérapeutique n'a plus le droit de regarder comme placées en dehors de son domaine et de son arsenal ces modifications du mouvement que l'on appelle la chaleur, l'électricité, le magnétisme, la lumière, agents qui, pour être plus subtils et plus délicats à manier, ne lui en ouvrent pas moins une somme de ressources qui finira peut-être, si elle ne la dépasse un jour, par égaler celle qu'elle emprunte aux médicaments proprement dits.

Au début, on croyait que l'électricité, quelle que fût la source à laquelle on l'empruntât, avait toujours les mêmes propriétés physiologiques, et que c'était, par suite, un médicament constamment identique à lui-même. L'expérimentation et l'analyse clinique ont fort heureusement dénoué ce faisceau très artificiel et ont révélé dans les diverses formes d'électricité des médicaments différents les uns des autres et ayant, par suite, leur cercle particulier d'applications en médecine.

Les analogies physiques les plus certaines rapprochent l'histoire du magnétisme de celle de l'électricité, et nous traiterons des modes d'emploi des aimants à la suite de l'indication des procédés qui servent à administrer l'électricité sous ses diverses formes.

Iʳᵉ SECTION. — ÉLECTROTHÉRAPIE.

§ 1ᵉʳ. Sources et appareils.

I. **Electricité statique.** — Exclusivement employée dans le principe, cette forme de l'électricité est à peu près complètement négligée aujourd'hui, remplacée qu'elle est dans la pratique par les courants continus et les courants intermittents ou interrompus fournis par des appareils portatifs, relativement peu dispendieux, d'un maniement plus commode, d'une graduation et d'une localisation d'effets plus faciles. On ne saurait croire cependant que cette exclusion complète soit justifiée et que l'électricité statique n'ait pas ses indications spéciales.

On peut employer l'électricité statique : 1° sous forme de

bain ; 2° pour exciter la peau par des décharges avec étincelles ;
3° pour produire des secousses.

2° Le *bain électrique* s'administre au moyen de l'électricité
accumulée dans un des appareils de frottement qui se divisent
en trois catégories suivant qu'ils fournissent de l'électricité positive (machine de Ramsden), de l'électricité négative (machine
de Nairne), de l'électricité positive et de l'électricité négative

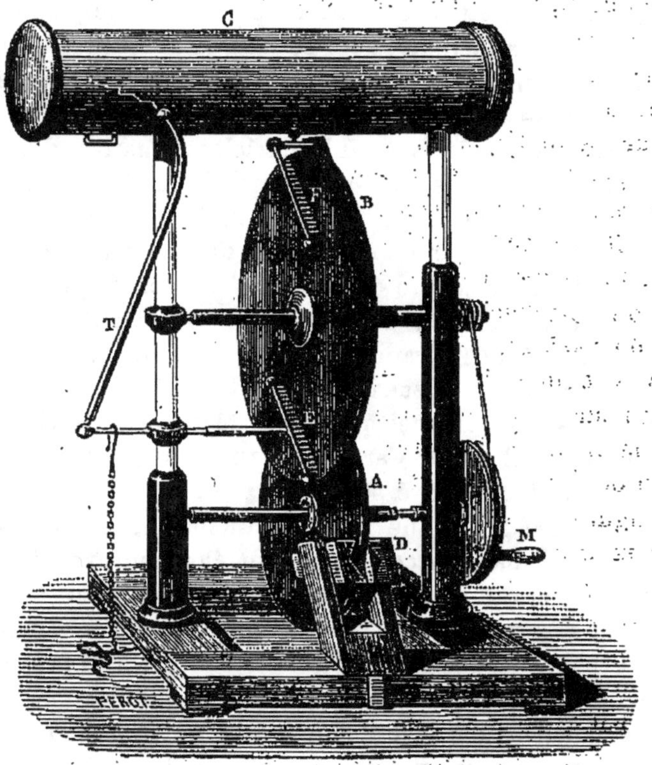

Fig. 1. — Machine à frottement de Carré.

accumulées sur deux conducteurs distincts et pouvant être employées séparément (machine de Winter). Toutes ces machines
sont coûteuses, encombrantes, d'un fonctionnement très inégal
suivant l'état hygrométrique de l'air. Elles ont été remplacées
avec avantage par l'*électrophore à rotation* de Piche, ou mieux
par la machine à frottement de Carré (fig. 1), fondée sur les
mêmes principes, mais d'une action beaucoup moins variable.

19.

Un petit plateau A de caoutchouc durci est disposé au-dessous d'un plateau de verre plus grand B qu'une manivelle met en rotation. La face du plateau de verre opposée à celle qui frotte sur le plateau de caoutchouc porte deux peignes métalliques E, F. Quand le disque de verre tourne, le plateau A se charge d'électricité négative ; celle-ci agit par induction à travers le plateau de verre sur le peigne métallique E, attire l'électricité positive, et le peigne E, faisant office de conducteur isolé, se charge d'électricité négative. Si l'on fait tourner le plateau de verre, il arrive chargé d'électricité positive en face du peigne F communiquant avec un conducteur cylindrique C. L'électricité négative de celui-ci est attirée par le verre, et il se charge d'électricité positive. Si l'on fait communiquer le conducteur mobile T avec le conducteur fixe C, il y a recomposition des deux électricités, avec étincelles. Cette machine donne donc à volonté, pour l'usage médical, de l'électricité positive et de l'électricité négative. Elle coûte de 250 à 480 francs, suivant les dimensions des plateaux.

Les machines électro-statiques de Piche et de Holtz sont fondées sur les mêmes principes. Mais nous ne faisons que les citer, la machine de Carré suffisant pleinement pour l'administration de l'électricité statique.

La figure 2 indique l'interposition d'un condensateur dont les deux armatures correspondent chacune avec l'un des conducteurs et qui sert à graduer la décharge. Dans cette figure, le condensateur est la bouteille électrométrique de Lane (1).

Le bain électrique s'administre en plaçant le malade sur un tabouret isolé et en le mettant en communication, soit avec le pôle positif, soit avec le pôle négatif d'une machine électro-statique qui agit immédiatement sur l'électricité naturelle du corps et appelle à la surface l'électricité de nom contraire. On appelle *électrisation polaire* un bain électrique dans lequel le patient communique avec le réservoir commun, et entre en contact avec l'un des pôles de la machine électro-statique, l'autre pôle communiquant avec le sol (Tripier).

(1) *Bouteille électrométrique de Lane :* S conducteur d'une machine à frottement, B bouteille de Leyde, A armature interne, C armature externe, A, B' boules dont l'écartement gradue les décharges de tension, b, b' circuit dans lequel sont compris les tissus.

2° L'*étincelle électrique* agit vivement sur la sensibilité de la peau. Pour la produire on se sert d'excitateurs métalliques en pointes qui communiquent avec le réservoir commun et sont mis à petites distances du point que l'on veut stimuler, le malade étant, bien entendu, isolé. On peut aussi approcher du conducteur d'une machine électro-statique le point du corps d'où l'on veut tirer des étincelles, et celles-ci se produisent, que le corps soit ou non isolé. Onimus a imaginé un petit appareil qui dispense, pour cette pratique, de la nécessité encombrante et

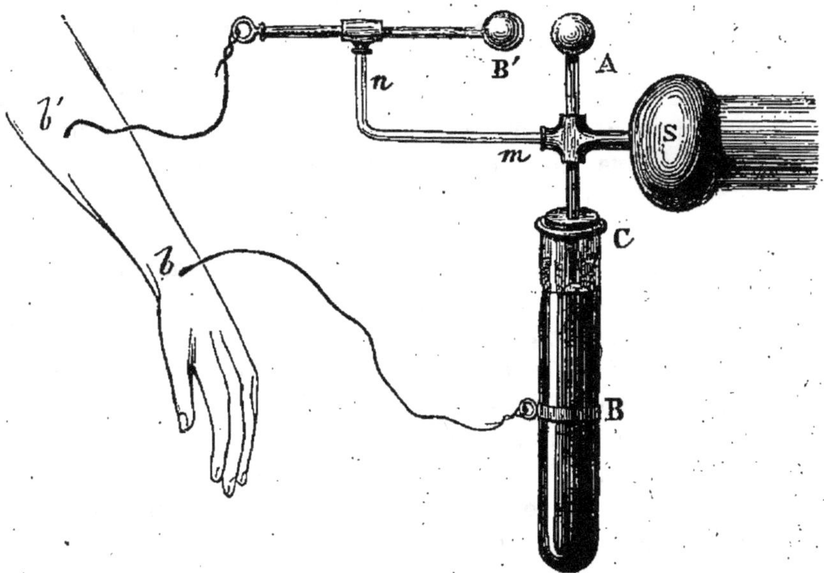

Fig. 2. — Bouteille électrométrique de Lane.

dispendieuse d'une machine électrique. Il se compose d'une plaque en caoutchouc durci de 40 à 50 centimètres de long sur 20 de large, sur laquelle est appliquée une lame d'étain de 10 centimètres carrés. On actionne cet appareil par des frictions avec une peau de chat ou une flanelle. L'approche-t-on d'un point du corps, il se produit une crépitation et des étincelles qui stimulent assez la peau pour la faire rougir (Onimus, *Guide prat. d'électrothérapie*; MDCCCLXXVIII, p. 103). Quel que soit l'appareil que l'on emploie, on gradue l'excitation, en la répétant à intervalles plus ou moins rapprochés.

3° Les *secousses électriques* obtenues par les moyens électrostatiques sont générales ou localisées. Le choc électrique général n'est pas employé ; l'analogie indique cependant que cette stimulation de l'ensemble du système nerveux peut, dans certains cas, trouver son utilité. Quand l'organisme est placé dans la sphère d'influence d'une source d'électricité statique, son électricité naturelle est décomposée, l'électricité de nom opposé à celle de la source s'accumule à la surface, et l'électricité de nom contraire s'écoule dans le sol. Cette influence vient-elle à cesser brusquement, il y a recomposition violente des deux électricités qui étaient momentanément dissociées; c'est le phénomène du *choc en retour*. On pourrait le réaliser artificiellement en établissant et interrompant brusquement la communication du corps avec une source d'électricité positive ou négative. Mais cette application de l'électricité statique est encore inusitée.

4° On peut se servir, pour produire des secousses, de la bouteille de Leyde. Il est à peine utile de rappeler qu'elle est constituée par une bouteille de verre, recouverte dans une partie de sa surface extérieure d'une feuille d'étain, remplie de clinquant dans lequel plonge une tige métallique fine, traversant le goulot, contournée en col de cygne et terminée par une petite boule. Si l'on met celle-ci en communication avec une machine à frottement, elle communique l'électricité de cette source à toute l'armature intérieure qui agit par induction sur l'armature extérieure; l'électricité de nom contraire s'accumule sur le verre, l'électricité de même nom s'écoule dans le sol. Vient-on à faire communiquer les deux armatures chargées d'électricités contraires, celles-ci se combinent et produisent un mouvement ou choc dans le corps conducteur interposé entre les armatures. La forme la meilleure à donner à cette bouteille est celle de la bouteille électrométrique de Lane (fig. 2). Quand on prend une des armatures dans une main et l'autre armature dans l'autre main, on éprouve une secousse : on peut localiser ce choc en employant des excitateurs recouverts de peau de chamois mouillée et en appliquant ceux-ci sur le trajet d'un muscle. L'électro-puncture est aussi un mode de provocation de ces secousses localisées.

II. Courants continus. — Cette sorte d'électrisation est fondée sur l'emploi des courants continus fournis par les diverses piles. L'application des courants continus prend, de nos jours, en électrothérapie une importance réelle ; ils ont leurs indications particulières, et si l'on peut, à la rigueur, se passer en médecine des appareils d'électricité statique, on ne peut plus, comme on le fait trop souvent, se contenter d'un appareil d'induction ; il faut y joindre un appareil à courants continus.

On se sert, pour administrer ces courants, d'appareils très divers : les uns sont des piles au sulfate de mercure (élément de Marié Davy) ; au chlorure d'argent (élément de Gaiffe) ; au chlorhydrate d'ammoniaque (élément de Léclanché) ; au sulfate de cuivre (éléments de Siemens et Halskel, de Callaud et Trouvé). Dans tous ces appareils, quels que soient les détails de leur construction, ces divers éléments sont réunis, en nombre variable, dans une boîte portative, chacun dans une case spéciale qui l'isole électriquement des autres et qui est munie à ses deux extrémités de fils de cuivre communiquant l'un avec l'élément électro-négatif, l'autre avec l'élément positif de chaque couple extrême. Les courants peuvent être conduits dans des collecteurs disposés de façon à les graduer en employant soit le courant fourni par la totalité des éléments de la pile, soit par un nombre déterminé de ceux-ci, et le collecteur est quelquefois muni d'un interrupteur pour arrêter le courant ou le renverser.

Les qualités à rechercher dans un appareil destiné à l'administration des courants continus sont, en dehors de son maniement commode : sa solidité ; la facilité avec laquelle il peut être transporté ; sa simplicité de construction et de nettoyage ; enfin, la constance des courants qu'il fournit.

Le nombre de ces appareils est très considérable déjà, et nous ne saurions les décrire ici, ni les comparer au point de vue de la façon dont ils réalisent ce programme complexe. La pile à courants constants d'Onimus, celle de Trouvé et celle de Gaiffe, suffisant à tous les besoins de l'usage médical, nous occuperont seules.

1° L'appareil à courants continus d'Onimus est formé de 40 couples (fig. 3) constitués chacun par un vase en verre destiné à recevoir une lame de zinc recourbée à laquelle est adaptée une tige de cuivre en Z terminée par une plaque à l'une de ses extrémités. Dans le cylindre en zinc passe un tube de verre ouvert par en haut, obturé par en bas par une bourre de fusil, et destiné à recevoir des cristaux de sulfate de cuivre ; il repose par son extrémité inférieure sur le disque de la tige de cuivre ; chacun de ces éléments (fig. 3) est reçu dans une case isolée d'une boîte en bois. Dès qu'on verse de l'eau dans le vase extérieur et le vase intérieur, la pile entre en activité et son fonctionnement peut durer plusieurs mois, si on a soin d'ajouter de temps en temps des cristaux de sulfate de cuivre dans le tube

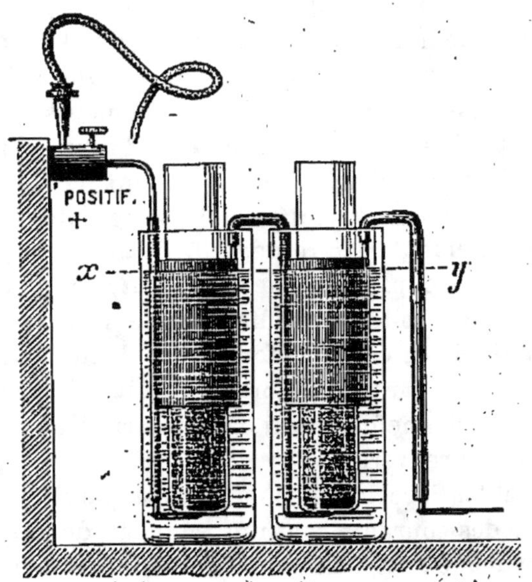

Fig. 3. — Éléments de l'appareil à courants continus d'Onimus.

intérieur. Le fil rouge est placé au pôle positif et le fil vert dans une série de trous numérotés qui indiquent le membre d'éléments qu'on utilise. La graduation du courant se fait ainsi d'une manière très facile.

M. Onimus attribue à cet appareil l'avantage d'avoir une grande constance, une faible action chimique, une tension égale, et d'être facilement transportable sans que la solution de sulfate de cuivre se mêle avec le liquide extérieur ; d'être un entretien, d'un nettoyage et d'une réparation faciles ; et de passer très aisément de l'activité au repos par le seul soin de retirer des tubes intérieurs les cristaux de sulfate de cuivre (Onimus, *Guide prat. d'électrothérapie*. Paris, MDCCCLXXVIII, p. 38).

L'appareil à courants continus de Trouvé (fig. 4) présente deux modèles reposant l'un et l'autre sur les mêmes principes de construction. Il est à 20 ou 40 éléments. Chacun se compose d'une pile de rondelles de papier buvard dont la moitié c est saturée de

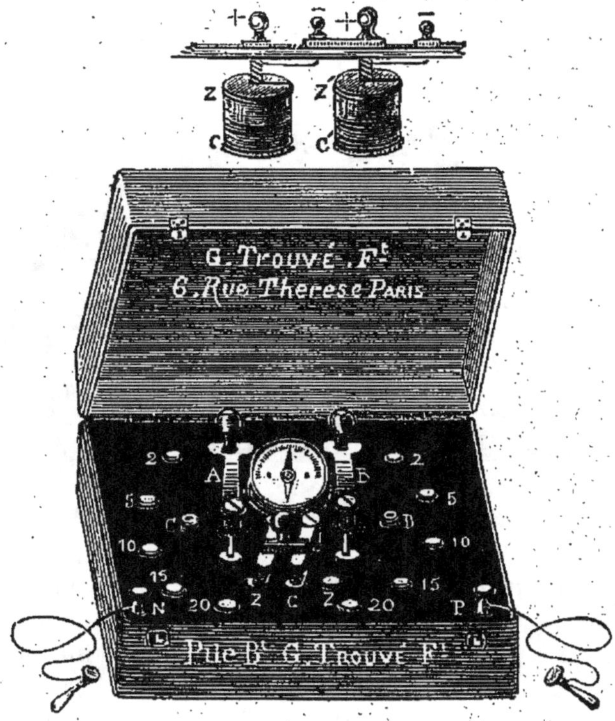

Fig. 4. — Appareil à courants continus de Trouvé.

sulfate de cuivre, l'autre z de sulfate de zinc et qui se termine à un bout, par un disque de zinc ; à l'autre, par un disque de cuivre. Quand on plonge ces éléments dans l'eau, il se produit des réactions qui engendrent un courant d'autant plus fort qu'on utilise un plus grand nombre des éléments. Quand la pile perd de son activité, on la lui rend en plongeant la moitié inférieure des colonnes de rondelles de papier dans un bain bouillant de sulfate de cuivre et en laissant sécher. La partie supérieure de chaque élément se sature incessamment de sulfate de zinc par le fait même du fonctionnement de la pile. L'appareil est muni d'un galvanomètre qui permet d'en mesurer l'activité.

L'appareil à courants continus de Gaiffe comprend deux modèles distincts : l'un, très simple et bon marché (fig. 5), qui est formé de 24 couples au chlorure d'argent et de dimensions très portatives, semblables à celles de son appareil faradique au bisulfate de mercure, et qui coûte, de 40 francs pour 24 couples,

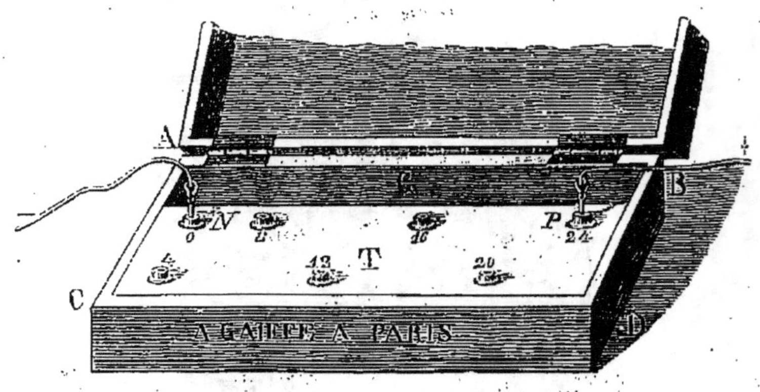

Fig. 5. — Appareil à courants continus de Gaiffe (modèle n° 1).

à 85 francs pour 60 couples. L'autre (fig. 6) plus énergique et plus complet, composé de 18 à 60 couples au chlorure d'argent réunis, six par six, dans des casiers, muni d'un interrupteur et d'un galvanomètre, mais il a l'inconvénient de coûter cher, le minimum du prix pour 18 couples étant de 200 francs et le maximum pour 60 couples étant de 550 francs. Ce dernier appareil a donc sa place dans les hôpitaux, et le premier dans la pratique ordinaire.

Les courants continus sont très employés aujourd'hui comme moyen de cautérisation, et on utilise leur action thermique à l'aide de divers appareils dont les plus usuels sont : la pile de Grenet, celle de Middeldorpff et celle de Trouvé. Nous donnons, page 342, le dessin du *cautère galvanique* de Trouvé (fig. 7 et 8).

III. Courants faradiques.

La *faradothérapie* est l'application des courants faradiques ou induits à l'art de guérir.

Les courants induits sont de véritables courants par influence

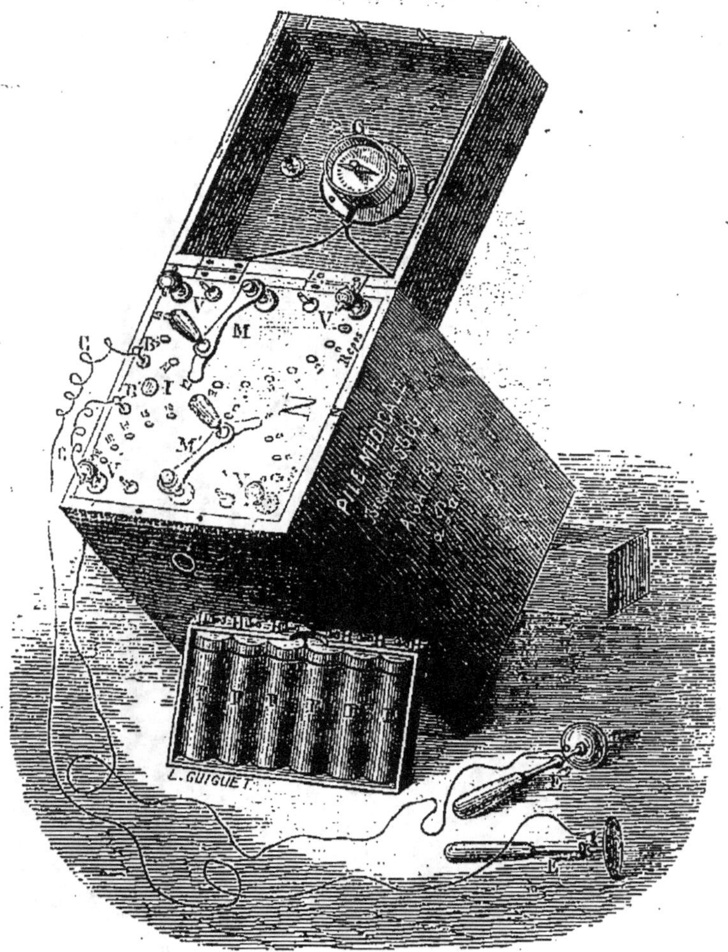

Fig. 6. — Appareil à courants continus de Gaiffe (modèle n° 2).

développés dans un circuit par le voisinage d'un courant voltaïque ou d'un courant magnétique. Ces courants sont instantanés; ils se développent au moment où commence et au moment où cesse l'influence inductrice, et ont, dans ces deux conditions, un sens opposé : ils sont, quant à la direction, *inverses* du courant inducteur quand il commence à agir et directs, c'est-à-dire suivant le même sens, quand son action prend fin. Il suffit de fermer et d'ouvrir alternativement le circuit de la pile inductrice pour que ces deux ordres de courants prennent naissance, et ils se succèdent avec d'autant plus de

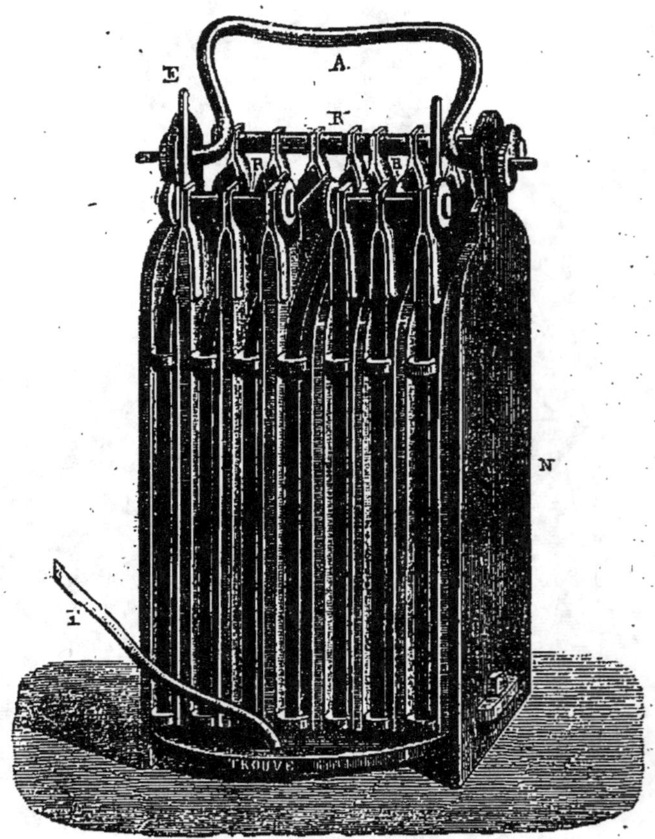

Fig. 7. — Pile à cautérisation galvanique.

rapidité que ces interruptions sont plus nombreuses dans l'unité de temps. Les variations dans l'intensité de la source inductrice produisent des effets analogues à ceux de son interruption; il en est de même du rapprochement ou de l'éloignement de cette source par rapport au circuit induit.

1° Les appareils volta-faradiques sont très nombreux et nous ne désignerons entre eux aux choix du praticien que les suivants : 1° l'appareil de Gaiffe au bisulfate de mercure ; 2° l'appareil au chlorure d'argent du même fabricant ; 3° la trousse électro-médicale de Trouvé.

1° L'*appareil de Gaiffe* au bisulfate de mercure (fig. 9) a la forme et les dimensions d'un volume in-8°. Il se compose d'une bobine sur laquelle sont enroulés les fils inducteur et induit ; d'un trembleur ou interrupteur mis en action par un bras de levier ; d'une auge à deux compartiments en caoutchouc durci, destinée à recevoir le bisulfate de mercure arrosé d'un peu d'eau, et de deux plaques de zinc amalgamé. Les deux pôles de cette pile se continuent avec le fil inducteur de la bobine, et le courant induit est recueilli en introduisant dans les trous d'une traverse en bois E (fig. 9) les extrémités des fils allant aboutir à des excitateurs de formes diverses. Pour faire fonctionner cet appareil, on met le bisulfate de mercure dans les cases de l'auge, on y verse un peu d'eau, on y introduit les plaques de zinc, on fait fonctionner interrupteur, et le courant induit se manifeste. Un cylindre de fer doux placé au centre de la bobine sert de graduateur ; plus on le tire au dehors, plus le courant induit est énergique.

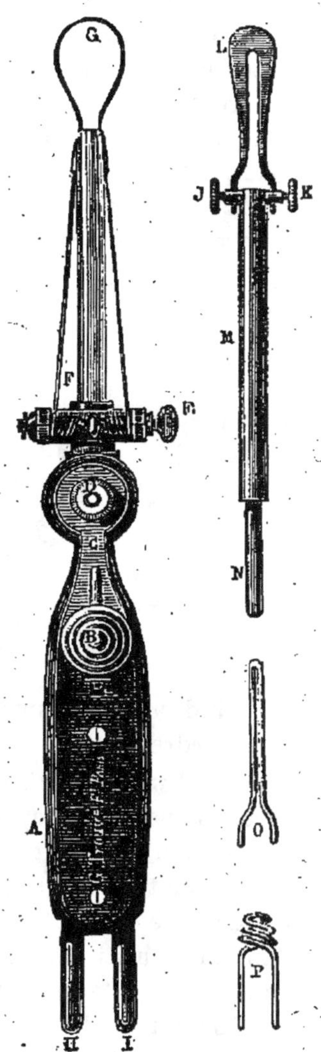

Fig. 8. — Cautère galvanique de Trouvé.

La traverse de bois où s'attachent les fils collecteurs est divisée en deux parties percées chacune de deux trous, marquées des n°⁸ 1 et 2 et portant les indications P et N (pôle positif et pôle négatif). Le n° 1 correspond à l'extra-courant (courant de la pile interrompu) et le n° 2 au courant induit. Nous dirons bientôt que les propriétés physiologiques et, par suite, les applications thérapeutiques de ces deux ordres de courants sont distinctes.

2° Le second appareil de Gaiffe est actionnné par une pile au chlorure d'argent constituée par deux couples, séparés de la bobine par une cloison verticale portant les indications, en lettres, des pôles et offrant les n°ˢ 1, 2 et 3. Les fils appliqués aux points 1 et 2 donnent le courant de la première hélice ou l'extra-courant; appliqués aux points 2 et 3, ils donnent le cou-

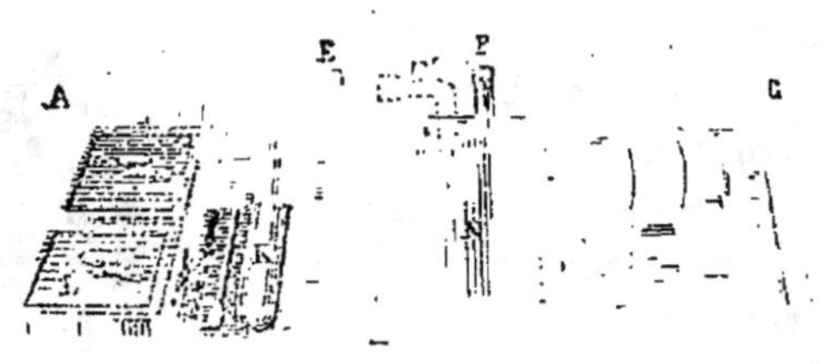

Fig. 9. — Appareil faradique de Gaiffe (1).

rant induit; aux numéros 1 et 3, ils donnent les courants des deux ordres réunis.

3° La *trousse électro-médicale de Trouvé* (fig. 10), disposée en forme de portefeuille, contient une pile formée d'un couple zinc et charbon occupant la moitié d'un étui en caoutchouc durci; l'autre moitié de l'étui reçoit de l'eau et un peu de sulfate acide de mercure. A cette pile, qui ne fonctionne que quand elle est dans une position verticale, c'est-à-dire quand le couple baigne dans le liquide excitateur, est annexée une bobine de Ruhmkorff dans laquelle le fil inducteur, gros et court, ne forme que 6 couches, et le fil induit, plus fin, 18 couches.

En résumé, le praticien, avec la pile à courants continus

(1) *Appareil de Gaiffe au bisulfate de mercure.* M bobine, R tige de fer doux servant de graduateur, N cylindres excitateurs, P interrupteur, L pile, C excitateurs de formes diverses, K flacon de sulfate acide de mercure, E traverse en bois dans laquelle s'introduisent les fils.

d'Onimus ou de Trouvé et l'appareil d'induction au bisulfate de mercure de Gaiffe, est suffisamment muni pour ses besoins courants. C'est un outillage peu dispendieux, assez portatif et d'un entretien et d'une réparation faciles.

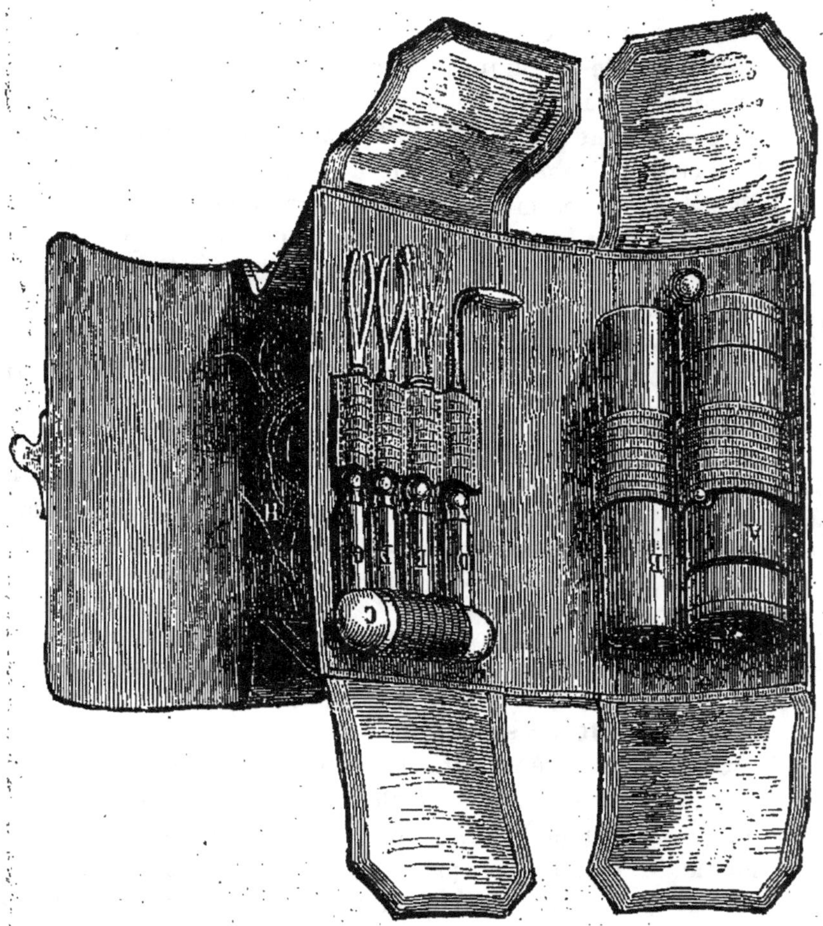

Fig. 10. — Trousse électro-médicale de Trouvé (1)

On a songé à réunir dans un même appareil les courants continus et les courants induits ; l'instrument de Mayer et Metzer réalise cet objectif et fournit au praticien, et à sa volonté, le

(1) A pile, — bobine, C tube à sulfate acide de mercure, D,E,F,G, accessoires.

courant galvanique et les courants induits des deux ordres, c'est-à-dire les trois *médicaments électriques* dont il a besoin. L'appareil de Mayer et Metzer, très usité par les médecins américains et anglais, mériterait certainement d'entrer dans nos habitudes.

Les appareils d'induction actionnés par un aimant, ou appareils magnéto-faradiques, fournissent un courant induit auquel certains spécialistes attribuent des propriétés distinctes de celles du courant induit fourni par les appareils volta-faradiques. Si l'on croyait devoir compléter, à ce point de vue, son arsenal électrique, l'appareil magnéto-faradique de Gaiffe figuré ci-après, (fig. 11) serait le plus simple et le plus économique.

Les accessoires des différents appareils qui fournissent l'électricité sous ses formes diverses d'électricité statique, de courants continus et de courants induits, sont : 1° les rhéophores ou fils conducteurs, constitués par des fils de cuivre isolés par un revêtement de soie ; 2° les *électrodes* de formes très diverses et qui ont pour but de s'adapter à la disposition des surfaces organiques sur lesquelles l'électricité doit agir, tels sont : le balai métallique, l'électrode auriculaire, le porte-éponge, les excitateurs coniques, les excitateurs en plaques recouverts de peau de chamois, les excitateurs uréthral et utérin, etc.

§ 2. PROPRIÉTÉS PHYSIOLOGIQUES DES DIVERSES SOURCES.

I. Électricité statique.

On considère généralement la mise en communication de l'organisme avec une source d'électricité de frottement au moyen d'une chaîne métallique comme n'impressionnant en rien l'économie. M. Onimus, en particulier, croit à l'insignifiance de ce moyen tant qu'on n'excite pas la peau en en tirant des étincelles. Nous sommes encore trop peu fixé sur la façon dont les courants qui traversent normalement nos nerfs peuvent être modifiés par l'influence d'une surcharge électrique de la surface du corps pour être aussi affirmatif, et c'est à l'expérience clinique seule qu'il appartient de trancher cette question. Le seul fait de l'isolement du corps, par un temps sec, un isoloir étant interposé entre lui et le réservoir commun, peut certainement modifier d'une manière active l'état électrique du corps humain, probablement dans le sens d'une excitation nerveuse, et l'on peut se demander si, en faisant coucher les malades dans un lit éloigné de tout contact, on ne déterminerait pas, en les soumettant à des frictions avec une peau de chat, une saturation élec-

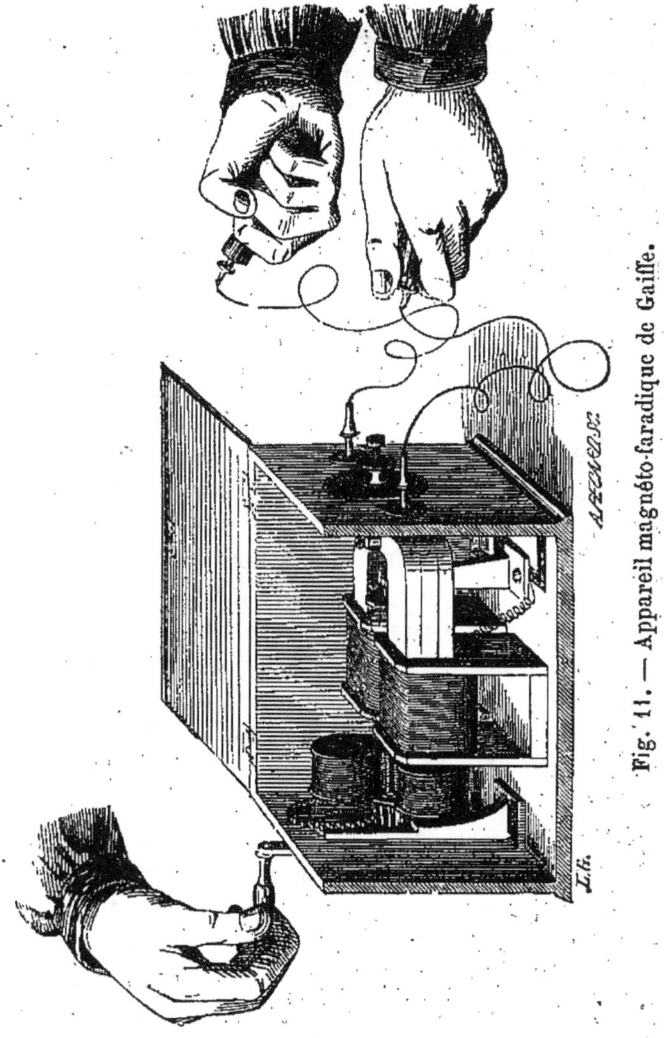

Fig. 11. — Appareil magnéto-faradique de Gaiffe.

trique, utilisable dans les cas où il est utile de produire une sorte d'éréthisme nerveux, comme dans les cas de torpeur générale, d'atonie.

Quant à l'électrisation statique localisée obtenue par des décharges avec l'électrophore, la bouteille de Leyde, les excitateurs divers, elle agit à titre de moyen révulsif, par la douleur et la vascularisation qu'elle produit.

II. Courants continus.

Bien que l'action des courants continus laisse encore beaucoup de points à élucider, cependant il est un certain nombre de faits que l'on peut considérer comme acquis et qui peuvent se résumer ainsi : — les courants continus produisent des mouvements moléculaires moins énergiques que les courants induits, ce qui dépend probablement de l'instantanéité de ceux-ci et de la durée relativement longue des premiers (environ un 20e de seconde) ; — les courants continus ont une direction constante du pôle positif au pôle négatif, tandis que les courants faradiques ont, au moment de leur production et de leur cessation, deux directions opposées : dans le premier cas, le courant est inverse, c'est-à-dire marche en sens inverse du courant inducteur ; dans le second il est direct et marche dans le même sens ; les courants continus localisent moins leurs effets que les courants induits, de sorte que des points éloignés de la zone sur laquelle les électrodes sont appliqués en ressentent les effets ; — l'excitation produite par les courants continus est nulle pendant leur passage et ne se manifeste qu'au moment où on les interrompt ; — les courants continus, suivant qu'ils sont ascendants ou descendants, revêtent des propriétés physiologiques différentes : les courants descendants agissent surtout sur la motilité et augmentent l'excitabilité de la moelle ; les courants ascendants agissent surtout sur la sensibilité et augmentent l'excitabilité réflexe ; les premiers dilatent les vaisseaux, les seconds les resserrent ; — l'action chimique des courants continus est plus intense que celle des courants induits.

III. Courants induits. — Les courants induits des deux ordres ont, comme l'a établi Duchenne (de Boulogne), des propriétés différentes. Le courant induit du premier ordre agit spécialement sur la sensibilité cutanée et la rétine ; le courant induit du second ordre agit surtout sur la contractilité musculaire. Tandis que le courant continu détermine une contraction lente du muscle, le courant induit le met dans une sorte d'état tétanique ; il agit sur les vaisseaux comme les courants ascendants continus et les resserre.

§ 3. INDICATIONS ET MODES D'EMPLOI DES DIVERSES ÉLECTRICITÉS.

I. Stimulation de la sensibilité. — 1° *Anosmie*. — Application du rhéophore humide à la nuque, introduction dans la narine d'un excitateur très petit contenu dans un tube isolant en caoutchouc et mis successivement en contact avec tous les points accessibles de la pituitaire. On n'emploie que des courants faibles et à intermittences lentes.

2° *Surdité*. — La tête du patient est placée de telle sorte que le conduit auriculaire soit amené dans une direction verticale ; on le remplit d'eau à moitié et on introduit dans ce conduit un fil métallique que l'on dispose de telle manière qu'il ne touche ni les parois du conduit, ni la membrane du tympan, afin d'éviter des sensations douloureuses et inutiles. Duchenne (de Boulologne) recommande, pour plus de garantie, de se servir d'un excitateur spécial disposé de telle façon que le fil métallique traverse un manchon d'ivoire placé dans le conduit auriculaire. L'autre rhéophore humide est placé sur l'apophyse mastoïde. On se sert d'un courant induit extrêmement faible que l'on élève graduellement, et on fait passer une dizaine d'intermittences, éloignées les unes des autres d'une demi-seconde. On augmente la force du courant de façon à produire au fond du conduit une impression désagréable mais qui n'aille pas jusqu'à la douleur. Les malades perçoivent quelquefois, à chaque intermittence, un cliquetis, ou craquement sec, qui tient aux mouvements imprimés par la faradisation aux muscles de la chaîne des osselets. Duchenne considérait cette sensation comme ayant plus de signification que la sensation linguale transmise par la corde du tympan, pour annoncer qu'on a affaire à une surdité curable. On renouvelle les séances tous les deux ou trois jours jusqu'à ce qu'on ait obtenu un résultat suffisant, ou bien jusqu'à ce que l'inutilité de tentatives ultérieures puisse être préjugée.

3° *Anesthésie cutanée*. — Dans les cas d'insensibilité cutanée, on peut se servir de courants faradiques ou de courants continus, les courants faradiques s'appliquent par les procédés suivants : — la *main électrique* : un rhéophore humide étant appliqué sur un point peu excitable de la surface du corps, l'autre rhéophore est tenu dans la main de l'opérateur qui en frictionne la partie malade, desséchée préalablement à l'aide de poudre de riz ; — la *faradisation cutanée* à l'aide de rhéophores métalliques pleins ou du balai électrique promené sur la région anesthésiée. Il faut, dans ce dernier cas, que l'appareil fonctionne avec activité et que les intermittences soient rapides ; — les *courants continus*. Onimus conseille de se servir de 40 à 50 éléments de la pile à courants continus et d'en réduire le nombre, s'il s'agit d'une anesthésie faciale. Dans le premier cas, on se sert d'un courant ascendant, le pôle négatif étant appliqué vers le tronc nerveux et le pôle positif vers la périphérie.

4° *Anesthésie vésicale*. — Pour la pratiquer, Duchenne recommande de se servir d'un rhéophore vésical double composé de deux tiges métalliques flexibles introduites dans une sonde de caoutchouc à double courant qui les isole et formant, quand on les retire en arrière, une sonde ordinaire. On vide préalablement la vessie, on introduit le rhéophore vésical, on maintient la sonde de caoutchouc et, poussant les rhéophores en avant, on les met en contact avec les divers points de la vessie, après les avoir fait communiquer avec les pôles d'un appareil d'induction.

II. Sédation de la sensibilité. — On peut obtenir la sédation de la sensibilité dans les hyperesthésies de trois façons : par révulsion cutanée ; — par électrisation modérée de la peau ; — par électrisation des nerfs douloureux.

1° Dans le premier cas on a recours au *balai électrique*. On emploie un courant faradique intense fonctionnant avec des intermittences rapides ; un conducteur métallique plein est appliqué dans le voisinage de la région douloureuse et le balai est passé sur celle-ci soit en sorte de frictions, soit par fustigations si la région n'est pas trop excitable ; 2° s'agit-il de modifier l'innervation sans mettre en jeu la sensibilité, on a recours à la *main électrique* (Voy. plus haut). Je lui substitue le *doigt électrique* dans les névralgies superficielles, particulièrement dans celles du nerf maxillaire supérieur. Un des rhéophores est appliqué à sec sur la tempe et l'autre est tenu dans la main qui mesure par ses sensations l'intensité du courant. L'indicateur de cette main est introduit dans la bouche du malade et on le promène sur tous les points de la muqueuse où siège la douleur, en faradisant avec plus d'insistance le niveau du trou sous-orbitaire ; 3° enfin on peut électriser le nerf d'où procède l'hyperesthésie en appliquant sur son trajet des courants continus énergiques comme le conseille Onimus qui emploie, dans ces cas, de 40 à 60 éléments.

III. Stimulation musculaire. — Elle s'obtient à l'aide de courants faradiques et de courants continus ascendants.

1° *Courants faradiques.* — On se sert de courants induits du deuxième ordre qui ont une action calorifique moins intense et ne mettent que peu en jeu la sensibilité cutanée. Onimus croit que les fils d'argent valent mieux que les fils de cuivre pour recouvrir la bobine des appareils à faradisation musculaire : la sensibilité est moins excitée et les contractions sont plus actives et plus régulières. S'il s'agit de muscles larges, on emploie comme rhéophores des cylindres creux dans lesquels on enfonce des éponges humides ; dans le cas contraire, on se sert de rhéophores coniques ou de disques que l'on recouvre d'une peau de chamois ou d'amadou humide. Si on trempe ces rhéophores, ainsi garnis, dans une solution concentrée de sel marin, on obtient, à intensité égale du courant, une action musculaire beaucoup plus forte.

Il est d'un grand intérêt pratique de connaître, au préalable, le degré d'*excitabilité* électrique de chaque muscle, mais on peut y suppléer en employant tout d'abord un courant faible que l'on augmente, au fur et à mesure, jusqu'à production de contractions suffisantes. Duchenne recommande, pour éviter une sensation douloureuse, de mettre les deux conducteurs au contact l'un de l'autre au moment où on les applique, puis de les éloigner sans les soulever ; ou bien, ce qui revient au même, de placer les conducteurs aux points indiqués et, cela fait, de fermer le courant. Cette pratique a surtout son utilité chez les sujets impressionnables et chez les enfants. Cette excitabilité est très variable d'un muscle à l'autre, et il importe de connaître ces particularités pour maintenir l'action électrique dans des limites convenables. Duchenne a démontré qu'à courant d'intensité égale, la moitié supérieure du sterno-mastoïdien et la portion claviculaire du trapèze sont particulièrement impressionnables au courant faradique et se contractent plus énergiquement. La *sensibilité* des muscles, c'est-à-dire l'aptitude à développer de la douleur quand ils sont faradisés, n'est pas moins utile à connaître. Duchenne a reconnu que cette sensibilité faradique est très vive dans les muscles de la face; que les muscles orbiculaires des paupières, pinnal radié, pinnal transverse, élévateur commun de l'aile du nez et de la lèvre supérieure, carré du menton, muscle de la houppe, orbiculaire et triangulaire des lèvres, sont les plus sensibles. Les grand et petit zygomatiques, le masséter et le buccinateur le sont moins. Au cou, le peaucier est aussi excitable que la moitié supérieure de sterno-mastoïdien et que le bord externe de la moitié du trapèze. Les autres muscles du cou sont beaucoup moins sensibles que les précédents. Le grand pectoral et les muscles de la fosse sous-épineuse sont assez sensibles à l'excitation électrique ; les deltoïdes et les muscles du bras le sont un peu moins ; les muscles de la région antibracchiale antérieure sont plus sensibles que ceux de la région antibracchiale postérieure ; les muscles long-dorsal et sacro-lombaire sont très peu sensibles. Les muscles fessiers et tenseur aponévrotique sont très sensibles à l'excitation électrique comparativement aux muscles des régions externe et postérieure de la cuisse ; ceux de la région crurale interne sont plus sensibles que ceux de la région crurale externe ; les muscles de la région postérieure de la cuisse sont très peu sensibles comparativement aux muscles des régions jambière antérieure et peronière.

La faradisation musculaire est *directe* quand les rhéophores excitateurs sont appliqués sur les muscles à réveiller, ou *indirecte*, quand ils agissent sur les nerfs qui présdent à leurs mouvements. C'est ainsi que l'on peut faradiser les muscles du bras et de l'avant-bras par les nerfs médian, radial et cubital : les muscles du membre inférieur, par les nerfs crural et poplité externe ; le diaphragme, par le nerf phrénique, etc. Mais cette méthode est beaucoup moins facile et moins usuelle que la faradisation directe, et l'on n'y a recours qu'exceptionnellement. Pour la pratiquer, on applique l'un des rhéophores sur le trajet anatomique du nerf moteur et l'autre au niveau du muscle à exciter, et dans un point aussi rapproché que possible de ses insertions.

2º *Courants continus.* — Les courants continus peuvent être employés dans les paralysies. Ils agissent sur la nutrition des muscles autant que sur leur contractilité et sont indiqués surtout quand il y a atrophie musculaire, en particulier dans les paralysies saturnines. Quelle est la direction à donner aux courants continus dans le traitement des paralysies? Ici, il y a divergence entre les électro-thérapistes : Remak conseille les courants ascendants ; Onimus, au contraire, donne la préférence aux courants descendants, qu'on interrompt de temps en temps. Cette dernière pratique a pour effet d'exciter la contractilité, tandis que le courant continu *labile*, ou non interrompu, agit sur sa nutrition. Ce même auteur conseille alternativement les courants continus descendants et les courants induits pour obtenir ce double résultat.

3°*Acupuncture.* — Cette pratique empruntée à l'extrême Orient, et à laquelle les travaux de J. Cloquet, de Velpeau, de Dantu, etc. ont donné en thérapeutique une vogue dont elle est bien déchue aujourd'hui, peut à elle seule, réveiller la contractilité musculaire ; mais l'introduction des aiguilles peut n'être qu'un moyen particulier d'électrisation musculaire directe. Pour la pratiquer, on introduit deux aiguilles à acupuncture, suivant les règles ordinaires, c'est-à-dire en vrillant, l'une dans un point rapproché de l'insertion du muscle, l'autre près de son attache ; on fixe l'un des rhéophores à l'une des aiguilles, et en approchant et éloignant le second rhéophore de l'autre aiguille, c'est-à-dire en ouvrant et en fermant alternativement le circuit, on provoque des contractions plus ou moins rapides. L'électro-puncture musculaire est aujourd'hui rarement employée. Est-elle cependant complètement suppléée, dans les paralysies rebelles, par les rhéophores humides ? On ne saurait l'affirmer.

IV. Sédation musculaire. — Pour obtenir ce résultat, les courants continus descendants doivent seuls être mis en usage. On y a recours dans le tétanos (15 à 25 éléments, pôle positif à la nuque, pôle négatif au niveau des vertèbres lombaires) ; dans la chorée (appliquation sur la moelle seule et sur la moelle et les membres convulsés), la tétanie (pôle positif à la racine du membre, pôle négatif au niveau des muscles contracturés).

IIe SECTION. — **MAGNÉTOTHÉRAPIE.**

L'emploi des aimants en thérapeutique, après avoir joui d'un crédit qui dépassait certainement la portée de sa valeur, porte aujourd'hui la peine de cette exagération et il est tombé dans un oubli immérité. Il est impossible, cependant, qu'un moyen dont l'utilité a été attestée par des hommes de la valeur de Andry, Thouret, Laënnec, Récamier, Trousseau, etc., doive être considéré comme insignifiant ; quelque large que soit, en effet, la part que l'on fasse à l'imagination des malades, les faits cliniques observés ne peuvent tous être expliqués de cette façon, et l'impression qui s'en dégage, c'est que la magnétothérapie a une base très réelle.

Dans le principe on n'employait que la *pierre d'aimant* ou fer oxydule magnétique (Fe^3O^4, appelé aussi *aimant naturel*, par opposition avec les *aimants artificiels* produits par les divers procédés de l'aimantation, ou par l'action d'un courant. Les aimants artificiels sont construits avec l'acier trempé qui a une force coërcitive beaucoup plus considérable que le fer doux. Cet acier peut être disposé en faisceau de barreaux aimantés que l'on dispose de telle façon que les pôles de nom contraire se regardent et que terminent à leurs extrémités deux pièces de fer doux ou armatures. Très souvent on donne aux aimants destinés à l'usage médical la forme de plaques. Quand on n'en emploie que deux, elles sont placées dans des points opposés, comme aux deux temps, par exemple, et on les dispose en sens polaire inverse l'une par rapport à l'autre. Quand on se sert d'armatures multiples, formant chaîne, leurs éléments sont disposés de façon que les pôles opposés se regardent et que l'une des extrémités se terminant par un pôle, l'autre extrémité se termine par le pôle opposé. Dans certains cas, on applique un aimant sur un point, et au point opposé on place un petit sachet plein de limaille de fer doux. L'application des aimants doit être prolongée, et dans ce cas il faut, de temps en temps, éprouver l'aimantation des barreaux ou des plaques, car leur vertu magnétique ne tarde pas à s'affaiblir et il faut la leur restituer par une aimantation nouvelle.

L'apposition des aimants sur une région détermine quelque

fois, aux points d'application, du fourmillement, du prurit et, dans quelques cas, une éruption vésiculeuse. Quelques troubles digestifs ou cérébraux ont été parfois notés quand l'estomac en activité et le cerveau sont compris dans le circuit magnétique; mais les choses se passent d'ordinaire plus simplement et les effets des aimants ne s'accusent que par la diminution ou la disparition des accidents nerveux auxquels on les oppose.

Quelques auteurs ont bien admis que les aimants combattaient efficacement la convulsibilité et ils les ont opposés à des névroses du mouvement; mais l'accord est loin d'être fait sur leur efficacité dans ce cas et les seules indications réelles de l'aimant sont : 1° les névralgies; 2° la dyspnée; 3° l'angine de poitrine.

1° Dans les *névralgies*, on applique deux barreaux d'aimant, autant que possible sur le trajet des nerfs, les pôles opposés se regardant; dans la névralgie dentaire, l'apposition d'un seul barreau aimanté sur la dent suffit quelquefois pour engourdir ou faire disparaître la douleur. S'agit-il d'une gastralgie, on applique à l'épigastre une plaque aimantée, et à la région dorsale de la colonne vertébrale une autre plaque dont les pôles sont tournés en sens inverse. Dans la sciatique, trois ou quatre plaques sont échelonnées à la face postérieure de la cuisse depuis l'émergence du nerf sciatique jusqu'à la face dorsale du pied. Les douleurs rhumatismales ont été quelquefois combattues avec succès, comme les douleurs névralgiques, par l'apposition d'aimants.

2° La *dyspnée* à forme amovible, c'est-à-dire nerveuse, est aussi justiciable de ce moyen. Trousseau dit l'avoir vu employer avec un succès relatif dans un cas de dyspnée paroxystique. Dans un second cas, il y eut aussi une amélioration temporaire remarquable due à l'action des aimants. Une plaque était appliquée à la nuque, l'autre au niveau du larynx.

3° L'*angine de poitrine* a été également traitée par l'application des aimants, et Laënnec s'est porté garant de l'efficacité de cette méthode; il ne s'abusait pas sur sa valeur curative, mais il considérait les plaques d'aimant comme un des moyens les plus sûrs pour calmer la sternalgie atroce et l'orthopnée qui accompagnent cette redoutable névrose. Une plaque est appliquée au niveau du cœur et l'autre placée en arrière.

4° Le *hoquet* opiniâtre, dont on a tant de peine à venir à bout, a été aussi combattu avec succès par Laënnec au moyen de l'aimant. Ce hoquet durait depuis trois ans, les plaques le firent disparaître pendant six mois ; au bout de ce temps la malade ayant négligé de les porter, le hoquet reparut puis céda à la reprise de ce moyen.

L'action magnétique paraît, on le voit, sédative de sa nature, et il y a intérêt à faire des recherches nouvelles tendant à déterminer et à élargir le cercle des applications de ce moyen, que dès à présent, on ne saurait considérer comme insignifiant, et qu'il y aurait certainement lieu de restaurer.

TROISIÈME PARTIE

FORMULAIRE HYDROLOGIQUE

Iʳᵉ SECTION. — EAUX MINÉRALES.

Les eaux minérales constituent une des ressources les plus
précieuses de l'art de guérir, et celui qui saurait bien les manier
et qui aurait les principales d'entre elles à sa portée disposerait,
pour le traitement des maladies chroniques, d'une gamme thérapeutique complète. C'est à peine s'il aurait à y ajouter deux
u trois médicaments. Malheureusement, ce sont des moyens
dispendieux, aristocratiques en quelque sorte, et cette pharma-
ie des forces souterraines ne s'ouvre qu'aux privilégiés. Le thérapeutiste peut faire le rêve, qu'un jour la science, plus avan-
ée dans l'art de reconnaître les sources minérales d'après les
ndices géologiques et munie de procédés de forage perfection-
és, trouvera des sources là où leur présence n'est pas encore
oupçonnée et pourra d'ailleurs, profitant des pentes que lui
offrent les massifs montagneux, amener par une canalisation
outerraine, jusqu'à de grands centres de population, des
aux qui surabondent au point d'émergence et vont se per-
e sans profit. Tout cela se fera sans doute, dans une
esure quelconque, et dans un temps plus ou moins éloigné ;
ais en attendant, les eaux minérales ne rendent pas les ser-
ices que ferait supposer leur valeur intrinsèque comme
édicaments : un peu parce qu'elles sont loin et dis-
endieuses ; beaucoup parce qu'on ne sait pas s'en servir. Et
ans ce dernier grief, une part doit être faite équitablemenᵗ
ntre les malades et les médecins. Pour ne parler que de ces der-
iers, leur instruction hydrologique est habituellement insuffi-

sante; et de là une abstention préjudiciable aux malades, ou, ce qui est pis, de fausses directions qui leur sont données. Les médecins établis auprès des sources minérales ont leur mission, qui est de régler, suivant les données de leur expérience personnelle, l'emploi clinique des eaux ; les praticiens doivent posséder les notions sommaires qui leur permettent de faire un choix judicieux entre les diverses stations ; ils doivent, de plus, défendre leurs malades contre les dangers de l'usage banal et empirique des eaux, qui va, au gré de la mode et favorisé par la facilité et la rapidité des communications, s'étendant de plus en plus. J'ai formulé ailleurs les propositions aphoristiques suivantes, sur les causes du mauvais emploi des eaux minérales, et je crois qu'elles ont de plus en plus leur opportunité par le temps de *pérégrinomanie* qui court : Il n'y a pas d'eaux indifférentes. — Celles qui ne font pas de bien font du mal. — Décider l'utilité des eaux et choisir une station est œuvre de médecin, et œuvre délicate. — A côté de l'eau minérale. il y a un régime hydro-thermal sans lequel l'eau ne réussit pas, ou est nuisible. — Les conditions de climat, d'altitude d'une eau minérale ont souvent une importance qui domine celle des eaux elles-mêmes. — On ne peut remplacer le temps par l'exagération des doses. — Les eaux minérales n'excluent, ni pendant ni après leur usage, l'emploi d'autres moyens reconnus *médicalement* utiles. — Prendre des eaux par mode, par entraînement, sans direction, par désœuvrement ou pour l'avenir, c'est un gaspillage de santé et d'argent en même temps qu'un acte de déraison (*Dictionnaire de la santé ou Répertoire d'hygiène pratique à l'usage des familles et des Écoles*. Paris, 1876, p. 339).

Nous ne pouvions avoir d'autre dessein en rédigeant un formulaire hydrominéral que de grouper dans un ordre méthodique les notions qui sont indispensables au praticien pour choisir une station, et de rappeler rapidement à son esprit les données principales de ce problème clinique. Ici encore, nous ne pouvions donner que l'indispensable, mais il y a en cette matière un *superflu nécessaire* qu'ils devront aller chercher dans les ouvrages des spécialistes, et en particulier dans ceux de Durand-Fardel, de Rotureau, de Lebret et François, etc. Ce qui suit est un aide-mémoire d'hydrologie minérale et rien de plus

L'ordre alphabétique est celui que nous avons adopté, comme

plus favorable à la rapidité des recherches, et nous avons dû nous borner, on le comprend, aux seules sources les plus connues et les plus employées, principalement aux sources françaises, et en ayant soin que les divers groupes d'eaux minérales soient représentés dans cette énumération.

Aix-la-Chapelle. — *Situation* : Prusse rhénane, à 422 kilom. de Paris. — *Altitude* : 173ᵐ. — *Formule climatologique* : bon climat de mai en octobre, durée de la saison balnéaire. — *Sources principales* : Kaiserbrunnen, Quirinusbrunnen, Corneliusbrunnen, Rosenbrunnen. — *Thermalité* : de 45° (Corneliusbrennen) à 55° (Kaiserbrunnen). — *Composition* : 4ᵍʳ,10 de matières fixes par litre, dont 2,63 de chlorure de sodium, 0,85 de carbonates alcalins, 0,009 de sulfure de sodium, des gaz azote, acide carbonique, hydrogène sulfuré (Kaiserbrunnen). — *Classification* : eaux hyperthermales, chlorurées sodiques moyennes, sulfurées sodiques faibles, sulfureuses fortes, azotées (Rotureau). — *Ressources balnéaires* : buvettes, bains, douches avec massage. — *Adaptation thérapeutique* : scrofule, syphilis constitutionnelle, paralysies, atrophies musculaires, rhumatismes, catarrhes chroniques. — *Saison* : du 1ᵉʳ mai au 1ᵉʳ octobre.

Aix-les-Bains. — *Situation* : département de la Haute-Savoie, à 582 kilom. de Paris. Station du chemin de fer de Lyon. — *Altitude* : 258ᵐ. — *Formule climatologique* : climat agréable et doux, fraîcheur le matin et le soir. — *Sources principales* : sources d'Alun, du Souterrain, de Soufre. — *Thermalité* : de 10°,5 (source Saint-Simon) à 44°,7 (source de Soufre) — *Composition* : 0,ᵍʳ41 de matières fixes par litre, dont 0,20 centigr. de carbonates alcalins ; 0,22 centigr. de sulfates alcaline) des gaz sulfhydrique, carbonique, de l'azote, etc. — *Classification* : hyperthermales, amétâllites, sulfureuses, azotées et carboniques (Rot). — *Ressources balnéaires* : buvettes, piscines, bains de baignoire et d'étuves, douches, inhalations. — *Adaptation thérapeutique* : rhumatisme, catarrhes chroniques des muqueuses, atrophies et paralysies rhumatismales. — *Saison* : du 15 mai au 1ᵉʳ novembre.

Alban (Saint-). — |*Situation* : département de la Loire à 11 kilom. de la station de Roanne. — *Altitude* : 400 m. — *Formule climatologique* : climat sain, mais signalé par de brusques variations. — *Sources principales* : Grand Puits, Puits ancien, Puits de la Pompe. — *Thermalité* : 17°,2. — *Composition moyenne*: 2^{gr},4 de matières solides par litre, dont 0^{gr},94 de bicarbonate de chaux ; 0^{gr},85 de bicarbonate de soude ; 0,09 de bicarbonate de potasse ; 0^{gr},45 de bicarbonate de magnésie ; gaz acide carbonique libre 1^{gr},95 par litre. — *Classification* : eaux athermales, bicarbonatées sodiques moyennes, ferrugineuses faibles, carboniques fortes (Rot). — *Ressources balnéaires* : buvette, bains, salles d'inhalation d'acide carbonique. — *Adaptation thérapeutique*: gravelle urique, dyspepsie, anémie, chlorose. — *Saison* : du 1er juin au 1er octobre.

Amand (Saint-). — *Situation* : département du Nord, à 262 kilom. de Paris. Station du chemin de fer du Nord. — *Formule climatologique* : climat assez doux pendant la saison thermale, mais humide. — *Sources principales* : Fontaine-Bouillon, Fontaine de l'Evêque d'Arras. — *Thermalité* : 24°. —*Composition*: 0^{gr},85 de sulfate de chaux, 20 centigr. de sulfate de soude, 15 centigr. de sulfate de magnésie, de l'acide carbonique et du gaz acide sulfhydrique. Les *boues* de Saint-Amand sont noires, d'odeur hépatique ; elles contiennent 55 d'eau et 45 de matières solides formées de silice, de carbonate de chaux, de matières extractives végéto-animales ; il s'en dégage des gaz acide carbonique et sulfhydrique. — *Classification* : protothermales ou hypothermales, sulfatées calciques, sulfureuses faibles (Rot).— *Ressources balnéaires* : peu d'usage en boisson, emploi à peu près exclusif des boues et des bains. — *Adaptation thérapeutique*: en boisson : bronchites chroniques, maladies des voies urinaires; en bains de boues : rhumatisme, maladies de peau, reliquats de lésions chirurgicales, scrofule, syphilis.— *Saison* : du 1er juin au 30 septembre.

Amélie-les-Bains. — *Situation* Pyrénées-Orientales, à 39 kilom. de Perpignan, station de chemin de fer la plus rapprochée, dans la vallée de Vallespir. — *Altitude* : 276 m.— *Formule climatologique* : moyenne automnale, 15°,9 ; moyenne hivernale 7°,96 ; moyenne des jours de pluie : en automne 12, en hiver 11 ; vents nuisibles, N.-O, N.-E, E.; climat doux l'hivér, mais variable. — *Sources principales* : Amélie, Arago, source de la Piscine, source Bouis, etc. — *Thermalité* : variable de 63° (Pujade) à 21° (buvette). — *Composition* : 273 milligr. de matières fixes par litre ; 25 milligr. de sulfure de sodium, gaz sulfhydrique et azote, barégine (source Amélie). — *Classification* : eaux hypothermales ou hyperthermales, sulfurées sodiques faibles, azotées faibles (Rot.). — *Ressources balnéaires* : buvette, bains, piscines, douches, salles d'inhalation. — *Adaptation thérapeutique* : affections chroniques et apyrétiques des voies respiratoires, dermatoses chroniques, syphilis larvée, — rhumatismes. — *Contre-indications* : tempérament sanguin, éréthisme nerveux, hémoptysies, épine inflammatoire. — *Saison* : novembre à mars.

Andabre. — *Situation* : département de l'Aveyron, à 25 kilom. de la station de Saint-Affrique. — *Altitude* : 450ᵐ. — *Formule climatologique* : climat de montagnes, chaud dans le milieu de la journée, variable. — *Thermalité* : 10°. — *Sources* : source d'Andabre ; à 1 kilom., source ferrugineuse du Cayla ; — *Composition* : bicarbonate de soude, 1ᵍʳ,80 ; bicarbonate de chaux, 0ᵍʳ,28 ; bicarbonate de magnésie, 0ᵍʳ,23 ; protoxyde de fer, 0ᵍʳ,065 ; acide carbonique, 1000ᶜᶜ par litre. — *Ressources balnéaires* : buvette, bains, douches. — *Adaptation thérapeutique* : dyspepsie, gastralgie, engorgement du foie, goutte, gravelle, catarrhe de la vessie.

Antonio di Guagno (Voy. **Guagno**).

Aulus. — *Situation* : département de l'Ariège, à 30 kilom. de Saint-Girons, station de chemin de fer la plus rapprochée. — *Formule climatologique* : climat assez variable mais sain. — *Sources principales* : sources Fouquet et Bacque. — *Thermalité* : 20°. — *Composition* : sulfate de chaux de 1ᵍʳ,40 à 1ᵍʳ,98 ; bicarbonate de chaux et de magnésie ; acide carbonique, de 1/12 à 1/8 par litre. — *Classification* : eaux protothermales, sulfatées calciques moyennes, ferrugineuses faibles, carboniques moyennes (Rot.). — *Ressources balnéaires* : boissons, bains, douches. — *Adaptation thérapeutique* : constipation, affections des voies urinaires, hémorrhoïdes rétrocédées. — *Saison* : du 15 mai au 15 octobre.

Avène. — *Situation* : département de l'Hérault, à 27 kilom. de Lodève, station de chemin de fer la plus rapprochée. — *Altitude* : 287ᵐ. — *Formule climatologique* : climat doux; sec et assez constant de mai à novembre. — *Thermalité* : 28ᵒᶜ. — *Composition* : 3ᵍʳ,07 de matières fixes (carbonates de soude et de chaux, sulfate de magnésie, chlorure de sodium); un peu d'arsenic. — *Classification* : eau hypothermale, amétallite, carbonique et azotée faible (Rot.). — *Ressources balnéaires* : buvette, piscines, baignoires, bains d'eau courante. — *Adaptation thérapeutique* : dermatoses secrétantes, ulcérations diathésiques, maladies utérines. — *Saison* : du 1ᵉʳ mai au 15 octobre.

Ax. — *Situation* : département de l'Ariège, à 27 kilom. de Tarascon-Ariège, station de chemin de fer la plus rapprochée. — *Altitude* : 730ᵐ. — *Formule climatologique* : vallée ouverte au N.-O, chaleur dans la journée, froid assez vif le matin et le soir. — *Sources* : très nombreuses et très abondantes, d'une thermalité différente mais d'une composition assez uniforme. — *Thermalité* : 77ᵒᶜ,5 à 18°. — *Composition* : 26 centigr. de matières fixes (sulfure de sodium, chlorure de sodium, sulfates et silicates alcalins, un peu de fer) (source Viguier). — *Classification* : eaux hyperthermales, hypothermales, protothermales, amétallites, sulfurées sodiques ou sulfureuses (Rot.). — *Ressources balnéaires* : buvettes, bains, douches. — *Adaptation thérapeutique* : affections catarrhales des diverses muqueuses, anémie, rhumatisme, scrofule, dermatoses humides. — *Saison* : du 15 juin au 30 septembre.

Baden. — *Situation* : Suisse, canton d'Argovie, station de chemin de fer. — *Altitude* : 547ᵐ. — *Formule climatologique* : climat doux et égal. — *Sources principales* : source de la Limmat, de la Heisserstein, de la Verenaquelle. — *Thermalité* : de 49°,2 à 46°,8. — *Composition* : matières fixes 4,35, dont chlorure de sodium 1,69; sulfate de chaux 1,41; carbonate de chaux 0,33; 84ᶜᶜ de gaz azote, acide carbonique, oxygène. — *Classification* :

eaux hyperthermales, chlorurées sodiques et sulfatées calciques moyennes, sulfureuses, azotées et carboniques faibles (Rot). — *Ressources balnéaires :* buvettes, bains, douches. — *Adaptation thérapeutique :* cas où la diurèse est utile ; affections rhumatismales et goutteuses ; engorgements glandulaires. — *Contre-indications :* états inflammatoire, congestif, et hémorrhagique. — *Saison :* 1ᵉʳ mai au 15 octobre.

Baden-Baden. — *Situation :* grand-duché de Bade, à 36 kilom. de Strasbourg, station de chemin de fer ; vallée d'Oos. — *Altitude :* 205ᵐ. — *Formule climatologique :* climat doux et sans variations brusques, température moyenne de 9 à 10°. — *Sources principales :* Hauptquelle, Kuhlerbrunnen, Stahlbad. — *Thermalité :* 67° à 49°. — *Composition :* 2,31 de matières fixes, dont 1,60 de chlorure de sodium et 0,30 de sulfate de chaux, et 13ᶜᶜ de gaz acide carbonique. — *Classification :* eaux hyperthermales, chlorurées sodiques moyennes, carboniques fortes ; deux sources sont ferrugineuses. — *Ressources balnéaires :* buvette, piscines, étuves humides, bains résineux, cures de petit-lait. — *Adaptation thérapeutique :* pléthore abdominale, inflammations chroniques des voies aériennes, rhumatisme, scrofulides. — *Saison :* de mai en octobre.

Bagnères de Bigorre. — *Situation :* département des Hautes-Pyrénées ; station de chemin de fer ; vallée de l'Adour. — *Altitude :* 579ᵐ. — *Formule climatologique :* bon climat, tempéré l'été et l'hiver ; abris contre les vents froids. — *Sources principales :* Dauphin, de la Reine, Salut, de Saint-Roch, de Salies (ferrugineuse). — *Thermalité :* de 50° à 28°. — *Composition :* 2ᵍʳ,9 de matières fixes, dont 1ᵍʳ,9 de sulfate de chaux ; gaz acide carbonique, azote et oxygène — *Classification :* eaux hypothermales ou hyperthermales, sulfatées calciques moyennes, carboniques faibles, sulfureuses faibles. — *Ressources balnéaires :* buvettes, bains, douches d'eau et de vapeur. — *Adaptation thérapeutique :* rhumatisme, affections utérines, chlorose, anémie. — *Saison :* 1ᵉʳ mai au 1ᵉʳ octobre, mais c'est aussi une station d'hiver.

Bagnères de Luchon. — *Situation :* département de la

Haute-Garonne, station de chemin de fer. — *Altitude :* 629^m.
— *Formule climatologique :* climat tempéré, fraîcheur le
matin et le soir. Moyennes thermométriques : juin 17°,5;
juillet 18°,2; août 18°,7; septembre 16°,5. — *Sources principales :* dix-neuf sources sulfureuses; quelques sources ferrugineuses. — *Thermalité :* de 55°,8 à 31°. — *Composition :*
256 milligr. de résidu fixe par litre, dont 58 milligr. de sulfure
de sodium; gaz azote, oxygène et sulfhydrique (source de la
Grotte inférieure). — *Classification :* eaux hyperthermales ou
hypothermales, sulfurées sodiques, azotées (Rot.). — *Ressources balnéaires :* complètes : buvettes, étuves, piscines,
bains, douches, inhalations. — *Adaptation thérapeutique :*
dermatoses humides, rhumatisme, paralysies, reliquats de
blessures, intoxications métalliques, pharyngite granuleuse,
maladies chroniques des voies respiratoires, syphilis larvée ou
réfractaire aux médicaments habituels. — *Contre-indications :*
maladies du cœur et des gros vaisseaux, disposition congestive
ou apoplectique, goutte. — *Saison :* du 1er juin au 15 octobre.

Bagnoles-sur-Orne. — *Situation :* département de
l'Orne, à 12 kilom. de Briouze, station la plus rapprochée. —
Altitude : 163^m. — *Formule climatologique :* climat tempéré
— *Sources :* une source sulfureuse et une source ferrugineuse.
— *Thermalité :* 23°,1. — *Composition :* sulfuration très peu
énergique, due probablement à la décomposition du sulfate de
chaux par les matières organiques. — *Classification :* eaux
protothermales ou athermales, amétallites ou ferrugineuses
faibles, carboniques faibles et azotées ou non gazeuses (Rot.).
— *Ressources balnéaires :* buvette, salles de bains, douches
d'eau et de vapeur, piscine. — *Adaptation thérapeutique :* gastralgie, dyspepsie, névralgies, eczéma, paralysies, rhumatisme
chronique. — *Saison :* du 15 mai au 1er novembre.

Bath. — *Situation :* en Angleterre, dans le Somersetshire,
station du chemin de fer de Londres à Birmingham. — *Altitude :* niveau de la mer. — *Formule climatologique :* climat
très doux, humide. — *Adaptation :* Goutte, dyspepsie, etc.

Bagnoles. — *Situation :* département de la Lozère. Distant

de 12 kilom. de la station de la Croisière. — *Altitude :* 860^m.
— *Formule climatologique :* climat de montagne assez dur et
variable ; matinées et soirées très fraîches. — *Sources :* six
sources de même nature. — *Thermalité :* 42° à 31°. — *Composi-
sition :* 61 centigr. de résidu fixe par litre, 22 centigr. de bicarbonate de soude, 14 centigr. de chlorure de sodium, gaz
azote, acide carbonique, acide sulfhydrique. — *Classification :*
eaux mésothermales ou hyperthermales, amétallites, sulfureuses faibles. — *Ressources balnéaires :* buvette, bains, piscines, douches, étuves.—*Adaptation thérapeutique :* scrofule ;
rhumatisme, même avec lésions cardiaques ; affections chroniques des voies respiratoires. — *Saison :* 15 mai à 15 octobre.

Bains. — *Situation :* département des Vosges ; station de
chemin de fer. — *Altitude :* 3.6^m. — *Formule climatologique :* climat de vallée, chaud dans le milieu du jour, frais le
matin et le soir ; humide. — *Sources :* onze sources de même
nature. — *Thermalité :* de 48° à 34°. — *Composition :* 30 à
20 centigr. de matières fixes par litre (sulfate et carbonate de
soude, chlorure de sodium). — *Classification :* eaux hypothermales, mésothermales ou hyperthermales, amétallites, non
gazeuses ou azotées (Rot). — *Ressources balnéaires :* buvette,
bains, piscines, douches. — *Adaptation thérapeutique :* accidents de la ménopause, ulcères scrofuleux, paralysies. —
Contre-indications : pléthore, disposition congestive, affections organiques du cœur. — *Saison :* du 15 mai au 15 septembre.

Balaruc. — *Situation :* département de l'Hérault ; relié à
la station de Cette par le bateau à vapeur de l'étang de Thau. —
Altitude : niveau de la mer. — *Formule climatologique :* chaleurs fortes l'été, climat tempéré l'hiver, mais venteux ; ciel
habituellement découvert. — *Thermalité :* 45°,9 — *Composition :* 10 grammes par litre de matières fixes dont 7^{gr},04 de
chlorure de sodium ; gaz acide carbonique, azote et oxygène. —
Classification : eau hyperthermale, chloruro-sodique forte,
carbonique faible. — *Ressources balnéaires :* buvettes, bains,
douches, étuve, bains de vapeur, bains de boue. — *Adaptation
thérapeutique :* scrofule, dyspepsie atonique, paralysies con-

sécutives aux lésions des centres nerveux, ataxie locomotrice progressive (en boisson seulement). — *Saison* : de mai ou novembre ; mais on peut aussi y séjourner en l'hiver.

Barèges. — *Situation* : département des Hautes-Pyrénées ; distant de Pierrefitte de 19 kilom., station de chemin de fer la plus rapprochée. — *Altitude* : 1280ᵐ. — *Formule climatologique* : climat rude, très variable, brouillards, été tardif et court. — *Thermalité* : 44° à 31° suivant les sources. — *Sources principales* : du Tambour, du Bain-Neuf, de la Chapelle, etc. — *Composition* : 30 centigr. de matières fixes par litre, dont 40 milligr. de sulfure de sodium (Tambour). — *Classification* : eaux hyperthermales, mésothermales ou hyperthermales, sulfurées sodiques, azotées. — *Ressources balnéaires* : bains, douche, piscines, gargarismes — *Adaptation thérapeutique* : ostéite, carie, nécrose, tumeurs blanches, suites des lésions traumatiques, maladies chroniques de la peau, scrofule, paralysies essentielles, ulcères anciens. — *Contre-indications* : pléthore, maladies du cœur, phthisie. — *Saison* : du 15 juin au 15 septembre.

Bauche (la). — *Situation* : département de la Savoie, à 29 kilomètres de la station de Chambéry. — *Altitude* : 480ᵐ. — *Formule climatologique* : climat agréable, variable, abri contre les vents du Nord. — *Sources* : une seule. — *Composition* : environ 40 centigr. de bicarbonates alcalins, 17 centigr. de protoxyde et de crénate de fer ; gaz acide carbonique libre, 35 milligr. — *Thermalité* : 12°. — *Classification* : eau athermale, amétallite, bicarbonatée et crénatée, ferrugineuse faible, carbonique faible (Rot.) — *Ressources balnéaires* : buvette. — *Adaptation thérapeutique* : anémies, chlorose. — *Contre-indications* : pléthore, maladies organiques du cœur et des gros vaisseaux. — *Saison* : du 1ᵉʳ juin au 1ᵉʳ septembre.

Birmensdorf. — *Situation* : Suisse, canton d'Argovie, à 2 kilom. de la station de Baden. — *Altitude* : 359ᵐ. — *Sources* : deux, l'une sulfatée magnésienne, l'autre bromo-iodurée, moins employée. — *Thermalité* : 10°,2. — *Composition* : 3e,64 de matières fixes, dont 22ᵍʳ,01 de sulfate de magnésie ; 7,08 de sulfate de soude et 1,46 de chlorure de magnésium. —

Ressources balnéaires : buvette ; l'eau de Birmensdorf est surtout exportée. — *Adaptation thérapeutique :* indications de la médication purgative.

Bourbon-Lancy. — *Situation :* Département de Saône et-Loire, à 1ʰ 15, en voiture, de la station de Gilly. — *Formule climatologique :* journées chaudes, peu de variations. — *Sources principales :* Descure, la reine Marguerite, etc. — *Composition :* 2,27 de matières fixes, dont 1ᵉʳ, 30 de chlorure de sodium par litre (source Descure). — *Thermalité :* de 49° à 28°. — *Classification :* Eaux hyperthermales ou hypothermales, chlorurées sodiques moyennes, ferrugineuses faibles, carboniques faibles. — *Ressources balnéaires :* buvette, bains, piscines, douches, étuves. — *Adaptation thérapeutique :* rhumatisme, dyspepsie, aménorrhée, scrofule, syphilis ancienne. — *Saison :* du 15 mai au 15 septembre.

Bourbon-l'Archambault. — *Situation :* département de l'Allier, à 2 heures et demie de voiture de Moulins, station de chemin de fer la plus rapprochée. — *Altitude :* 270ᵐ. — *Formule climatologique :* climat tempéré pendant l'été. — *Principales sources :* source Chaude (51°), source Jonas 12°,8) — *Thermalité :* de 51° à 12° — *Composition :* 4ᵉʳ,35 de matières fixes par litre, dont 2,24 de chlorure de sodium et 1,33 de bicarbonates alcalins ; traces de fer et d'iode (source Chaude). La source Jonas est à peine salée ; c'est une bi carbonatée faible. — *Classification :* eaux hyperthermales ou athermales chlorurées sodiques moyennes, carboniques faibles (Rot.) — *Ressources balnéaires :* buvette, bains, piscines, douches, boues. — *Adaptation thérapeutique :* conséquences des apoplexies cérébrales ; paralysies essentielles, rhumatismales ; scrofule, traumatisme (luxations, fractures). — *Saison :* du 1ᵉʳ juin au 15 septembre.

Bourbonne-les-Bains. — *Situation :* département de la Haute-Marne, arrondissement de Langres, à 16 kilom. de la station de la Ferté-Bourbonne. — *Altitude :* 225ᵐ. — *Formule climatologique :* climat excessif, chaud dans le milieu de la journée, froid et humide le matin et le soir. — *Sources :*

sources homogènes fournies par les différents forages. — *Thermalité* : de 65° à 55° — *Composition* : 7^{gr},63 de matières fixes par litre, dont 5^{gr},8 de chlorure de sodium, 0^{gr}40 de chlorure de magnésium, 0,40 centigr. de bromure de sodium, gaz azote, acide carbonique et oxygène. Les *boues* contiennent sur 100 : 64^{gr},40 d'acide silicique ; 20^{gr}, d'une matière végéto-animale ; 5,80 d'oxyde de fer. — *Classification* : eau hyperthermale, chlorurée-sodique forte, azotée (Rot.). — *Ressources balnéaires* : buvettes, bains, douches d'eau et de vapeur, application des boues. — *Adaptation thérapeutique* : constipation ; anémies, hypertrophies de la rate et du foie ; rhumatisme, raideurs articulaires et musculaires. — *Contre-indication* : pléthore, maladies du cœur, disposition congestive. — *Saison* : du 15 juin au 15 octobre.

Brides-les-Bains. — *Situation* : département de la Savoie, arrondissement de Moutiers, station de Chamousset. — *Altitude* : 570^m. — *Formule climatologique* : climat tempéré et constant pendant la durée de la saison thermale. — *Sources* : une seule. — *Thermalité* : 34°,5 — *Composition* : 5^{gr},68 de matières fixes par litre, dont 2^{gr},35 de sulfate de chaux et 1^{gr},22 de chlorure de sodium ; plus des gaz sulfhydrique et carbonique. — *Classification* : hyperthermale, sulfatée calcique et sodique forte, chlorurée sodique moyenne, carbonique (Rot.). — *Ressources balnéaires* : buvette, bains d'eau, de vapeur, de boues, inhalations, douches. — *Adaptation thérapeutique* : anémie, scrofule, constipation, moyen de dérivation intestinale chez les apoplectiques. — *Contre-indications* : état fébrile, inflammatoire, congestif. — *Saison* : du 15 mai au 30 septembre.

Bussang. — *Situation* : département des Vosges, à 2 kilom. de la station de Saint-Maurice. — *Altitude* : 624^m. — *Formule climatologique* : climat vif et variable. — *Thermalité* : 13^{oc}. — *Sources principales* : sources de la Salmade, source d'En-haut, source d'En-bas, source Marie. — *Composition* : 1^{gr},27 de bicarbonates de soude, de chaux, de magnésie ; 0^{gr},095 de protoxyde et de crénate de fer, un peu d'arsenic. — *Classification* : eaux athermales, bicarbonatées, ferrugineuses faibles, carboniques faibles. — *Ressources balnéaires* : buvette. — *Adaptation thérapeutique* : chlorose, anémies, dyspepsies. — *Saison* : juillet et août.

Cauterets. — *Situation* : Hautes-Pyrénées, à 11 kilom. de la station de Pierrefitte. — *Altitude* : 932^m. *Formule climatologique* : climat doux, variable; matinées et soirées fraîches. — *Thermalité* : de 56° à 24°. — *Sources principales* : source César, des Espagnols, de la Raillière, des OEufs, Mahourat, etc. — *Composition* : variable suivant les sources; la plus sulfureuse est la source César. La source chaude de la Raillère contient 18 milligr. de sulfure de sodium, plus de petites quantités de carbonates et de sulfates alcalins; le poids des matières fixes est de 0^{gr},22 par litre. — *Classification* : eaux hypothermales ou hyperthermales, sulfurées sodiques azotées. — *Ressources balnéaires* : très complètes, buvettes, bains, douches, salles d'inhalation, douches pharyngiennes. — *Adaptation thérapeutique* : variable suivant les sources; catarrhe chronique des muqueuses, rhumatisme, scrofule, pharyngite granuleuse, maladies chroniques de l'appareil respiratoire. — *Saison* : du 1er juin au 1er octobre.

Challes. — *Situation* : Savoie, arrondissement de Chambéry. — *Altitude* : 270^m. — *Formule climatologique* (Voir **Aix-les-Bains**). — *Source* : unique. — *Thermalité* : 13°,3. — *Classification* : eaux athermales, sulfurées sodiques, iodurées, bromurées. — *Adaptation thérapeutique* : scrofules. — *Saison* : du 15 mai au 1er novembre.

Chateldon. — *Situation* : département du Puy-de-Dôme, arrondissement de Thiers, à 16 kilom. de cette station. — *Altitude* : 350^m. — *Formule climatologique* : climat très doux, abris contre les vents froids. — *Sources principales* : source du Puits carré, du Puits rond, Sainte-Eugénie. — *Thermalité* : 11°. — *Composition* : 2^{gr},82 de matières fixes par litre, dont 2^{gr},51 de bicarbonates alcalins; un peu de fer; 2^{gr},30 d'acide carbonique (Puits rond). — *Classification* : eaux athermales, bicarbonatées sodiques moyennes ou faibles, carboniques fortes (Rot.). — *Adaptation thérapeutique* : chlorose, et consécutivement stérilité, aménorrhée, leucorrhée, dyspepsie. — *Saison* : du 15 mai au 1er octobre.

Chatelguyon. — *Situation* : Puy-de-Dôme, arrondissement de Riom, à 7 kilom. de cette station. — *Altitude* : 512m. — *Formule climatologique* : climat vif, peu variable. — *Sources principales* : sources Brosson, Barse, Deval. — *Thermalité* : de 31° à 29°. — *Composition moyenne* : 0gr,94 de matières fixes par litre, dont 1gr,75 de chlorure de sodium ; 0,62 de bicarbonate de soude ; 2gr,01 de bicarbonate de chaux ; de 4 à 5 centigr. de bicarbonate de fer et 0gr,276 d'acide carbonique. — *Classification* : eaux hypothermales, polymétalliques, chlorurées sodiques moyennes, bicarbonatées calciques, carboniques fortes ou moyennes (Rot.). — *Ressources balnéaires* : buvette, bains, piscine, douches. — *Adaptation thérapeutique* : cas ou la diurèse et l'effet purgatif sont utiles ; anémie, hystérie. — *Saison* : du 15 mai au 15 septembre.

Chaudesaigues. — *Situation* : département du Cantal, arrondissement de Saint-Flour, à 54 kilom. de la station de Neussargues. — *Altitude* : 650m. — *Formule climatologique* : climat vif et très variable, peu d'humidité. — *Sources* : du Par, de la Bonde, du Moulin, du Remontalou, etc. — *Thermalité* : 81° à 53°. — *Composition* : 0gr,81 par litre de matériaux fixes, dont 53 centigr. de carbonates alcalins ; 0l,405 d'un mélange gazeux d'acide carbonique, d'oxygène et d'azote. — *Classification* : eaux athermales, hypothermales ou hyperthermales, amétallites ou ferrugineuses faibles, iodurées et bromurées, carboniques moyennes. — *Ressources balnéaires* : boissons, bains, douches, étuves. — *Adaptation thérapeutique* : maladies *a frigore*, névralgies, rhumatismes, scrofules. — *Saison* : 15 mai au 15 septembre.

Cheltenham. — *Situation* : Angleterre, comté de Glocestershire. — *Altitude* : 100m. — *Formule climatologique* : climat très tempéré, matinées et soirées fraîches. — *Sources* : de Montpellier, de *Royal Old Wells*, de Cambray, etc. — *Thermalité* : 19° à 13°. — *Composition* : chlorure de sodium, 3 à 5 gr. ; sulfure de calcium, acide carbonique. — *Classification* :

eaux athermales, chlorurées sodiques et sulfurées calciques fortes, carboniques faibles (Rot.). — *Ressources balnéaires* : buvettes. — *Adaptation thérapeutique* : hypertrophie du foie, dyspepsie, anémie et chlorose. — *Saison* : 1er mai au 15 octobre.

Condillac. — *Situation* : département de la Drôme, à 2 kilom. de la station de la Concoules. — *Altitude* : 100 m. — *Formule climatologique* : chaleurs assez fortes. — *Sources* : Anastasie, Lise. — *Thermalité* : 13°, 1. — *Composition* : bicarbonate de chaux, 0,95 à 1,35 ; un peu de fer ; 0^l,548 d'acide carbonique. — *Classification* : eaux athermales, bicarbonatées calciques moyennes, ferrugineuses faibles, carboniques fortes. — *Ressources balnéaires* : buvettes ; eau transportée en grande quantité. — *Adaptation thérapeutique* : Dyspepsies, diarrhées chroniques, anémie, chlorose. — *Saison* : 15 mai au 15 octobre.

Contrexéville. — *Situation* : département des Vosges, arrondissement de Miremont, à 15 kilom. de la station d'Aulnois-Contrexéville. — *Altitude* : 350^m. — *Formule climatologique* : température agréable au milieu de la journée pendant la saison thermale ; matinées et soirées assez fraîches. — *Sources* : du Pavillon, du Quai, du Prince. — *Thermalité* : 11°. — *Composition moyenne des sources* : 2^{gr},88 de matières fixes par litre dont : 1^{gr},22 de sulfate de chaux ; 0^{gr},292 de sulfates de soude et de magnésie ; 0^{gr},789 de bicarbonates de chaux et de magnésie ; du fer, des traces d'arsenic, du gaz acide carbonique. — *Classification* : eaux athermales, sulfatées calciques moyennes, ferrugineuses faibles, carboniques faibles. — *Ressources balnéaires* : buvettes, bains, douches, injections. — *Adaptation thérapeutique* : gravelles, catarrhes vésicaux, prostatites, rétrécissements de l'urèthre, calculs biliaires. — *Saison* : du 1er juin au 15 septembre.

Cransac. — *Situation* : département de l'Aveyron dans la vallée de l'Ennas, station de chemin de fer. — *Altitude* : 300^m. — Climat agréable, mais variable. — *Sources principales* : Haute, Basse, Fraysse. — *Thermalité* : 11°. — *Composition* : 4^{gr},100 de matériaux fixes par litre, dont 0^{gr},75 de sulfate ferroso-ferrique et 0^{gr},50 de sulfate de manganèse, 2^{gr},84 de sulfates alcalins, un peu d'arsenic. — *Ressources balnéaires* : buvette à proximité, étuves sulfureuses naturelles. — *Adaptation thérapeutique* : chlorose, anémie, dyspepsie, etc. — *Saison* : du 1er juin au 1er octobre.

Dax. — *Situation* : département des Landes, station de chemin de fer. — *Altitude* : 40ᵐ. — *Formule climatologique* : climat chaud pendant les mois d'été, doux pendant l'hiver. — *Sources principales* : Fontaine-Chaude, du Port, du Pavillon, etc. — *Thermalité* : de 50° à 63°. — *Composition* : 1ᵍʳ,02 de matières fixes par litre, dont 0ᵍʳ,35 de sulfate de chaux, 0ᵍʳ,16 de sulfate de magnésie ; 0ᵍʳ,30 de chlorure de sodium, des gaz azote, oxygène, acide carbonique (Fontaine-Chaude). — *Classification* : eaux hyperthermales, sulfatées et chloruro-sodiques faibles. — *Ressources balnéaires* : usage externe ; bains, douches, boues. — *Adaptation thérapeutique* : rhumatisme, névralgies et névroses chroniques, paralysies rhumatismales. — *Saison* : peuvent être fréquentées en toute saison.

Eaux-Bonnes. — *Situation* : Basses-Pyrénées, à 44 kilom. de Pau. — *Altitude* : à 748ᵐ. — *Formule climatologique* : climat doux, peu de vent. — *Sources principales* : Vieille, Nouvelle, d'En-bas, d'Orteils, etc. — *Thermalité* : de 12° à 32°. — *Composition* : 0ᵍʳ,57 de matières fixes dont 0,02j de sulfure de sodium et 0ᵍʳ,26 de chlorure de sodium, des sulfates et chlorures alcalins. — *Ressources balnéaires* : emploi à peu près exclusif en boisson ; salles de pulvérisation. — *Adaptation thérapeutique* : maladies chroniques des voies respiratoires, angine granuleuse, asthme, scrofules. — *Saison* : du 1er juin au 1er octobre.

Eaux-Chaudes. — *Situation* : département des Basses-Pyrénées, à 44 kilom. de Pau. — *Altitude* : 675ᵐ. — *Formule climatologique* : climat chaud pendant l'été, variations étendues et brusques. — *Sources principales* : Rey, Esquerette, Baudot-Clot, etc. — *Thermalité* : de 36° à 10°. — *Composition* : sulfure de sodium de 3 à 9 milligr. ; 11 centigr. de chlorure de sodium, des sulfates et chlorures alcalins en très petites quantités ; 0ᵍʳ,30 environ de matières solides. — *Ressources balnéaires* :

buvette, bains, douches. — *Saison* : du 1ᵉʳ juin au 1ᵉʳ octobre.

Ems. — *Situation* : duché de Nassau à 20 kilom. de Coblentz. — *Altitude* : 95ᵐ. — *Formule climatologique* : climat agréable et doux pendant la saison thermale. — *Thermalité* : de 30° à 47°. — *Sources principales* : Kränchen, Kesselbrunnen. — *Composition* : 5ᵍʳ,47 de matières fixes par litre dont 1ᵍʳ,97 de bicarbonate de soude, 1ᵍʳ,62 de chlorure de sodium, 0ᵍʳ,42 de bicarbonates de chaux et de magnésie. — *Ressources balnéaires* : bains, douches, inhalations. — *Adaptation thérapeutique* : maladies chroniques de l'appareil respiratoire, en particulier, phthisie pulmonaire. — *Saison* : de mai en octobre.

Enghien. — *Situation* : département de Seine-et-Oise, à 11 kilom. de Paris, sur les bords du lac du même nom. — *Altitude* : 48ᵐ. — *Sources* : la source Cotte ou du Roi est la plus employée. — *Thermalité* : 13°. — *Composition* : par litre, 31 centigr. de sulfure de calcium, acide carbonique et acide sulfhydrique libres. — *Classification* : eau sulfatée calcaire faible, carbonique moyenne, sulfureuse faible et athermale (Rot.). — *Ressources balnéaires* : buvette, bains, bains d'eau pulvérisée, étuves humides, douches écossaises, bains russes, étuves sèches. — *Adaptation thérapeutique* : pharyngite granuleuse, coryza chronique, catarrhes, dermatoses, bronchite chronique, rhumatisme. — *Saison* : 1ᵉʳ juin au 15 septembre.

Evian. — *Situation* : Haute-Savoie. — *Altitude* : 384ᵐ. — *Sources* : Cachat, Guillot, Bonnevie. — *Thermalité* : 11°,3 à 12°,1. — *Composition* : bicarbonates de soude, de chaux, de magnésie, de potasse 0ᵍʳ,394 ; gaz acide carbonique libre. — *Classification* : eaux alcalines, athermales, carboniques. — *Adaptation thérapeutique* : gastralgie, gravelle, catarrhe vésical. L'eau d'Amphion placée dans le voisinage a toutes les applications des eaux ferrugineuses. — *Saison* : du 15 juin au 15 septembre.

Forges. — *Situation* : Seine-Inférieure, station du chemin de fer du Nord. — *Altitude* : 159ᵐ. — *Sources* : la Reinette, la Cardinale, la Source Nouvelle. — *Thermalité* : 6 à 7°. — *Composition par litre* : bicarbonates de chaux et de magnésie 0^{gr},076 ; chlorures de sodium et de magnésium 0^{gr},015 ; crénate de protoxyde de fer 0^{gr},098 ; acide carbonique 0^{l},22. — *Classification* : Eau athermale, ferrugineuse. — *Ressources balnéaires* : buvette, bains, douches. — *Adaptation thérapeutique* : anémie, chlorose. — *Saison* : du 15 juin au 1er octobre.

Galmier (Saint-). — *Situation* : département de la Loire, station de la ligne du Bourbonnais. — *Altitude* : 400ᵐ. — *Formule climatologique* : climat assez doux, eu égard à l'altitude. — *Sources principales* : Centrale, Remy, Noel, Badoit. — *Composition* : 2^{gr},88 de matières fixes dont 1^{gr},02 de bicarbonate de chaux (Badoit) ; oxygène et acide carbonique libre. — *Ressources balnéaires* : les eaux de Saint-Galmier ne s'emploient qu'à l'intérieur. Principalement exportées.

Gervais (Saint-). — *Situation* : Haute-Savoie, à 66 kilom. de Genève. — *Altitude* : 630ᵐ. — *Formule climatologique* : climat dur, variable, beaucoup de vent. — *Sources principales* : Torrent, Mey, Gonthard. — *Thermalité* : de 39° à 20°. — *Composition* : 4^{gr},98 de matières fixes ; 4 milligr. de sulfure de calcium ; 0^{gr},40 de bicarbonate de chaux, 0^{gr},84 de sulfate de chaux ; 2^{gr},03 de sulfate de soude ; 1^{gr},60 de chlorure de sodium ; de l'acide sulfhydrique libre. — *Ressources balnéaires* : bains, boissons, douches, boues. — *Adaptation thérapeutique* : dermatoses, rhumatisme. — *Saison* : du 1er juin au 15 septembre.

Gréoulx. — *Situation* : Basses-Alpes, à 15 kilom. de la station de Manosque. — *Altitude* : 350ᵐ. — *Formule climatologique* : climat très agréable l'automne. — *Thermalité* : de 20° à 38°. — *Composition* : 2^{gr},61 de matières fixes ; sulfure de calcium 0^{gr},05 ; chlorure de sodium 1^{gr},54 ; chlorure de magnésium 0^{gr},19 ; sulfate de chaux 0^{gr},15 ; barégine (source Gravier). *Ressources balnéaires* : buvettes, bains, boues. — *Classification* : eau sulfurée calcique et chloruro-sodique. — *Adaptation thérapeutique* : affections rhumatismales, dermatoses, scrofule, maladies chroniques des voies respiratoires, phthisie. — *Saison* : dure cinq mois, de mai à octobre.

Guagno. — *Situation :* Corse, à 73 kilom. d'Ajaccio. — *Thermalité :* de 37° à 52°. — *Composition :* carbonates alcalins 0^l,168 ; sulfate de chaux 0^{gr},14 ; chlorure de sodium 0^{gr},24 ; sulfure de sodium 0^{gr},10 ; 0^{gr},96 de matières fixes. — *Classification :* eaux hyperthermales, sulfurées sodiques. — *Ressources balnéaires :* bains piscines, douches. — *Adaptation thérapeutique :* rhumatisme, dermatoses.

Honoré (Saint-). — *Situation :* Nièvre. — *Altitude :* 272^m. — *Sources :* Marquise, Acacia. — *Thermalité* 26°. — *Composition :* acide sulfhydrique libre 7 centil. ; bicarbonates alcalins 0^{gr},13 ; chlorure de sodium 0^{gr},30 ; sulfate de chaux 0^{gr},032 ; glairine ; 0^{gr},67 de matières fixes. — *Classification :* eaux mésothermales, amétallites, sulfureuses faibles, carboniques moyennes (Rot.). — *Ressoures balnéaires :* boissons, bains, salles d'inhalation d'acide sulfhydrique, douches. — *Adaptation thérapeutique :* maladies chroniques des voies respiratoires ; phthisie torpide. — *Saison :* du 11 mai au 15 septembre.

Hammam-Mez-Koutin. — *Situation:* province de Constantine : *Composition :* 0,41 de chlorure de calcium, de faibles quantités d'autres chlorures, de sulfates alcalins ; 25 centigr. de carbonate de chaux ; 0^{gr},0005 d'arsenic métallique. — *Adaptation thérapeutique :* les applications des eaux arsenicales.

Kreuznach. — *Situation :* Allemagne, à 32 kilom. de Mayence. — *Altitude :* 110^m. — *Sources.* Elizenquelle, Nahequelle, Oranienquelle, etc. — *Thermalité :* de 12°, 5 à 30°,5. — *Composition :* iodure de magnésium 0^{gr},00039 ; bromure de magnésium 0^{gr},039 ; chlorure de sodium 9^{gr},49 ; 11^{gr},79 de matières fixes (Elizenquelle). — *Classification :* eaux de thermalité moyenne, chloruro-sodiques fortes, iodo-bromurées. — *Ressources balnéaires :* buvette (eau mélangée de petit-lait), bains, douches, boues d'eaux-mères. — *Adaptation thérapeutique :* la scrofule sous toutes ses formes, maladies de l'utérus. — *Saison :* juin à octobre.

Kissingen. — *Situation :* Bavière, station de chemin de fer. — *Altitude :* 200ᵐ. — *Formule climatologique :* climat doux, peu variable. — *Sources principales :* Racokzy, Maxbrunnen, Theresiensquelle, etc. — *Thermalité :* 11 à 19°. — *Composition :* 8ᵍʳ,5 de matières fixes dont 5ᵍʳ,8 de chlorure de sodium, 225ᶜᶜ d'acide carbonique. — *Classification :* eaux athermales, chloruro-sodiques, carboniques. — *Ressources balnéaires :* boissons, bains, étuves, boues, inhalations, douches, petit-lait. — *Adaptation thérapeutique :* goutte, fièvres intermittentes, engorgements du foie, maladies utérines. — *Saison :* du 15 juin au 15 septembre.

Labassère : *Situation :* département des Hautes-Pyrénées, canton de Bigorre, à 8 kilom. de la station de Bagnères-de-Bigorre. — *Altitude* 560ᵐ. — *Formule climatologique :* climat variable, comme tous les climats de montagne. — *Source :* unique. — *Thermalité :* 13°,75. — *Composition :* sulfure de sodium, chlorure de sodium 0ᵍʳ,21 par litre ; 12° sulfhydrométriques. — *Ressources balnéaires :* buvette, eau le plus ordinairement transportée. — *Classification :* eau athermale, sulfurée sodique, azotée. — *Adaptation thérapeutique :* maladies chroniques des voies respiratoires.

La Bourboule. — *Situation :* dans le département du Puy-de-Dôme, arrondissement de Clermont-Ferrand, à sept heures de cette station. — *Altitude :* 846ᵐ. — *Formule climatologique :* chaleurs dans le milieu du jour ; matinées et soirées fraîches, température peu constante, vents offensifs E. et O. — *Sources :* au nombre de 7 ; la source du Grand-Bain est la plus importante. — *Thermalité :* de 37° à 47°,5. — *Composition :* 3ᵍʳ,34 de chlorure de sodium ; 2,27 de bicarbonate de soude ; 7 à 8 milligrammes d'arsenic par litre. *Classification :* eaux hyperthermales ou hypothermales, chlorurées et bicarbonatées sodiques fortes, arsenicales, carboniques fortes. — *Ressources balnéaires :* buvette, bains, douches, inhalations. — *Adaptation thérapeutique :* scrofule et ses manifestations cutanées, glandulaires, osseuses ; érysipèle de la ménopause ; rhumatisme chronique ; paludisme invétéré, névralgies paludéennes ; ulcérations syphilitiques rebelles ; phthisie pulmonaire à forme torpide. — *Saison :* du 1er juin au 15 septembre.

Lamalou. — *Situation :* département de l'Hérault, canton de Bédarieux, à 7 kilom. de cette dernière station. — *Altitude :* 190m. — *Formule climatologique :* chaleurs extrêmes dans la journée ; matinées et soirées fraîches. — *Sources :* 12 sources dont les principales sont : Lamalou-le-Haut, Lamalou-le-Centre, Lamalou-le-Bas. — *Thermalité* 34° à 17°. — *Composition :* bicarbonates alcalins 1,53 ; protoxyde de fer 0,03 ; chlorure de sodium 0,018 ; acide carbonique 322cc pour un litre (Lamalou-le-Bas). — *Classification :* eaux hyperthermales, mésothermales, protothermales ou athermales, bicarbonatées sodiques et calciques moyennes, ferrugineuses faibles, arsenicales, carboniques fortes, moyennes ou faibles. — *Ressources balnéaires :* buvettes, bains de piscine à eau courante, bains de baignoire, douches. — *Adaptation thérapeutique :* affections rhumatismales ; albuminurie, diabète, engorgement du foie, hémorrhoïdes supprimées, anémie, chlorose. — *Contre-indications :* engorgements utérins, grossesse, scrofulose, tuberculisation pulmonaire. — *Saison :* du 1er mai au 15 octobre.

La Preste. — *Situation :* Pyrénées-Orientales à 56 kilom. de la station de Perpignan. — *Altitude :* 1117 m. — *Formule climatologique :* pendant la saison d'été, chaleurs fortes au milieu du jour, matinées et soirées très fraîches. — *Sources :* source d'Apollon, source Chaude, source des Lépreux, etc. — *Thermalité :* 43°,9. — *Composition :* sulfure de sodium 12 millig. ; carbonates alcalins 40 centigr. environ ; glairine ; soit 0,133 milligr. de matières fixes par litre. — *Classification :* eaux hyperthermales, sulfurées sodiques faibles, azotées (Rot.). — *Ressources balnéaires :* buvette, bains, douches, inhalation. — *Adaptation thérapeutique :* maladies des voies urinaires, calculs, cystite chronique ; pharyngite granuleuse, herpétisme. *Saison :* du 1er juin au 15 octobre.

Leamington. — *Situation :* Angleterre, comté de Warwickschire. — *Altitude :* 65 m., *Formule climatologique :* moyenne annuelle de température, 8°,8 ; climat tempéré pendant la saison thermale d'été. — *Sources* : Aylesford's Spring, Pump-Room, Alexandra Spring. — *Thermalité*, 34° à 16°,1. — *Composition*: matière fixes pour un litre 11,51 dont : sulfate de soude 3,99, chlorure de sodium 3,42, chlorure de calcium 2,83, chlorure de magnésium 1,25, acide carbonique 0^l,49. — *Classification* : eaux protothermales ou hypothermales, polymétalliques fortes, carboniques ou sulfureuses faibles. — *Ressources balnéaires* : buvettes, piscines, étuves, douches, bains turcs. — *Adaptation thérapeutique* : accidents hépatiques ou gastro-intestinaux rapportés des pays chauds ; lymphatisme, scrofule, anémie, chlorose, rhumatisme. *Saison* : toute l'année, mais surtout l'été.

Le Boulou. — *Situation* : Pyrénées-Orientales, à 8 kilom. de la station de Perpignan. — *Altitude* : 140 m. — *Formule climatologique* : chaleur pendant le jour, matinées et soirées fraîches. — *Sources* : du Boulou, de Saint-Martin, de Sorède, de la Roque. — *Thermalité* : de 15°,8 à 20°,5. — *Composition*: 4,405 de résidu par litre, dont 2,43 de carbonate de soude, 0,74 de carbonate de chaux ; 0,21 de carbonate de magnésie ; 0,85 de chlorure de sodium ; plus 0^l,61 d'acide carbonique (Boulou). — *Classification* : eaux athermales ou protothermales, bicarbonatées sodiques moyennes ou ferrugineuses faibles, carboniques moyennes ou faibles. — *Ressources balnéaires*: buvette. — *Adaptation thérapeutique*, anémie, chlorose, dyspepsie.— *Saison* : du 1er mai au 15 octobre.

Loesche. — *Situation* : Suisse, canton du Valais ; à trois heures de la station de Sion. — *Altitude* : 1450^m. — *Formule climatologique* : température très variable ; air pur, prédominance dès vents de S.-O. — *Sources* : source Saint-Laurent, des Pauvres, des Guérisons. — *Thermalité* : de 39°,1 à 51°,3. — *Composition* : 1,99 pour 1000 de matériaux fixes dont 1,52 de sulfate de chaux et de petites proportions de sulfates de magnésie, de soude et de potasse, de la glairine, plus 0^l,14 de gaz azote, oxygène et acide carbonique (Saint-Laurent). — *Classification* : eaux hyperthermales, sulfatées calciques moyennes, azotées et carboniques faibles (Rot.). — *Ressources balnéaires*:

buvette, bains, piscines, douches, cure de petit-lait. *Adaptation thérapeutique* : dermatoses humides, affections chroniques des voies respiratoires, asthme, lymphatisme, scrofule, syphilis larvée. - *Saison* : du 1er juin au 30 septembre.

Luxeuil. — *Situation* : département de la Haute-Saône, arrondissement de Lure, à 10 kilom. de la station de Saint-Loup-lès-Luxeuil. — *Altitude* : 417m. — *Formule climatologique* : climat tempéré et assez constant pendant la saison thermale. — Sources du Grand-Bain, des Cuvettes, des Capucins. — *Thermalité* : de 40° à 51°. *Composition* : 1,09 de matières fixes (sesquicarbonates de potasse et de soude, chlorures de potassium et de sodium) ; plus, des gaz oxygène, azote et acide carbonique. — *Classification* : eaux hypothermales, mésothermales ou hyperthermales, amétallites, manganésiennes ou ferrugineuses faibles, carboniques et azotées faibles (Rot.). — *Ressources balnéaires* : buvette, bains, douches, piscine. — *Adaptation thérapeutique* : affections rhumatismales, engorgement du foie et de la rate, dyspepsies, gravelle urique ; anémie, chlorose (source ferrugineuse à 27°). — *Saison* : du 15 mai au 1er octobre.

Marienbad. — *Situation* : Bohême, cercle de Pilsen. — *Altitude* : 644m. — *Formule climatologique* : climat tempéré, abris contre les vents froids. — *Thermalité* : 8°,5. *Sources* : au nombre de huit dont la plus importante est Carolinenbrunnen. — *Composition* : 1gr,96 de matériaux fixes dont 0,33 de sulfate de soude, 0,66 de chlorure de sodium, 0,76 de carbonates alcalins, plus du gaz acide carbonique (Carolinenbrunnen). Les boues de Marienbad contiennent 8,78 de sulfate de potasse, 6,05 de sulfate de soude, 4,15 de sulfate de chaux ; 2,24 de sulfate de magnésie ; 22,50 de persulfure de fer, etc. — *Classification* : eaux athermales, sulfatées sodiques moyennes, carboniques fortes (Rot.). — *Ressources balnéaires* : buvette, douches, étuves, bains de boue. — *Adaptation thérapeutique* : dyspepsies, obésité, suppression du flux hémorrhoïdal ; accidents de la ménopause. — *Saison* : du 1er mai au 1er octobre.

Marlioz. — *Situation* : Savoie, à 3 kilom. d'Aix-les-Bains. — *Altitude* : 250m. — *Formule climatologique* : le climat est le même que celui d'Aix. — *Sources principales* : Esculape, Adélaïde, Barjeau. — *Thermalité* : 14°. — *Composition* : sulfure de sodium 0ᵍʳ,029 ; carbonate de soude, 0ᵍʳ,20 ; sulfates alcalins ; iodure de magnésium 1 milligr. 1/2. — *Classification* : eau sulfurée sodique, iodée. — *Ressources balnéaires* : buvette, salles d'inhalation. — *Saison* : de juin à octobre.

Molitg. — *Situation* : Pyrénées-Orientales, arrondissement de Prades, à 9 kilom. de cette station. — *Altitude* : 450ᵐ. — *Sources* : Massia, Llupia. — *Thermalité* : 21°,8 à 38°. — *Composition* : 16 à 20 centigr. de matières fixes par litre, composées de 1¡ à 43 milligr. de sulfure de sodium et de 14 à 16 milligr. de chlorure de sodium, plus une quantité minime de sulfates et carbonates alcalins. — *Classification* : eaux hypothermales, mésothermales ou hyperthermales, sulfurées sodiques, azotées faibles et carboniques faibles (Rot.) — *Ressources balnéaires* : buvettes, bains, douches. — *Adaptation thérapeutique* : analogue à celle de Saint-Sauveur ; dermatoses à forme sécrétante ; maladies rhumatismales, inflammations chroniques des voies aériennes, probablement maladies utérines. — *Saison* : peut être fréquenté une grande partie de l'année.

Mont-Dore. — *Situation* : département du Puy-de-Dôme, arrondissement de Clermont-Ferrand ; à 53 kilom. de cette dernière station. — *Altitude* : 1,046ᵐ. — *Formule climatologique* : vallée haute et étroite, ouverte au N.-E et au S.-O ; air vif, climat variable, matinées et soirées très fraîches. — *Sources* : au nombre de 8 ; les plus importantes sont les sources Caroline, de la Madeleine, du Pavillon. — *Thermalité* : 44°,5 à 14°,1. — *Composition* : 0ᵍʳ,538 de bicarbonate de soude ; 0ᵍʳ,025 de bicarbonate de potasse ; 0ᵍʳ,311 de bicarbonate de chaux ; 0ᵍʳ,361 de chlorure de sodium ; près de 1 milligr. d'arséniate de soude ; des gaz azote, acide carbonique, oxygène ; 1ᵍʳ,69 de résidu par litre (composition moyenne). — *Classification* : eaux athermales ou hyperthermales, amétallites, arsenicales, carboniques moyennes ou fortes (Rot.). — *Ressources balnéaires* : buvettes, bains, piscines, étuves humides, douches, salles d'aspiration et de pulvérisation. — *Adaptation thérapeutique* : maladies chroniques des voies respiratoires, notamment l'asthme ; chloro-

anémie ; rhumatisme chronique ; atrophies musculaires ; paralysies essentielles ; maladies utérines ; syphilis latente. — *Saison* :
du 15 juin au 15 septembre.

Montmirail. — *Situation* : département de Vaucluse,
arrondissement d'Orange, à 15 kilom. de cette station. —
— *Formule climatologique* : climat chaud et variable. — *Sources* : une seule, la Source Sulfureuse (pour la *Source Verte*,
voy. **Vacqueiras**). — *Thermalité* : 16°,5. — *Composition* :
1^{gr},26 de matières fixes : 47 milligr. de sulfures de sodium, de
calcium, de magnésium, petites quantités de chlorures et sulfates alcalins, 0^{gr},44 de bicarbonate de chaux et de magnésie.
— *Classification* : eau protothermale sulfureuse faible (Rot.).
— *Ressources balnéaires* : buvette, bains, douches, étuve humide. — *Adaptation thérapeutique* : laryngites et bronchites
chroniques, rhumatismes.

Nauheim. — *Situation* : Hesse-Darmstadt à 37 kilom. de
Francfort. — *Altitude* : 150^m. — *Sources principales* : Kurbrun-
nen, Salzbrunnen, etc. — *Thermalité* : de 21° à 30°. — *Composition* : chlorure de sodium 14^{gr} ; chlorure de calcium 1^{gr},30 ; carbonate de chaux 1^{gr},40 ; acide carbonique 97^{cc} ; traces de brome et
d'iode. — *Classification* : eaux hyperthermales, mésothermales
ou hyperthermales, chlorurées sodiques fortes, bromo-iodurées,
carboniques fortes. — *Ressources balnéaires* : buvettes, bains,
bains d'eau courante, douches liquides et gazeuses ; eaux-mères.
— *Adaptation thérapeutique* : scrofules, chloro-anémie, constipation, syphilis larvée. — *Saison* : de mai à octobre.

Nectaire (Saint-). - *Situation* : département du Puy-de-
Dôme, arrondissement d'Issoire, à 20 kilom. de la station de
Coudes. — *Altitude* : 700^m. — *Formule climatologique* : vallée
de 100 à 300 m. de largeur, ouverte aux vents d'E. et d'O. ;
climat frais et variable. — *Sources nombreuses* : Mandon,
Boëtte, Serre, Pauline, etc. — *Thermalité* : de 25° à 43°,5. —
Composition moyenne : 2^{gr},60 de chlorure de sodium ; 2^{gr} de bicarbonate de soude ; plus, des bicarbonates de potasse, de chaux,
de magnésie, un peu de fer ; 6^{gr},31 de matières fixes. — *Classification* : eaux hypothermales ou hyperthermales, polymé-

tallites fortes, carboniques moyennes ou fortes. — *Ressources balnéaires* : buvettes, douches, bains, inhalation de gaz, cures de petit-lait. — *Adaptation thérapeutique* : dyspepsie avec mauvais fonctionnement du foie ; rhumatisme chronique, particulièrement rhumatisme goutteux, scrofule ; peuvent suppléer Karlsbad. — *Saison* : du 1er juin au 15 septembre.

Néris. — *Situation* : Allier, à 5 kilom. de la station de Chamblet-Néris. — *Altitude* : 260m. — *Formule climatologique* : climat agréable, matinées et soirées fraîches. — *Sources* : de César, du Puits Innommé, du Puits Dunoyer, etc. — *Thermalité* : 33°,9 à 52°,7. — *Composition moyenne* : bicarbonates alcalins 0gr,57 ; sulfate de soude 0,368 ; chlorure de sodium 0gr,198 ; 0gr,368 de sulfate de soude ; plus, de l'azote et de l'oxygène, en tout 1gr,22 de matières fixes. — *Classification* : eaux hypothermales ou hyperthermales, amétallites, peu gazeuses (Rot.). — *Ressources balnéaires* : buvettes, bains, douches, étuves, application de conferves. — *Adaptation thérapeutique* : rhumatisme, névralgies, névroses relevant de cette diathèse. — *Saison* : du 15 mai au 15 octobre.

Neyrac. — *Situation* : département de l'Ardèche, arrondissement de Largentière, à 14 kilom. d'Aubenas. — *Sources* : au nombre de sept ; la principale est celle des Bains. — *Thermalité* : de 14° à 27°. — *Composition* : 2,18 de matériaux fixes par litre, dont 1gr,85 de bicarbonates alcalins et 8 centigr. de protoxyde de fer, plus du gaz acide carbonique. — *Classification* : eaux athermales ou hypothermales, amétallites, bicarbonatées ferrugineuses faibles, carboniques fortes. — *Ressources balnéaires* : boisson, bains. — *Adaptation thérapeutique* : dyspepsie chlorotique et anémies.

Orezza. — *Situation* : Corse, à 50 kilom. de Bastia. — *Altitude* : 603m. — *Sources* : Sorgente soprana, Sorgente sottana. — *Thermalité* : 11°. — *Composition* : 0gr,84 de matières fixes, dont 0,60 de carbonate de chaux, 1248cc d'acide carbonique, 12 centig. de protoxyde de fer. — *Ressources balnéaires* : buvette, eau principalement exportée. — *Adaptation thérapeutique* : anémie, chlorose, dyspepsie. — *Saison* : juillet et août.

Pierrefonds. — *Situation* : Seine-et-Oise, sur la lisière de la forêt de Compiègne. — *Altitude* : 84 ᵐ. — *Formule climatologique* : climat tempéré, fraîcheur le matin et le soir, excepté en juillet et août, les deux meilleurs mois de la saison thermale. — *Thermalité* : 12°,4. — *Composition* : sulfureuse calcaire faible, carbonique faible. — *Ressources balnéaires* : buvette; bains, douches, eau poudroyée. — *Adaptation thérapeutique* : les mêmes que celles d'Enghien. — *Saison* : du 1ᵉʳ juin au 30 septembre.

Plombières. — *Situation* : département des Vosges, vallée de l'Augronne, station du chemin de l'Est. — *Altitude* : 421ᵐ. *Formule climatologique* : climat excessif, brumeux. — *Sources* : ès nombreuses : Robinet, Romain, Crucifix, Savonneuse, errugineuse, etc. — *Thermalité* : très variée, de 11°,45 à 69°,63. — *Composition* : 0,19 à 0ᵍʳ,37 de matières fixes ; bicarbonates alcalins, traces d'arséniate de soude. — *Adaptation thérapeutique* : rhumatisme avec éréthisme nerveux ; gastralgie, fièvres intermittentes rebelles et engorgements hépatiques consécutifs. — *Saison* : du 15 mai au 15 octobre.

Pougues. — *Situation* : département de la Nièvre, station du Bourbonnais. — *Altitude* : 200ᵐ. — *Formule climatologique* : climat agréable, peu variable. — *Sources* : Saint-Léger, ert, Saint-Marcel. — *Thermalité* : 12°. — *Composition* : 4ᵍʳ,53 de matières fixes, dont 1,66 de bicarbonates de chaux, de soude, de potasse ; 1ᵍʳ,31 d'acide carbonique, des traces d'iode. — *Ressources balnéaires* : bains, buvette, douches, installations hydrothérapiques. — *Adaptation thérapeutique* : gravelle, catarrhe vésical, dyspepsie, gastralgie. — *Saison* : du 15 mai au 15 octobre.

Pullna. — *Situation* : Bohême. — *Ressources balnéaires* : nulles, eaux simplement exportées. — *Thermalité* : 7°,5. — *Composition* : 32ᵍʳ de matières fixes par litre dont 16ᵍʳ de sulfate de soude, et 2ᵍʳ de chlorure de magnésium, plus 69ᶜᶜ d'acide carbonique. — *Adaptation thérapeutique* : tous les usages des purgatifs salins.

Pyrmont. — *Situation* : Allemagne, principauté de Waldeck, station de chemin de fer. — *Altitude* : 130^m. — *Formule climatologique* : climat médiocre, très variable. — *Sources* : Stahlbrun, Badequelle. — *Thermalité* : 10 à 15°. — *Composition* : 12^{gr},54 de matières fixes dont 2^{gr},51 de sulfate de chaux et 9^{gr} de chlorure de sodium, plus 640^{cc} d'acide carbonique (Badequelle). — *Ressources balnéaires* : buvette, douches, bains. — *Adaptation thérapeutique* : débilité, anémies, scrofule. — *Saison* : du 15 mai au 15 octobre.

Royat. — *Situation* : Puy-de-Dôme, à 2 kilom. de Clermont-Ferrand, dans la vallée de Tiretaine. — *Altitude* 450^m. *Formule climatologique* : air frais et humide, variations de température. — *Sources* : source principale, source du Bain de César, source Saint-Mart. — *Thermalité* : de 35° (source principale) à 27°,8 (Bain de César). — *Composition* : bicarbonate de soude 1^{gr},349; de potasse 0^{gr},435 ; de chaux 1^{gr},00 ; de magnésie 0^{gr},677 ; de fer 0^{gr},04 chlorure de sodium 1^{gr},728 ; 5^{gr},586 de matières fixes par litre, plus de l'acide carbonique libre (source principale). — *Classification* : Eaux hyperthermales, ou hypothermales ou mésothermales, polymétallites ou amétallites, chlorurées moyennes, carboniques fortes (Rot.). — *Ressources balnéaires* : buvettes, salles de respiration et de pulvérisation, bains, hydrothérapie. — *Adaptation thérapeutique* : dyspepsies, engorgement du foie, rhumatisme ; affections chroniques des voies respiratoires, chlorose. — *Saison* : du 15 mai au 30 septembre.

Saidschütz. — *Situation* : Bohême. — *Ressources balnéaires* : nulles. Cette eau est exportée. — *Thermalité* : 15°,6. — *Sources principales* : Kosesbrunnen, Hauptbrunnen. — *Composition* : 23^{gr} de résidu fixe composé de 10^{gr} de sulfate de magnésie, et de 6^{gr} de sulfate de soude. — *Adaptation thérapeutique* : tous les usages des purgatifs salins.

Saint-Sauveur. — *Situation* : Hautes-Pyrénées, à 13 kilom. de la station de Pierrefitte, dans une vallée très encaissée. — *Altitude* : 770^m. — *Formule climatologique* : abris contre les vents d'est et d'ouest, température modérée. — *Sources* : des Bains, de Hontalade. — *Thermalité* : de 22° à 34°,6. — *Compo-*

sition : 0^{gr},265 de matières fixes dont 0^{gr},040 de sulfure de sodium, des sulfates et carbonates et silicates alcalins. — *Ressources balnéaires :* buvettes, bains, douches. — *Adaptation thérapeutique :* cas où l'indication de recourir aux eaux sulfureuses coïncide avec de l'éréthisme nerveux, dysménorrhée, maladies utérines, gastralgie, maladies chroniques des voies respiratoires. — *Saison :* du 1er juin au 30 septembre.

Salins. — *Situation :* département du Jura. — *Altitude :* 330^m. — *Formule climatologique :* climat un peu excessif, journées chaudes, matinées et soirées fraîches, vent du N.-E. assez fort. — *Sources :* sept sources dont trois sont seulement utilisées pour l'usage médical. — *Thermalité :* 11°,5. — *Composition :* 25^{gr},99 de matières fixes dont 22^{gr},745 de chlorure de sodium. *L'eau mère* contient pour 1000, 310 des matières salines dont 168^{gr}. de sel marin. — *Ressources balnéaires :* buvette, bains d'eau de Salins naturelle ou additionnée d'eaux mères, hydrothérapie. — *Adaptation thérapeutique :* lymphatisme, scrofule. — *Saison :* 1er juin au 15 octobre.

Saxon. — *Situation :* Suisse, canton du Valais, dans une vallée étroite. — *Altitude :* 479^m. — *Formule climatologique :* climat de montagnes, vents réguliers quodidiens du S.-O. — *Thermalité :* 23°,5. — *Composition :* 0^{gr},888 de matières fixes ; bicarbonates et sulfates alcalins ; iodures de calcium et de magnésium 0^{gr},11 ; bromures des mêmes bases 0^{gr},05. — *Classification :* eau hypothermale amétallite, carbonique faible, iodobromurée. — *Ressources balnéaires :* buvette, bains, piscine, douches. — *Adaptation thérapeutique :* lymphatisme, scrofule, ulcères anciens, maladies de l'utérus. — *Saison :* du 15 mai au 15 septembre.

Schwalheim. — *Situation :* Allemagne, Hesse Électorale, à 4 kilom. de la station de Nauheim. — *Sources :* une seule. — *Thermalité :* 10°. — *Composition :* 2^{gr},32 de matières fixes dont 1^{gr},49 de chlorure de sodium, plus 1938^{cc} d'acide carbonique. — *Ressources balnéaires :* buvette, eau principalement exportée. — *Adaptation thérapeutique :* dyspepsie.

Sedlitz. — *Situation :* Bohême, à 30 kilom. de Tæplitz. — Eau presque exclusivement transportée. — *Composition :* 33^{gr},57 de matières fixes par litre dont 31^{gr} de sulfate de magnésie, plus de l'acide carbonique libre. — *Adaptation thérapeutique :* toutes les indications des purgatifs salins.

Seltz ou **Selters :** *Situation :* grand-duché de Nassau. — *Altitude :* 148^{m}. — *Formule climatologique :* climat tempéré et constant. — *Thermalité :* 16°,8. — *Composition :* 7^{gr},09 de matières fixes par litre dont 2^{gr},04 de chlorure de sodium ; 1^{gr},02 de bicarbonate de soude ; 055 de bicarbonate de chaux ; 0^{gr},03 de bicarbonate de fer, plus de faibles quantités d'acide carbonique. — *Adaptation thérapeutique :* eau digestive, diurétique ; toutes les indications des eaux acidules et alcalines faibles.

Spa. — *Situation :* Belgique, province de Liège, station de chemin de fer. — *Climat :* tempéré. — *Sources :* Pouhon, Tonnelet, Géronsteré. — *Thermalité :* 10°. — *Composition :* 0^{gr},20 de bicarbonates alcalins ; 0^{gr},19 de bicarbonate de fer, 1288^{cc} d'acide carbonique (Pouhon). — *Adaptation thérapeutique :* anémie, chlorose et névroses chlorotiques. — *Saison :* du 1er mai au 1er octobre.

Uriage. — *Situation :* Isère, à 7 kilom. de Grenoble. — *Altitude :* 475^{m}. — *Thermalité :* de 22°,5 à 26°. — *Composition :* 11^{gr},12 de matières fixes dont 1,42 de sulfate de chaux ; 2,25 de sulfates de soude et de magnésie ; 7^{gr},2 de chlorure de sodium, iode 0,001. — *Classification :* eau hypothermale, chlorurée forte, sulfureuse faible (Rot.). — *Adaptation thérapeutique :* scrofules, rhumatismes, lymphatisme, maladies chroniques de la peau. — *Saison :* du 15 mai au 15 septembre.

Ussat. — *Situation :* département de l'Arriège, à 8 kilom. de la station de Tarascon-Ariège. — *Sources :* multiples, ne différant guère que par leur température. — *Thermalité :* 30° à 35°. — *Composition :* carbonates alcalins 0^{gr},72, particulièrement carbonate de chaux, sulfate de chaux, 0^{gr},19 ; résidu fixe, 1^{gr},27. — *Adaptation thérapeutique :* éréthisme nerveux, maladies utérines, accidents hystériques.

Vals. — *Situation :* département de l'Ardèche, à 15 kilom. de la station de Vogué. — *Altitude :* 260ᵐ. — *Formule climatologique :* climat tempéré, sain et agréable. — *Sources :* nombreuses ; Madeleine, Désirée, Précieuse, Saint-Jean, des Convalescents, Pauline. — *Thermalité :* 13° à 16°. — *Composition :* très variable suivant les sources. Résidu fixe par litre : minimum 2ᵍʳ,15 (Saint-Jean), maximum 9ᵍʳ,2 (Madeleine) ; acide carbonique de 2050ᶜᶜ à 125ᶜᶜ ; bicarbonate de soude de 7ᵍʳ,28 à 1ᵍʳ,71 (source des Convalescents, moins alcaline que l'eau d'Andabre). La source Madeleine est la plus ferrugineuse ; son alcalinité est plus forte que celle de la Grande-Grille de Vichy. — *Ressources balnéaires :* buvettes, bains, douches. — *Adaptation thérapeutique :* grande analogie avec celle de Vichy : Dyspepsie, gastralgie, maladies des voies urinaires, goutte, engorgements et calculs hépatiques. — *Saison :* du 1ᵉʳ juin au 1ᵉʳ octobre.

Vernet (Le). — *Situation :* département des Pyrénées-Orientales, à 11 kilom. de la station de Prades. — *Altitude :* 620ᵐ. — *Formule climatologique :* climat très doux l'hiver, grâce à la latitude méridionale et à des abris contre les vents froids. — *Sources :* nombreuses, anciens thermes, du petit Saint-Sauveur, du Torrent de la Santé, etc. — *Thermalité :* variant de 57° à 18°. — *Composition :* de 0ᵍʳ,22 à 0ᵍʳ,27 de matières fixes ; 40 à 42 milligr. de sulfure de sodium, sulfuration variable de 0,052 à 0,012. — *Ressources balnéaires :* buvettes, inhalations, vaporarium, dont la température monte à 40°, salle de respiration à 28°, installation hydrothérapique. — *Adaptation thérapeutique :* affections chroniques des voies respiratoires ; rhumatismes, dermatoses.

Vichy. — *Situation :* département de l'Allier, station de chemin de fer. — *Altitude :* 250ᵐ. — *Formule climatologique :* climat chaud principalement en juillet et août, orages pendant ces mois. — *Sources :* très nombreuses et de composition variable, Grande-Grille, Rosalie, Célestins, Mesdames, Lucas, Lardy, du Parc, etc. — *Thermalité :* elle varie de 43°,6 (Puits Carré et Puits Chomel) à 10°,5 (Saint-Yorre). — *Composition :* 7 à 8ᵍʳ de matériaux fixes ; bicarbonate de soude, maximum 5ᵍʳ,02, minimum 4ᵍʳ,01 ; arséniate de soude, 2 à 963ᶜᶜ (Mesdames). —

Ressources balnéaires : aussi complètes que possible. — *Adaptation thérapeutique :* goutte, dyspepsies, gastralgies, diabète, maladies du foie et calculs hépatiques, gravelle urique. — *Saison :* du 1er avril au 1er octobre; mai, juin et septembre sont les meilleurs mois.

Wildegg. — *Situation :* Suisse, Argovie, station de Schinznach. — *Altitude :* 350m. — *Thermalité :* 12°. — *Composition :* 2gr,16 de matières fines, dont : sulfate de chaux 1,09; chlorure de sodium 0,58; gaz sulfhydrique et acide carbonique. — *Adaptation thérapeutique :* Maladies de peau, scrofule. — *Saison :* 15 mai au 15 septembre.

Vittel. — *Situation :* département des Voges, à 16 kilom. de la station de Châtenois. — *Altitude :* 336m. — *Sources :* Grande-Source, Sallée, Marie, etc. — *Thermalité :* 11°. — *Composition :* bicarbonate de chaux, de 0gr,18 à 0gr,73 par litre; chlorure de sodium de 0gr,10 à 0gr,64; résidu fixe, de 1gr,7 à 3gr,2; acide carbonique, de 100 à 400cc. — *Adaptation thérapeutique :* gravelle, catarrhe vésical, goutte. — *Saison :* du 1er juin au 1er octobre.

IIe SECTION. — HYDROTHÉRAPIE.

L'hydrothérapie est l'application méthodique de l'eau froide, sous des formes variées, au traitement des maladies. Créée par le génie observateur d'un esprit inculte, Priessnitz, elle n'a pas tardé à forcer les barrières de la médecine rationnelle qui y puise aujourd'hui des moyens d'action d'une portée incontestable et qui ne saurait plus désormais s'en passer.

Nous avons à envisager l'hydrothérapie : 1° dans ses principes; 2° dans ses procédés; 3° dans ses applications, en apportant dans cet exposé rapide une brièveté qui nous est imposée par la nature même de cet ouvrage dans lequel le praticien, trouvant l'essentiel, ne devra pas, pour cela, se croire dispensé d'aller chercher plus de développements et de détails dans les livres spéciaux sur la matière.

ART. I. — PRINCIPES DE L'HYDROTHÉRAPIE.

1° L'eau froide agit sur l'économie tout entière par l'intermédiaire des modifications qu'elle imprime à la calorification et aux fonctions nerveuses.

2° Elle soustrait du calorique et devient ainsi, à la condition que son action soit prolongée, un moyen de défervescence générale ou locale. N'agit-elle que passagèrement, elle stimule par une action réactive la fonction de thermogénésie et produit indirectement une élévation de la température générale ou locale.

3° En élevant d'une manière permanente le rhythme de l'activité thermogénétique, l'hydrothérapie permet de résister à l'abaissement de la température extérieure et rend moins impressionnable à ces variations. Elle devient ainsi, en hygiène, le pivot de l'endurcissement et la clef de la préservation de toutes les maladies qui procèdent de l'action du froid sur le tégument extérieur.

4° L'eau froide harmonise les circulations locales et prévient les hyperhémies, soit directement en produisant une répartition uniforme du sang dans les capillaires de divers ordres, soit en faisant naître des congestions temporaires dans certains ordres de capillaires extérieurs au profit des capillaires viscéraux.

5° En même temps qu'elle assure une égale répartition de la chaleur et du sang, elle règle dans le même sens l'innervation et tend à ramener les fonctions nerveuses, sous leurs diverses expressions physiologiques, au type de leur régularité. Elle émousse la sensibilité, principalement la sensibilité thermique, réfrène les spasmes musculaires, et combat l'ataxie.

ART. II. — PROCÉDÉS HYDROTHÉRAPIQUES.

Les principaux procédés hydrothérapiques sont : 1° l'emmaillotement au drap mouillé ; 2° les ablutions froides ; 3° les affusions ; 4° les bains froids généraux ou partiels ; 5° les douches froides ; 6° les douches froides après sudation ; 7° le bain de siège à eau courante.

I. Emmaillotement. — Ce procédé dans lequel se résumait en grande partie l'hydrothérapie empirique de Priessnitz, consiste à envelopper le malade dans un drap fortement mouillé, et tordu au préalable, de façon à ce que l'eau ne ruisselle pas. On jette ce drap sur le dos du malade, on en ramène les chefs en avant et on pratique ainsi un enveloppement exact. Quand la chaleur est revenue, on peut remplacer le premier drap par un ou plusieurs draps mouillés, de manière à exciter fortement la peau par cette sorte de gymnastique alternée de la température, mais le plus habituellement, on remplace le premier drap par un peignoir en flanelle. L'enveloppement avec le drap mouillé a, pour complément habituel, des frictions énergiques exercées par le malade lui-même sur le plan antérieur du corps, et par un aide pour la partie postérieure. Quand on veut obtenir un effet sudatoire, on place sur le drap mouillé des couvertures ; le malade, soigneusement enveloppé, s'étend sur un lit et on lui donne des boissons théiformes ou alcooliques pour favoriser la sudation. On transforme ainsi l'enveloppement en un bain d'étuve humide. Le procédé du drap mouillé peut être renouvelé trois ou quatre fois par jour sans inconvénient.

II. Ablutions froides. (Voy. page 51.)

III. Affusions froides. (Voy. page 52.)

IV. Douches. — Les douches joignent aux effets de l'eau froide ceux de la percussion ; leur action dépend donc de la température de l'eau et de sa pression. Une température de 10 à 12 degrés est celle qui convient le mieux aux douches ; quant à la pression, elle doit être d'environ 10 mètres.

On distingue : 1° *la douche en pluie,* ou d'enveloppement, dans laquelle le malade étant placé debout sous une large pomme d'arrosoir est enveloppé d'un cône de pluie ; la tête doit être couverte d'un linge plié en plusieurs doubles pour amortir le choc, à moins que celui-ci n'ait son utilité ; le malade s'appuie les mains sur une barre transversale. La douche en pluie doit durer, dans le principe, de cinq à huit minutes ; si la respiration est gênée par le fait de la rigidité des muscles de la poitrine, il faut ne pas prolonger la douche au delà ; presque toujours ces *douches d'assuétude* sont indiquées, au début, pour ne pas laisser aux patients le souvenir d'une épreuve trop rigoureuse et ne pas exciter leur indocilité ; la douche en pluie, suivie des moyens de réaction ordinaire, s'emploie rarement seule ; le plus ordinairement elle est l'accompagnement des diverses douches mobiles ; 2° la *douche en colonne* consiste dans la chute d'une colonne d'eau, d'une hauteur déterminée, soit sur la tête, soit sur diverses parties du corps ; l'ouverture de la lance est de 2 à 5 centimètres ; la durée de cette douche doit atteindre progressivement deux à cinq minutes ; 3° la *douches en lames concentriques* qui emploie un embout formé de rainures concentriques de sorte que la partie sur laquelle on la dirige, reçoive la percussion d'une série de colonnes d'eau renfermées les unes dans les autres ; 4° la *douche en nappe* ; 5° la *douche en cloche* dans laquelle l'ajutage se termine par une sorte de cloche offrant à sa base une rainure circulaire par laquelle s'échappe l'eau ; 6° la *douche en cercles* fournie par des tubes circulaires perforés, placés les uns au-dessus des autres, et qui projettent sur le corps des jets d'eaux très fins et entre-croisés ; 7° la *douche mobile* administrée par des tuyaux flexibles terminés par des embouts offrant des dispositions diverses : trou circulaire unique ; fissures plus ou moins larges, fournissant des lames d'eau ; crible servant à la douche mobile en arrosoir. Ces douches locales, qui coïncident très habituellement, sont dites *hépatiques*, *spléniques*, *hypogastriques*, *périnéales*, etc., d'après la région du corps à laquelle on les applique et qui, suivant la sensibilité et la nature des organes auxquels elle correspond, implique des différences à introduire dans la force d'impulsion et la durée de la douche; 8° *douche écossaise* qui consiste à élever progressivement la température de l'eau de 30 à 45 degrés environ, et à faire suivre cette douche d'une douche froide ordinaire ; 9° *douche alternée* qui consiste à faire se succéder rapidement et à plusieurs reprises, une douche chaude et une douche froide ; 10° *douche ascendante* dans laquelle l'eau froide est projetée dans le rectum par une canule communiquant avec un réservoir ; il importe, surtout au début, de n'employer que de faibles pressions et des températures modérées. Les douches vaginales et utérines *fixes* qui impliquent presque toujours l'emploi simultané du bain de siège à eau courante, et les douches dites *périnéale* et *hémor-*

rhoïdale ne sont, par le fait, que des modalités de la douche ascendante.

V. Douches après sudation. — La sudation, comme acte préparatoire à la réception d'une douche, peut être obtenue par l'étuve, le corps y étant seul plongé ou, ce qui vaut beaucoup moins, l'étuve étant complète. Le procédé employé et recommandé par Fleury est celui qui atteint mieux le but et qui est chose, importante, le plus facile à improviser. J'y ai eu recours souvent et je n'ai eu qu'à m'en louer. Il consiste à faire asséoir le malade dans une chaise dite *chaise à sudation* dont le siège est en bois, la planche correspondant aux jambes et celle qui sert de point d'appui aux pieds sont percées de trous. Des cercles cloués sur la chaise servent de support aux couvertures et les éloignent du corps du malade. On place sous cette chaise une lampe à alcool à quatre trous munis de grosses mèches. La température de cette étuve est portée progressivement à 50 ou 55 degrés ; le malade est auprès d'une fenêtre ouverte et il boit de temps en temps un verre d'eau froide : la peau ne tarde pas à capituler et une sueur abondante s'établit. A ce moment, le malade se plonge dans une piscine froide où il séjourne deux minutes au plus, ou bien il reçoit une douche en pluie de même durée. La réaction est favorisée par les moyens ordinaires.

VI. Bain de siège à eau courante. — Il s'administre dans une baignoire métallique à double enveloppe, munie d'un système de robinets et disposée de façon à ce que la quantité d'eau qui s'écoule, et qui s'est réchauffée au contact du corps, soit remplacée par la même quantité d'eau du réservoir, dans le but de rendre constante la température de ce bain. Ce bain de siège a une action beaucoup plus énergique que celle du bain de siège *à eau dormante.*

ART. III. — APPLICATIONS HYDROTHÉRAPIQUES.

Si toute la médecine n'est pas dans l'hydrothérapie comme certains adeptes enthousiastes de cette méthode l'ont cru, il n'en est pas moins vrai que cet agent thérapeutique a un pied dans le plus grand nombre des médications importantes auxquelles il fournit un instrument utile, quand on sait le manier.

L'eau froide, disciplinée par les procédés divers de l'hydrothérapie, devient en effet tour à tour, entre les mains du clinicien : 1° un sédatif de la douleur ; 2° un modérateur de l'éréthisme nerveux ; 3° un moyen de combattre l'incoordination nerveuse ; 4° un stimulant de la sensibilité et de la motricité locales ; 5° un moyen de soustraire une chaleur surabondante; 6° un appel, par ce fait, à la fonction thermogénétique ; 7° un répartiteur de l'action nerveuse ou du sang vicieusement accumulés dans des ordres particuliers de ramuscules nerveux, ou de capillaires sanguins ; 8° un tonique puissant ; 9° un sudorifique éprouvé ; 10° un agent de perturbation générale pouvant rompre la série d'actes morbides divers. Comment s'étonner, dès lors, du rôle que joue l'hydrothérapie méthodisée dans le traitement des maladies chroniques et plus particulièrement des maladies nerveuses ?

Ramenons à chacun de ces chefs l'énumération des applications les plus utiles et les plus usuelles des procédés thérapeutiques.

I. Sédation de la douleur. — L'hydrothérapie agit de deux façons sur la douleur : par une action analgésique locale qui relève de la propriété anesthésique du froid employé localement ; par une diminution de l'éréthisme nerveux général par suite de laquelle s'émousse l'aptitude du cerveau à percevoir, au même degré, une cause locale de douleur. Exemples : névralgies opiniâtres, en particulier névralgie générale, hystéralgie.

II. Dépression de l'éréthisme nerveux. — C'est là l'action véritablement héroïque de l'hydrothérapie et en même temps son domaine le plus usuel et le plus fructueux. Elle ne peut être remplacée par d'autres moyens et l'opportunité de cet antispasmodique, le plus puissant de tous, n'est limitée que par un petit nombre de contre-indications. On peut lui appliquer, en le modifiant dans un de ses termes, l'adage thérapeutique : « *Quod nihil sanat* aqua *sanat.* » Les établissements spéciaux sont peuplés d'hystériques, d'hypochondriaques, de névropathiques qui ont usé la médecine et qui trouvent souvent là un soulagement, sinon une guérison, que la pharmacologie leur avait obstinément refusé.

III. Régulation de l'incoordination nerveuse. — L'incoordination nerveuse ou l'ataxie, sous ses différentes formes, sont un vaste champ d'action pour l'hydrothérapie. Il suffit de rappeler la puissance avec laquelle l'eau froide, méthodiquement appliquée, combat l'ataxie des éruptives graves, des pneumonies dites ataxiques, l'ataxie des fièvres typhoïdes.

IV. Stimulation de la sensibilité locale. — Les anesthésies sont réveillées par les procédés d'hydrothérapie dans lesquels à l'action stimulatrice d'un froid *très passager*, s'ajoute un choc qui a pour effet la production de la douleur. Les paralysies du sentiment qui sont indépendantes d'une lésion matérielle des cordons ou des centres nerveux, comme sont les paralysies de nature hystérique, s'accommodent à merveille de l'hydrothérapie.

IV *bis*. Stimulation de la motricité locale. — Les diverses paralysies musculaires sont également dans ce cas : les douches réveillent les muscles par une excitation réfléchie des nerfs cutanés sur les nerfs musculaires. Le *ton* qu'elles donnent aux muscles indique une exagération de leur jeu physiologique et l'on s'explique, par lui, le réveil de la contractilité que diverses pratiques de l'hydrothérapie produisent dans des muscles engourdis qui bénéficient, du reste, de l'action tonique générale de l'eau froide, grâce à laquelle ils reçoivent un sang plus riche et plusstimulant.

V. Soustraction du calorique. — Cette action de l'eau froide est toute physique et c'est la simple manifestation de la loi d'équilibre de température ; c'est ce qu'on a ingénieusement appelé une *saignée calorifique*. Or, cette saignée est, elle aussi *générale* quand tout l'ensemble de l'organisme subit un refroidissement, ou *locale* quand celui-ci se borne à une partie plus ou moins étendue. Mais pour que la réfrigération persiste et produise ses effets, il faut qu'elle soit assez persistante pour que la réaction calorifique spontanée soit tenue en bride. C'est ainsi que l'eau froide est *défervescente* quand elle abaisse la température de la masse sanguine tout entière, et *antiphlogistique* quand elle n'agit que sur celle d'une partie limitée du corps où siège un molimen phlegmasique. Mais on ne peut, dans ce dernier cas, abstraire la sédation douloureuse qui résulte aussi, nous l'avons dit tout à l'heure, de l'application locale du froid. Ce n'est pas seulement en maintenant un tissu en imminence d'inflammation à une basse température qu'agissent les irrigations froides, qui ont réalisé l'un des plus grands progrès de la chirurgie conservatrice, il faut aussi faire intervenir la cessation de la douleur, fait initial et préparateur de l'inflammation.

VI. **Appel à la fonction thermogénétique.** — Toute fonction qu'on supplée ou dont on réduit l'action au minimum devient paresseuse, et cette loi se vérifie surtout pour la grande fonction de la thermogénèse spontanée. Le froid habituel (quand il n'est pas oppressif par son intensité) la stimule ; la chaleur extérieure, qu'elle vienne du climat, de la saison, du chauffage artificiel, de la surcharge habituelle des vêtements, de la séquestration, la rend languissante, et de là des causes incessantes de maladies. L'hydrothérapie est, par ce fait, la moitié de l'hygiène, puisqu'elle est le pivot de l'endurcissement, c'est-à-dire d'une moindre impressionnabilité au froid et d'un accroissement des ressources de la fonction thermogénétique.

VII. **Répartition régulière de l'action nerveuse et de la circulation capillaire.** — Ces deux faits physiologiques s'enchaînent : l'action nerveuse, accrue dans un tissu, y appelle un sang plus abondant, et l'équilibre est doublement rompu ; l'hydrothérapie y supplée et combat cette concentration vicieuse qui apparaît dans une foule d'états morbides.

VIII. **Stimulation nutritive.** — La stimulation nutritive générale n'est autre que l'action tonique ; elle est un des effets les plus habituels de l'emploi de l'hydrothérapie. Sous son influence, l'appétit se réveille, les digestions sont plus actives et plus parfaites et la coloration du teint indique que la sanguification est plus intense. L'hydrothérapie impose sans doute des dépenses organiques, mais elles sont compensées, et au delà, par l'énergie de la réparation.

IX. **Action sudorale.** — Le rôle que joue l'activité de la peau comme organe sécrétoire, soit pour prévenir les maladies, soit pour leur servir utilement de crise spontanée ou provoquée, rapproché de la puissance de sudation des diverses pratiques d'hydrothérapie, explique la portée d'action de cet ordre de moyens dans une foule de cas dont l'énumération seule nous entraînerait trop loin. Nous avons sans doute le jaborandi, mais ce sudorifique éprouvé stimule *violemment* et *passagèrement* la sécrétion de la sueur, et ne semble pas avoir sur le maintien des fonctions de la peau une action aussi durable que l'hydrothérapie.

X. **Action perturbatrice.** — Il ne convient pas de se refuser à admettre ce que l'on ne s'explique pas ; et un fait bien constaté peut attendre patiemment, si elle doit jamais venir, l'interprétation qui en rendra compte. La *perturbation thérapeutique* est un de ces faits, et le traitement des fièvres intermittentes rebelles à la quinine est, comme Fleury l'a démontré, une de ses applications utiles. L'épilepsie à accès rapprochés et survenant aux mêmes périodes de la journée, en est une autre. La douche est apte à rompre l'enchaînement d'actes morbides divers qui semblent liés les uns aux autres par une sorte d'habitude vicieuse du système nerveux.

Toutes les applications utiles de l'hydrothérapie peuvent être ramenées à ces chefs principaux ; dans l'impossibilité où nous sommes d'aborder les détails, ces considérations suffiront, je l'espère, pour démontrer aux praticiens qui se renferment trop volontiers dans le cercle étroit et insuffisant de la pharmacologie, que toute la thérapeutique n'est pas là et qu'il ne leur est pas plus permis de renoncer aux bénéfices de l'hydrothérapie qu'à ceux des moyens électrologiques.

Art. IV. — Règles des traitements hydrothérapiques.

1° L'hydrothérapie est applicable dans toutes les saisons, chez les sujets ingambes et actifs, vigoureux et qui ont, soit dans leur constitution, soit dans leur aptitude à faire des exercices, les conditions d'une réaction facile.

2° Les sujets faibles, développant peu de chaleur, marchant difficilement, doivent au contraire débuter pendant la belle saison, à titre de condition de préparation. L'assuétude étant établie et prouvée par un essai préalable pendant l'été, on peut continuer l'hydrothérapie dans la saison froide.

3° Les ablutions, les affusions, les immersions, l'emmaillôttement sont les seules pratiques à employer chez les enfants ; les douches ne conviennent que quand ils confinent à l'adolescence. Les vieillards n'ayant qu'une faible capacité de réaction supportent mal l'hydrothérapie. La règle est de s'en abstenir après cinquante ans.

4° La menstruation qui survient pendant un traitement hydrothérapique, quand l'assuétude est établie, n'oblige nullement à le suspendre ; mais il ne faut pas débuter pendant la période menstruelle, pour éviter une perturbation qui pourrait retentir sur cette fonction.

5° La grossesse implique, quoi qu'on en ait dit, une certaine réserve ; sans doute les vomissements peuvent céder sous l'action des ablutions froides, mais il y a toujours à redouter une concentration sanguine qui peut retentir sur l'utérus et le placenta ; les douches, à raison de leur action excito-motrice, sont formellement contre-indiquées.

6° Une femme qui allaite peut sans inconvénient, et souvent même avec avantage, subir un traitement hydrothérapique si l'indication de celui-ci est nettement posée.

7° L'existence d'une maladie du cœur ou des gros vaisseaux est une contre-indication formelle à l'emploi de l'hydrothérapie. Les maladies pulmonaires peuvent créer des inconvénients *individuels* à l'intervention de cette méthode, mais ne sauraient l'exclure en principe ; les phthisiques la supportent beaucoup mieux qu'on ne le croit et les craintes d'hypérhémies pulmonaires et d'hémoptysies sont théoriques.

8° Une température de 12 à 14° et une hauteur de chute de 8 à 10 mètres réalisent les conditions favorables à une bonne hydrothérapie.

9° L'alimentation doit être simple, mais substantielle.

10° Les exercices sont le complément nécessaire de la tolérance hydrothérapique.

11° Il faut, au début d'un traitement, procéder avec ménagements pour ne pas rebuter le patient ; la température de l'eau, la durée des séances, la moindre rigueur des procédés, constituent des moyens de graduation qu'il ne faut pas négliger ; les ablutions préalables sont une condition favorable à l'assuétude hydrothérapique.

12° La durée d'un traitement hydrothérapique varie avec la nature de la maladie à laquelle on l'oppose, le degré de tolérance obtenu et les effets constatés ; elle est de quelques semaines à plusieurs mois ; l'hydrothérapie subie en plusieurs temps implique la continuation, à domicile, de l'usage des ablutions froides, dans l'intervalle des cures méthodiques, comme moyen de maintenir la tolérance et de consolider les résultats que l'on a atteints.

QUATRIÈME PARTIE

FORMULAIRE CLIMATOLOGIQUE

Iʳᵉ SECTION. — DONNÉES DE CLIMATOLOGIE THÉRAPEUTIQUE.

ART. I. — ÉLÉMENTS DES CLIMATS.

Le *climat* est un modificateur complexe de la vie hygide ou morbide dans lequel interviennent la chaleur, l'humidité, la pression et les mouvements de l'air, la lumière, l'électricité atmosphérique, l'ozone, engagés dans des combinaisons d'une diversité en quelque sorte infinie. C'est la manière d'être habituelle de l'atmosphère d'un pays ou d'une localité, sa *formule météorologique*.

Les facteurs d'un climat sont donc : 1° la température ; 2° l'humidité ; 3° la pression de l'air ; 4° les vents ; 5° l'état électrique et ozonique ; 6° la luminosité, c'est-à-dire l'état nébuleux ou serein du ciel.

Le climat envisagé au point de vue thérapeutique, est une véritable *thériaque*, en d'autres termes, un médicament complexe.

I. Quand on veut se rendre compte de la thermologie d'une station climatologique, il faut avoir les données suivantes : 1° la quantité annuelle de chaleur versée sur l'unité de surface du lieu ; 2° la température moyenne annuelle ; 3° les maxima et minima de température de l'année ; 4° les maxima, les minima et les moyennes de chaque saison ; 5° les maxima, les minima et les moyennes de chaque mois ; 6° les maxima, les minima et es moyennes de chaque période nycthémérale ; 7° les maxima, les minima et les moyennes de chaque jour ; 8° les maxima, les minima et les moyennes de chaque nuit ; 9° les maxima, les minima et les moyennes de chaque période horaire du jour, divisé en quatre périodes de six heures.

Il est facile de comprendre que si ces données doivent embrasser l'année entière pour les *stations fixes ou résidences*, c'est-à-dire pour les localités vers lesquelles on dirige les malades qui vont y faire un établissement définitif ou durable, leur intérêt se concentre, pour les stations hivernales et les stations estivales, sur une seule saison.

II. La quantité de vapeur d'eau contenue dans l'air modifie singulièrement la sensation physiologique d'une température donnée, en même temps qu'elle exerce sur l'économie une impression qui peut être favorable dans un petit nombre de maladies, qui est à éviter dans le plus grand nombre.

La vapeur d'eau de l'atmosphère y existe à l'état invisible, à l'état vésiculaire ou de brumes et de brouillards, à l'état liquide ou de pluie.

L'hygromètre indique la quantité de vapeur d'eau contenue dans l'air, et ses indications fournissent des moyennes annuelles, saisonnières, mensuelles, nycthémérales, avec les maxima, les minima de ces diverses périodes et les écarts ou oscillations des uns et des autres.

Quant à la pluie, les divers éléments de son étude envisagée aux points de vue de son abondance et de son régime sont : 1° la quantité annuelle de pluie avec le maximum et le minimum du nombre de jours pendant lequel elle tombe ; 2° la quantité moyenne saisonnière ; 3° les quantités moyennes mensuelles, avec le maximum et le minimum ; 4° les quantités moyennes nycthémérales ; 5° les quantités moyennes diurnes ; 6° les quantités moyennes nocturnes ; 7° les quantités moyennes horaires ; 8° l'abondance moyenne de chaque pluie ; 9° la séparation des pluies ordinaires et des pluies d'orages ; 10° la direction des vents qui amènent la pluie.

Le nombre des jours de brume ou de brouillard doit être soigneusement interrogé ; et il convient d'étudier comment ils se répartissent dans l'année, dans chaque saison, dans les différents mois, dans les diverses parties de la journée. Cette question est liée en effet à celle de la luminosité ou de la nébulosité du ciel, fait climatologique d'une grande importance, puisqu'il règle la quantité de chaleur et de lumière que reçoit une localité, en même temps que l'uniformité ou la variabilité de sa température, sans parler de l'humidité qui signale les temps couverts et de l'influence exercée sur le moral des malades par la sérénité ou l'état nébuleux du ciel.

III. Les variations de la pression atmosphérique, à altitude égale, n'ont ni la même fréquence ni la même amplitude dans les diverses localités, et il y a lieu de tenir compte du régime barométrique des stations. Mais, à côté de ces variations accidentelles, ou plutôt au-dessus d'elles, il y a l'élévation absolue du baromètre qui dépend exclusivement de l'altitude et qui est un élément indispensable du choix d'une station climatologique. Quand on s'élève au-dessus du niveau de la mer, la colonne barométrique baisse et sa décroissance est soumise à une loi régulière ; elle est d'un millimètre pour chaque $10^m,50$ d'ascension, de telle sorte qu'à 2000 mètres, comme à Mexico, la pression barométrique n'est plus que de $0^m,589$; à 3000 mètres de $0^m,543$ seulement. Nos montagnes nous offrent, à leurs divers étages, quand on les monte, des bains d'air raréfié à divers degrés et, quand on les descend, des bains d'air relativement comprimés. La décroissance de la température à mesure qu'on s'élève (elle est dans la proportion de $1°$ par 1850 mètres d'élévation) fait d'ailleurs, des montagnes, comme on l'a dit avec raison, une série de climats superposés accusant leur diversité par la façon dont ils réactionnent la vie végétale et animale. Pour les contrées méridionales de l'Europe, et à plus forte raison, pour les pays torrides, le voisinage des montagnes crée donc une série de *sanitaria* à des hauteurs d'autant plus fortes que leur base reçoit, par le fait de la latitude, une somme plus grande de chaleur, et il est regrettable qu'on ne tire pas partout un parti suffisant de cette ressource thérapeutique.

IV. Le climatologiste trouve à étudier dans les vents : leur *direction* qui, pour variable qu'elle soit, dans les latitudes élevées, n'en offre pas moins, dans chaque climat partiel, une prédominance de direction de laquelle dépendent ce qu'on appelle les vents régnants ; — leur *vitesse* qui influe beaucoup, à degré thermométrique égal, sur la température : pour l'élever quand la vitesse est minime, pour l'abaisser quand elle est considérable ; — leurs *qualités physiologiques* qui dépendent de leur direction, mais qui dépendent aussi des surfaces sur lesquelles ils ont passé.

L'étude anémologique des stations est encore loin d'être faite; elle devrait, à mon avis, embrasser les éléments suivants : — nombre annuel de jours de vents divisés d'après leur vitesse anémométrique en six catégories : vents de 6 mètres à la seconde (*brises*); de 9 mètres (*vents frais*); de 12 mètres (*vents grand frais*) ; de 15 mètres (*grand vent*) ; de 24 mètres (*tempête*); de 36 mètres (*ouragan*). — nombre annuel de jours de vents divisés d'après leur direction et la vitesse moyenne de chacun de ces vents — même détermination pour les vents saisonniers et les vents annuels — périodes du nycthémère dans lesquelles le vent est au maximum et au minimum de vitesse; — étude de chaque vent en particulier relativement à sa vitesse et à sa fréquence moyennes, à sa température, à sa sécheresse ou à son humidité, aux hydrométéores ou électrométéores qui l'accompagnent, aux abris locaux qui l'interceptent plus ou moins complètement, aux qualités qu'il a prises dans son parcours.

V. Les sources de l'électricité atmosphérique sont nombreuses : le frottement des masses d'air entre elles, l'évaporation, les décompositions et recompositions chimiques, les actes de végétation, en sont les principales. Les quantités d'électricité contenues dans l'atmosphère varient suivant une foule de conditions : elles augmentent au fur et à mesure qu'on s'élève au-dessus du sol, diminuent de l'équateur aux pôles, varient aux différentes heures de la journée, présentent deux maxima et deux minima chaque jour, et offrent des variations annuelles, saisonnières et mensuelles, qu'il importerait de déterminer pour chaque station. Ce n'est pas seulement la quantité de l'électricité atmosphérique qui varie au gré de conditions diverses, mais bien aussi sa nature. L'électricité de l'atmosphère est en général positive par les vents de nord et négative par ceux de sud, de sud-est et de sud-ouest. Les orages influençant vivement le système nerveux, la détermination du nombre de ces perturbations électriques dans une station, de leur répartition dans les différentes saisons et dans les différents mois offre donc au médecin un intérêt des plus réels.

L'état ozonique de l'atmosphère est aussi un élément utile de l'étude des climats de localités, les seuls qui offrent de l'intérêt en hygiène thérapeutique. Il conviendrait de déterminer les moyennes saisonnières, mensuelles et diurnes, accusées par l'ozonoscope dans chaque station ; mais cette étude est à peine ébauchée.

VI. La *luminosité*, dont l'influence physiologique ne saurait être mise en doute, est la résultante de deux conditions très diversement combinées entre elles : la quantité de lumière versée par le soleil sur un point du globe, et qui varie suivant sa latitude ; la nébulosité ou la transparence du ciel qui permettent plus ou moins complètement à la lumière d'arriver jusqu'au sol. L'état diversement nuageux du ciel s'exprime par une série de nombres variant de 1 à 10. Le chiffre 1 représente un ciel complètement découvert, le chiffre 10 un ciel présentant le maximum de nébulosité. L'état couvert ou serein du ciel étant, dans les stations d'hiver, une condition de chaleur et de promenade pour les malades, on ne saurait mettre trop de soin à les déterminer.

La pureté ou la pulvérulence de l'air sont aussi des conditions à interroger soigneusement, principalement dans les maladies de la gorge ou de l'appareil respiratoire et des yeux. La poussière, ce fléau de la vie méridionale, est la résultante de trois facteurs : nature meuble et crayeuse du sol, fréquence et vitesse des vents, sécheresse. Une station, offrît-elle par ailleurs les conditions climatologiques les plus heureuses, doit être écartée si elle présente cet inconvénient.

ART. II. — Classification des stations climatologiques.

On peut classer les stations climatologiques de la manière suivante : 1° stations hivernales ; 2° stations estivales ; 3° stations fixes ou résidences permanentes.

1° Les *stations hivernales* vers lesquelles on émigre d'une localité plus septentrionale pour éviter les rigueurs de l'hiver, comprennent à leur tour trois catégories : les *stations hivernales maritimes* qui sont placées sur le bord de la mer ou à une distance assez petite de celle-ci pour qu'elles en reçoivent les influences ; ce sont, de beaucoup, les plus nombreuses et les plus importantes ; les *stations hivernales insulaires* ; les *stations hivernales continentales* ou de l'intérieur ; les *stations hivernales des pays intertropicaux*.

2° Les *stations estivales*, dans lesquelles les malades vont chercher une température plus fraîche, se divisent en deux catégories : celles des plaines ou des plateaux ; celles des hauteurs. L'utilité des stations estivales des plaines est fondée sur la position septentrionale de celles-ci par rapport au pays d'origine des malades ; celle des plateaux est fondée sur l'altitude. Les montagnes offrent des moyens de varier l'altitude, et par suite, de doser la température et de se faire un été tempéré. Les Anglais tirent, dans l'Inde, un admirable parti de leurs *sanitaria* ou *hill-stations* et c'est à peine si nous songeons en France à profiter des dons que la nature nous a faits en nous mettant à proximité d'un nombre immense de stations montagneuses. Cette inconséquence n'est pas plus choquante que celle qui nous fait tirer un parti bien insuffisant, au point de vue de la santé, des trois mers sur lesquelles notre pays est assis. « En France, ce pays gâté de la nature, qui ne tire jamais de ses dons un parti complet, nous avons, ai-je dit ailleurs, dans nos Vosges, nos monts d'Auvergne, nos Cévennes, nos Pyrénées et nos Alpes, des *sanitaria* sans nombre qui attendent que nous veuillions bien nous en servir. Il y aurait certainement lieu de créer dans les montagnes, à diverses hauteurs, des hôtelleries pour les convalescents, les valétudinaires, les gens atteints d'affections chroniques. En étageant trois ou quatre de ces établissements sur des lignes verticales et en mettant entre eux des distances de 200 mètres, on aurait ainsi des postes d'acclimatement progressif aux altitudes, en même temps qu'une échelle de stimulation que le médecin parcourrait en tâtonnant et qui adapterait ces stations aux différences d'impressionnabilité de ses malades. Rien n'empêcherait, d'ailleurs, d'utiliser concurremment les eaux minérales et l'hydrothérapie. Dans beaucoup de points, les chemins de fer arrivent au pied de ces hauteurs qui attendent, et attendront longtemps, je le crains, leurs *sanitaria*. D'ailleurs, les hauteurs ne seront pas toujours inaccessibles aux voies ferrées. On escalade en wagon le Righi pour aller voir se lever ou se coucher le soleil ; la santé ne vaut-elle pas cet effort, au même titre que la contemplation d'un pareil spectacle, quelque admirable qu'on le suppose? Quelles ressources pour la thérapeutique à venir des maladies chroniques, et combien paraîtra alors insuffisante et précaire cette mauvaise petite médecine des drogues dans laquelle nous tournons si souvent sans conviction et sans résultats! Nous subissons les forces de la nature dans ce qu'elles ont d'oppressif pour nous, quand donc saurons-nous leur prendre ce qu'elles ont de conservateur et de salutaire? » (*Dict. encyclop. des sc. médic.*, 1876, 1ʳᵉ série, t. XVIII, art. CLIMAT, p. 99.)

3° Les *stations fixes* ou *résidences permanentes* sont celles dans lesquelles les malades, faisant élection de domicile définitif, vont, en émigrant, à la recherche d'un climat en rapport avec les exigences de leur santé. Les *stations fixes* doivent réunir les conditions suivantes : leur température moyenne annuelle doit être assez élevée pour leur assurer des hivers doux; — cette température doit être uniforme, c'est-à-dire que les transitions d'une saison à une autre, d'un mois à un autre, d'un jour à un autre, d'une période d'une journée à une autre période, doivent être ménagées et leurs excursions y présenter le moins d'amplitude possible; — le régime hygrométrique doit y être modéré et tenir le milieu entre l'extrême sécheresse et l'extrême humidité; — il faut qu'il en soit de même du régime anémologique; — qu'il y ait dans l'année le plus grand nombre de *journées médicales*, c'est-à-dire de journées où ni la pluie, ni le vent, ni l'excès du froid ou de la chaleur n'empêchent les malades de sortir quelques heures par jour; — que l'altitude de ce lieu ne soit pas considérable; — qu'il y ait, à proximité, des hauteurs permettant aux malades ou aux valétudinaires de tempérer, au besoin, les chaleurs de l'été par l'altitude.

Je n'hésite pas, heurtant en cela des idées traditionnelles, mais qui, à mon avis, reposent plutôt sur la routine et sur la mode que sur l'observation, à reconnaître aux *résidences fixes*, sur les *résidences saisonnières*, une incontestable supériorité comme moyens palliatifs ou curatifs. Elles permettent en effet aux malades qui y créent un établissement, un genre de vie méthodique, régulier, continu, que ne heurtent ni des voyages, ni des changements de nourriture, d'habitation, de climats,

23.

toutes conditions extrêmement perturbatrices ; elles leur permettent, de plus, de se créer un milieu affectif, des relations de se faire, en un mot, une vie morale que l'existence perpétuelle des auberges, où se passe maintenant un tiers de notre vie, est inhabile à leur procurer. Et d'ailleurs, un hiver passé dans le Midi, à Menton ou à Alger, rend hyperesthésique au froid pour trois ou quatre hivers qu'on sera contraint de passer ensuite chez soi. Ce n'est qu'un bien-être temporaire et que l'on paye. Que de gens n'ai-je pas vu grelotter chez eux par des hivers doux, pour s'être rendus frileux par une saison passée dans le Midi !

ART. III. — POSOLOGIE CLIMATIQUE.

Un climat a sans doute sa valeur intrinsèque propre, qu'il doit à ses facteurs, mais il vaut surtout par l'usage judicieux que l'on en fait et qui comprend les précautions de l'arrivée et du départ et celles du séjour.

I. *Précautions de l'arrivée et du départ.* — Elles reposent sur la grande loi des assuétudes et du respect qu'on leur doit. Voyager « *à la manière d'un boulet de canon* », pour nous servir de la vive expression de H. Bennett, c'est ne pas tenir compte de ces ménagements des transitions climatiques, si nécessaire aux valétudinaires qui vont du nord au sud ou du sud au nord. On ne se fait pas impunément une physiologie nouvelle en quarante-huit heures, et si l'on y réfléchissait bien, on serait effrayé des perturbations, cachées ou manifestes, que suscite un changement climatique brusque. Les chemins de fer, favorables d'un côté au bien-être des malades auxquels ils évitent les fatigues et les lenteurs de ces voyages interminables dont les vieillards de notre époque ont encore le souvenir, leur sont dangereux par la rapidité même des transitions de climats qu'ils imposent. On peut, il est vrai, éluder cet inconvénient par des arrêts en route, dans des stations intermédiaires qui permettent à l'organisme de s'habituer au changement de climat. Mais en prend-on le souci ? La détermination de l'époque du départ de chez soi pour une station d'hiver et de l'époque du départ de cette station pour revenir chez soi, est trop souvent basée sur des raisons de convenance plutôt que de santé, et de là un préjudice réel. C'est affaire de prescription médicale cependant et de prescription délicate, et les médecins doivent, munis des connaissances climatologiques qui leur sont nécessaires, prendre en cela une direction que l'incompétence leur conteste souvent, il est vrai, mais que, non moins souvent, leur négligence abandonne.

II. *Conditions du séjour*. — Les conditions propres à assurer aux malades les avantages de la station climatique qu'ils ont choisie (il vaudrait mieux qu'on la leur eût choisie) varient suivant qu'il s'agit d'une station hivernale, d'une station estivale ou d'une résidence fixe. Nous ne pouvons ici, limité par l'espace, que formuler des indications rapides.

1° Pour une *station hivernale*, ne pas se fier au climat, quelque favorable qu'il soit, et songer que tout climat, comme tout caractère, a les qualités de ses défauts et les défauts de ses qualités ; par suite, s'astreindre à des précautions assidues pour mettre en valeur ses avantages et pallier ses défectuosités ; — bien choisir son quartier, sa maison, son orientation ; — ne jamais faire de promenades hasardeuses, c'est-à-dire interdites par le temps, et choisir les heures que l'expérience locale a reconnues les plus favorables, au point de vue de la température et du vent, pour l'exercice extérieur ; — se dispenser de sortir le matin de bonne heure et le soir après le coucher du soleil, — choisir, si le cœur est excitable, un terrain plat ou à pente douce ; — éviter la transition brusque de l'ombre à un endroit fortement ensoleillé ; — porter toujours sur le bras quelque vêtement supplémentaire qui permette de compenser les abaissements de la température.

2° Pour une *station estivale*, se garantir soigneusement contre les excès de température ; — choisir de préférence le matin et le soir ; — se défier des variations brusques de température qui caractérisent surtout les climats d'altitude ; — composer son costume d'enveloppes légères, mais multiples, de façon à permettre, par des additions ou des soustractions opportunes, d'éluder les inconvénients des brusques vicissitudes thermologiques. L'usage de la flanelle est une nécessité imposée à tous les valétudinaires, mais bien plus impérieusement encore quand ils sont dans des stations estivales que dans des stations d'hiver.

Quant aux *stations fixes*, le malade passant toute l'année dans le même climat doit s'attacher à mettre en valeur les conditions favorables de chaque saison et à tirer le meilleur parti des autres. Chacune de ces saisons n'ayant ni les avantages décisifs des stations hivernales, ni ceux des stations d'été, les malades doivent redoubler de précautions et de soins minutieux pour utiliser la résidence dont ils ont fait choix et qui vaut toujours mieux, bien entendu, que leur climat originel.

IIe SECTION. — FORMULES DE STATIONS.

Ici, encore dans l'intérêt de la rapidité des recherches, nous suivrons l'ordre alphabétique. Nous n'avons dû comprendre dans cette énumération que les stations les plus fréquentées, et nous avons fait une part particulièrement large à celles de notre pays. Nous ne prétendons nullement que ces données de climatologie spéciale soient complètes, la matière et l'étendue de cet ouvrage ne nous permettaient pas de tendre à ce résultat ; mais nous espérons que les praticiens qui font émigrer leurs malades trouveront dans ces indications ce qu'il leur faut pour arrêter leur choix et pour leur donner des conseils utiles. Des ouvrages spéciaux compléteront, s'il est besoin, leurs connaissances en cette matière.

Ajaccio. — Station hivernale insulaire située sur la côte ouest de la Corse, au fond du golfe de même nom. — *Thermométrie :* moyenne annuelle 17°,55. Moyennes saisonnières : hiver 12°,5 ; printemps 15°,07 ; été 24°,20 ; automne 18°,9. — *Hygrométrie :* moyenne annuelle de jours pluvieux 48 ; moyennes mensuelles : janvier 6 j., 5 ; février 5 j. ; mars 4 j., 6 ; avril 5 j., 2 ; mai 4 j. ; juin 2 j., 3 ; juillet 0 j., 3 ; août 1 j., 3 ; septembre 3 j. ; octobre 5 j., 6 ; novembre 6 j., 6 ; décembre 3 j., 7. Nombre de jours très beaux 103. — *Anémologie :* N.-O., N.-E., N. vents de beau temps. — *Saison :* station hivernale.

Alger. — *Situation :* côté N. de l'Afrique ; 36°,47' lat. N. ; 0°,44 long. O. — *Altitude :* 20^m. — *Thermométrie :* moyenne annuelle 19°,17. Moyennes saisonnières : printemps 19°,7 été 25°,43 ; automne 17°,67 ; hiver 13°,84. Température moyenne des mois : janvier 13°,22 ; février 13°,45 ; mars 14°,85 ; avril 16°,92 ; mai 19°,56 ; juin 22°,88 ; juillet 25°,61 ; août 26°,39 ; septembre 24°,31 ; octobre 20° ; novembre 17°,38 ; décembre 14°,19. — *Barométrie* : 762ᵐᵐ,51. — *Hygrométrie :* moyenne annuelle de pluie 0ᵐ,904 : nombre des jours de pluie 95,6 ainsi répartis : de novembre à avril 72 jours ; d'avril à novembre 23 jours. — *Anémologie:* vents dominants N.-O. ; vents de S. et de S.-E. rares ; sirocco. — *Formule climatologique :* climat chaud l'hiver, mais variable ; température assez constante ; ciel habituellement découvert ; climat plus sec et moins énervant que celui de Madère. — *Adaptation thérapeutique :* valétudinaires, catarrheux, rhumatisants, phthisiques. — *Saison :* de novembre à avril.

Amélie-les-Bains. — *Situation :* 42°,27' lat. N. et 0°,19 long. E. — *Altitude :* 235ᵐ. — *Thermométrie :* moyenne annuelle 15°,28 ; moyenne hivernale 7°,96 ; vernale 14°,09 ; estivale 23°,2 ; automnale 15°,96. Oscillations des températures maxima et minima 46° en 1864 ; oscillations des moyennes de températures mensuelles : janvier 7°,4 ; février 7°,9 ; mars 11°,5 ; avril 14°,5 ; mai 18°,7 ; juin 21°,6 ; juillet 21°,5 ; août 23°,6 ; septembre 20°,05 ; octobre 16°,4 ; novembre 11° ; décembre 8°,6. — *Barométrie :* 742ᵐᵐ. — *Hygrométrie :* humidité variant de 58 à 78° ; pas de brouillards ; 642ᵐᵐ de pluie par an : hiver 113ᵐᵐ ; printemps 283ᵐᵐ ; été et automne 244ᵐᵐ. — *Anémologie :* vents nuisibles : N.-O. ou mistral à cause du froid, E. et N.-E. à cause de la pluie. — *Formule climatologique :* climat très doux l'hiver. — *Adaptation thérapeutique :* phthisiques, rhumatisants ; avantage de combiner le bénéfice du climat avec l'usage lent des eaux sulfureuses. — *Saison :* de novembre à mars.

Anahuac (Plateau de l'). — C'est le nom donné au haut plateau du Mexique dont l'habitation a été recommandée, dans ces dernières années, comme moyen de préservation et de curation de la phthisie pulmonaire. Orizaba (altitude de 1279ᵐ), Talapa (1340ᵐ) ; Queretaro (1940ᵐ) ; Morelia (1950ᵐ) ; Mexico

(2200ᵐ) sont quelques-unes des villes de l'Anahuac, dont le séjour pourrait être conseillé, si cette influence favorable des altitudes arrivait à être mieux démontrée qu'elle ne l'est aujourd'hui.

Arachevaleta. — Station estivale des provinces basques; air vif, température modérée.

Arcachon. — *Situation :* Bassin maritime intérieur, d'un périmètre de vingt lieues environ, entre la Gironde et l'Adour. Lat. N. 44°,38; long. O. 3°,15. — *Thermométrie :* température moyenne annuelle 16°; hivernale 10°,7, estivale 26°, automnale 21°. La température moyenne de l'hiver est de 5°,2 à huit heures du matin, de 7°,9 à midi. La température moyenne hivernale y est de 2° supérieure à celle de Bordeaux. La température de la forêt est, l'hiver, plus élevée de 1° à 2° que celle de la plage. — *Hygrométrie :* 28 jours pluvieux pendant les trois mois d'hiver; 59 jours sereins; 298ᵐᵐ de pluie par an. — *Adaptation thérapeutique :* Phthisiques en état d'éréthisme nerveux et circulatoire. — *Saison médicale :* de novembre à avril.

Archipel grec. — Réunion d'un grand nombre de stations hivernales. Négrepont, Naxos, Paros, Seriphos, surtout Zea et Thermia, Candie et les Sporades. Thermia a des sources sulfureuses qui accroissent les avantages de cette station d'hiver.

Baléares (Iles). — Iviça, Palma et Mahon offrent d'excellents refuges d'hiver, particulièrement Mahon. Palma est plus fréquentée à raison de ses ressources. C'est le Madère des phthisiques de l'Espagne.

Barmouth. — Station estivale du midi de l'Angleterre.

Bastia. — Côte N.-E. de la Corse, par 42°,41' de lat. N. et 7°,6' de long. E; en pleine côte. Températ. moyenne annuelle de 16°,7. Beau temps pendant les 0,63 centièmes de l'année; ciel nébuleux pendant les 30 centièmes — 18 jours de pluie par an. Sur 1000 heures de vent : nord 60; nord-est 102, est 57, sud-est 176 ; sud 165 ; sud-ouest 163 ; ouest 76 ; nord-ouest 34. — *Saison :* station d'hiver.

Bosphore. — Vanté par Tchihatchef comme station d'été à raison de sa température qui est de 2° au-dessous de celle de Constantinople et qui est tempérée par la rapidité des courants aériens qui traversent le canal ; principalement Thérapia sur la rive nord, où il pleut très peu.

Cagliari. — Capitale de la Sardaigne, située au fond d^u golfe de ce nom ; bien abritée contre le mistral ; serait une bonne station d'hiver.

Cannes. — *Situation :* latitude N. 43°,34 ; long. E. 4°,40' sur le bord de la mer ; exposition au midi. — *Thermométrie :* temp. moyenne annuelle 16°,7 ; moyenne hivernale + 9° ; moyenne vernale 15°,8 ; moyenne estivale 24°,2 ; moyenne automnale 18°. Température minima de l'hiver (année 1863) + 3°. Températures horaires de l'hiver : à huit heures du matin 7° ; à deux heures 12°,1 ; à cinq heures 10°. Température moyenne des mois d'hiver : décembre 9°,6 ; janvier 9°,1 ; février 10°,5 ; oscillations des températures mensuelles de l'hiver : décembre, écart de 10° ; janvier, écart de 9° ; février, écart de 5°. — *Hygrométrie :* 677 millim. de pluie par an ; 52 à 60 jours de pluie. Brouillards et neige très rares. — *Anémologie :* mistral très rare. Vents d'est et de sud-est pluvieux ; vent du nord rare. — *Barométrie :* oscillations entre 737 et 751 millim. ; moyenne, entre 771 et 759^{mm}. — *Saison médicale :* de novembre à avril.

Cannet (Le). — Station hivernale encore meilleure que Cannes ; abritée de tous vents excepté du midi ; à 3 kilomètres de la plage.

Corfou. — Côte occidentale ou italienne, marécageuse ; côte orientale ou grecque très saine. Température moyenne annuelle de 16° ; hivers doux, pas de neiges, gelées rares ; printemps très beau, quelques pluies, mais tièdes et rares ; été très chaud avec soirées relativement fraîches. Automne pluvieux et humide.

Vents d'E., principalement au printemps ; les vents d'O. et de S.-O. dominent dans la saison chaude. Cette station a dû sa célébrité au séjour fructueux qu'y fit l'impératrice d'Autriche pendant le printemps et l'été de 1863.

Corse (Voy. AJACCIO et BASTIA).

Highlands (Stations des). — Stations estivales de l'Inde, situées à des hauteurs diverses dans les montagnes. Les Anglais y envoient leurs troupes pour s'acclimater et y font monter certains de leurs malades et leurs convalescents. Chaque résidence a ainsi ses stations de hauteurs (*hill-stations*) ; c'est ainsi que, dans la présidence du Bengale, ou trouve Darjeeling à 2640^m; Landon à 2400^m ; Subathow à 1320^m, etc. Dans la présidence de Madras, les principales *hill-stations* varient de 2870^m à 118^m. Dans la présidence de Bombay il y a des stations de hauteurs placées entre 2730^m et 1188^m. Les *mountain islands* sont des collines ou montagnes isolées qui surgissent de la plaine et qui fournissent d'excellentes stations estivales. A 1300 mètres on est à l'abri de la malaria. Pourquoi n'avons-nous pas dans les Pyrénées et les Alpes des *hill-stations* à altitudes graduées?

Hivernales (Stations). — Placées dans des conditions de latitude, d'exposition ou d'abri, elles ont pour caractéristique une température relativement élevée l'hiver. J'ai proposé de les diviser en : maritimes, insulaires, continentales. Arcachon, Alger, Cannes, le Cannet, Nice, Monaco, etc., rentrent dans le premier groupe ; Madère, Malte, les îles de l'Archipel, Ténériffe, Ajaccio, Undercliff, etc., appartiennent au second ; dans le troisième se trouvent Pau, Amélie-les-Bains, Pise, Rome, Florence, etc. (Voir ces différents mots).

Hyères. — Station d'hiver située dans le Var sur une colline de 100^m de hauteur à 4 kilom. de la mer, par 43°,7, lat. N. et 3°,5 long. E. — *Thermométric :* température moyenne annuelle 15°,6 ; moyenne hivernale 8°,5 ; moyenne vernale 15°; moyenne estivale 23°,4 ; moyenne automnale 15°,5. Températures horaires de la saison hivernale (en 1864) : à huit heures du matin 6°,8 ; à deux heures 12°,5 ; à six heures du soir, 8°,9.

Température moyenne des mois d'hiver (pour 1864) : décembre 11°,2, — janvier 8°,3, — février 8°,8. Oscillations des températures mensuelles de l'hiver : décembre, écart de 11°,5 ; janvier, écart de 14°,5 ; février, écart de 14°,5. — *Hygrométrie :* moyenne de l'année. 56°,47. Oscillations extrêmes de 20 à 40°. *Pluviométrie :* 746^{mm} d'eau par an, dont 257^{mm} pour les mois d'hiver. — 62 jours de pluie par an, ainsi réparties ; hiver 17,3 — printemps 16,2 — été 6,9 — automne 22. Brouillards assez communs apparaissant surtout le matin. Neige très rare, tombant tous les deux ou trois ans. — *Anémologie :* S.-O., 95 j.,5 ; N.-O, 80 j. ; S.-E. 58 ; N.-E. 48 j., 5. L'hiver offre en moyenne 26 j., 5 de N.-O. — *Barométrie :* oscillations entre 745 et 762^{mm}. — Station d'hiver.

Iles anglaises (de la Manche). — Les îles anglaises de la Manche, Wight, Jersey, Guernesey, Aurigny, doivent à leur position méridionale des avantages d'une température relativement douce pouvant les faire rechercher, comme stations hivernales, par les malades anglais qui ne peuvent pousser leurs excursions plus loin. Leur climat est assez constant comme celui de toutes les îles, et des conditions locales d'abri contre les vents froids assurent une température chaude à quelques localités. Undercliff dans l'île de Wight est une station très estimée en Angleterre. Jersey et Guernesey sont abritées des vents d'E. et de N.-E. par la côte occidentale de la Manche. La saison hivernale d'Undercliff s'étend de novembre à mai.

Iles du cap Verd. — Station d'hiver, particulièrement Porto-Praya, capitale de Sant-Iago, situé par 14°,53 de lat. N. et 25°52 de long. E. Cette station participe du climat torride, mais avec moins de chaleur ; la saison dite hivernale caractérisée par les calmes, les pluies, la chaleur, les orages, serait préjudiciable ; la saison dite *fraîche* est la seule qui puisse être utilisée. Peu de ressources ; éloignement qui ne rend guère cette station utilisable que pour les Européens qui habitent le Sénégal.

Kirghiz (Steppes des). — Provinces orientales et méridionales de la Russie. On ne les fréquente que pour y faire usage du *koumys.*

Lac de Côme. — Station estivale, caractérisée par sa douceur et sa constance, principalement dans la partie qui regarde l'embouchure du Pô.

Lac Majeur. — Avantages moindres comme station estivale que le lac de Côme (Voy. ce mot).

Littoral (Climats du). — Chacun d'eux varie suivant sa latitude et ses abris. Le littoral méditerranéen offre une foule de stations d'hiver, le littoral de la Manche offre, au contraire, des stations estivales à chaleur tempérée. L'influence du climat pour les stations du littoral se combine avec celle de l'air marin et des bains de mer.

Madère. — *Situation :* océan Atlantique entre 32°,45' et 32°,37' de lat. nord et 16°,39 et 12°,37' de long. O. — *Thermologie :* température moyenne annuelle 18°,5 ; moyennes mensuelles : janvier 16°,7 ; février, 17° ; mars 17°,5 ; avril 17°,8 ; mai 18°,7 ; juin 19°,6 ; juillet 21°,9 ; août 23°,2 ; septembre 23°,3 ; octobre 21° ; novembre 19°,2 ; décembre 20°,9. — Moyennes saisonnières : hiver 17°,1 ; printemps 18°,1 ; été 21°,6 ; automne 21°,2. — Maxima 29°,4 : minima 10° ; écart de 19°,4. Oscillations nycthémérales très minimes ; oscillations diurnes également peu étendues ; maximum de chaleur nycthémérale de midi à trois heures ; minimum de quatre à six heures du matin. — *Hygrologie :* moyenne hygrométrique variant entre 68° et 90°. Maximum d'humidité en février et mars. Jours pluvieux 102 ; belles journées 202. Août et septembre sont les plus beaux mois. Pluies par mois : janvier, 14 j. ; février, 20 ; mars, 16 ; avril, 10 ; mai, 18 ; juin, 13 ; juillet, 20 ; août, 25 ; septembre 23 ; octobre, 19 ; novembre, 15 ; décembre, 9. Moyenne pluviométrique, 1^m,25. Octobre, novembre et janvier sont les jours les plus pluvieux. *Anémologie :* alternance quotidienne des vents de terre et de mer ; atmosphère agitée. Le *leste*, vent nuisible brûlant, élève parfois la température jusqu'à 35° et 36° ; c'est un véritable sirocco venant de la côte O. d'Afrique. — Orages 6 à 12 par an, mais peu violents. *Barométrie* assez constante ; 760^mm en moyenne, avec des oscillations faibles. — *Saison :* station hivernale.

Monaco. — *Situation :* département des Alpes-Maritimes. — *Thermologie :* moyenne hivernale 9°,42 ; moyennes mensuelles de l'hiver : décembre 9°,6 ; janvier 9°,8 ; février 9°,5. — Maxima et minima des mois d'hiver : janvier : maxima 17°,6 ; minima 0° ; février, maxima 17°, minima 0°,5. — *Hygrologie :* moyenne 63°,5. — *Anémologie* (moyenne des trois hivers 1861 à 1865) : vents de N. 22 ; de N.-E. 35 ; d'E. 53 ; de S.-E. 6 ; de S. 6 ; d'O. 31 ; de S.-O. 16 ; de N.-O. 39. — État du ciel pendant la saison hivernale (de décembre à mars) : 25 jours sereins ; 19 jours nuageux ; 14 jours couverts ; 17 jours pluvieux. — Le plateau des Spelugues est bien abrité. — *Saison :* de novembre à avril.

Menton. — *Situation :* département des Alpes-Maritimes. Sur le bord de la mer, en pleine côte ; exposition au sud-est. — *Thermologie :* moyenne annuelle 16°,1. Moyennes saisonnières : hivernale 9°,4 ; vernale 14° ; estivale 25° ; automnale 16°,9. Température minima moyenne de l'hiver 4°,6. Températures horaires de l'hiver : soleil levant 6°,9 ; deux heures de l'après-midi 11°,7 ; soleil couchant 6°,6. Température moyenne des mois d'hiver : décembre 9°,7 ; janvier, 8°,1 ; février 8°,9. Ecarts entre les températures maxima et minima des mois d'hiver : décembre 9° ; janvier 8°,25 ; février 10°,12. Climat doux et égal. — *Hygrologie :* moyenne de l'hygrométrie 58°,4. — *Pluviométrie :* 720^mm. Nombre moyen des jours de pluie 78 ; de temps couvert 26 ; d'alternance du soleil et des nuages 503 ; de soleil radieux 208. Répartition des pluies hiver 19 ; été 12 ; automne 26. Sur 90 jours d'hiver, 71 permettent la promenade à pied. Brouillards nuls. — *Anémologie :* 80 jours par an, de vents violents plus fréquents au printemps que dans une autre saison. Alternance diurne et nocturne des brises de terre et de mer. Fréquence des vents d'E. ; rareté du N.-O. ; vent du N. froid ; S.-E. et S.-O. pluvieux. — Abris contre les vents nuisibles et désagréables. — *Barométrie :* variable de 753 à 764^mm ; oscillations comprises entre 738 et 773^m. — *Saison :* station hivernale.

Mexico. — *Situation :* Mexique par 19°,26 lat. N. et 101°,25 long. O. — *Altitude :* 2274^m. — *Thermologie :* moyenne annuelle 17°. Moyennes saisonnières : hiver 15°; été 19°. Variations étendues et brusques. — *Hygrologie :* 576^mm de pluie; hygrométrie très variable (de 91° à 65°). Brouillards; fortes gelées blanches l'hiver, rosées abondantes. — *Barométrie :* Hauteur moyenne du baromètre 585^mm. Climat d'altitude (Voy. ANAHUAC).

Naples (et son golfe). — *Situation :* lat. 40°,51'; long. E. 11°,54'. — *Thermologie :* moyenne annuelle 16°,5; moyennes saisonnières : hivernale 9°,8; vernale 15°,2; estivale 23°,8; automnale 15°,8. Température maxima 38°,7; minima 5°. Variations diurnes fréquentes et étendues. — *Anémologie :* alternance des vents froids de l'Apennin et des vents chauds d'Afrique. — Station hivernale médiocre.

Nice. — *Situation :* département des Alpes-Maritimes, par 43°,41' lat. N. et 4°,56, long. E. Sur le bord de la mer, rade ouverte au midi. — *Thermologie :* température moyenne annuelle 15°,27. Moyennes saisonnières : hiver 8°,33; printemps 13°,7; été 22°,9; automne 16°,17. Minimum de l'hiver : 3°. Températures horaires de l'hiver (années 1863-1864) : soleil levant 4°,6; deux heures de l'après-midi 10°,7; soleil couchant 9°. Moyenne des mois d'hiver : décembre 9°; janvier 7°,5; février 8°,7. Oscillations des températures maxima et minima des mois d'hiver : décembre, écart de 8°,5; janvier, écart de 12°,1; février, écart de 7°,5. Oscillations diurnes, brusques par changement de direction des vents. Température variable le matin et le soir, assez uniforme entre onze heures du matin et quatre heures du soir. Printemps perfide à cause des variations de température. — *Hygrologie :* grandes oscillations, de 90° à 15°, de l'hygromètre. Mois de novembre le plus humide; juin, décembre et mars les plus secs. Mois classés suivant le nombre de jours de pluie : mai, septembre, octobre, janvier, mars, février, décembre, juin, août et juillet. Ce dernier mois n'a que 2 j., 1 de pluie. Jours de pluie par an 70. Moyenne pluviométrique 1^m,38. Vents pluvieux, E. et S.-O. Neige, en moyenne 1 j., 4. Brouillards 6 jours par an, principalement le matin. — *Anémologie :* vents fréquents et très forts; l'hiver, prédominance des vents continentaux. Vents réguliers soufflant du N. la nuit, du midi le jour. Vents dominants S.-E. N.-E. Les vents plus rares sont l'O., le N.-N.-O., l'O.-S.-O., le S.-S.-E. et le S.-S.-O. Mistral assez fréquent, durant quelquefois 3, 7 ou 9 jours. — *Baromé-trie :* entre 762 et 770. — *Saison :* station hivernale.

Oran. — *Situation :* Algérie par 35°,44' lat. N. et 2°,6 long. O., au fond d'une baie. — *Thermologie :* temp. moyenne annuelle 16°. Températures saisonnières : hiver 11°; printemps 13°; été 21°; automne 22. — Oscillations de température plus grandes qu'à Alger. — *Saison :* station d'hiver.

Orotava. — *Situation :* vallée de Santa-Cruz, une des Canaries. — *Thermologie :* moyenne annuelle 20°,2. Maxima de l'année 28; minima 10. Températures des mois d'hiver : décembre 19°,3; janvier 16°,8; février 16°,7. — Ecart de 8° entre le mois le plus chaud et le mois le plus froid. — *Hygrologie :* moyenne de jours pluvieux 150 (Madère a 73 jours de pluie, Alger 87, Bone 144). — *Saison :* station d'hiver.

Pise. — *Situation :* Italie par 43°,43' lat. N. et 8°,3 long. E. — *Thermologie :* moyenne annuelle 15°,84. Moyennes saisonnières : hiver 7°,82; printemps 14°,82; été 23°,23; automne 17°,31. — Station d'hiver.

Rome. — *Situation :* 41°,55 lat. N. et 10°,6 long. E. — *Thermologie :* temp. moyenne annuelle 15°,4. Moyennes saisonnières : hiver 8°; printemps 14°,2; été 22°,91; automne 16°,49. Oscillations entre les minima et les maxima de l'année 44°. Transitions thermologiques brusques, l'hiver et le printemps, à raison des changements de vents. — *Hygrologie :* humidité assez forte, quantité annuelle de pluie : 800^{mm}.; moyenne des jours de pluies 114. — *Anémologie :* passage brusque, pendant l'hiver, du vent de sud au vent du nord. — *Saison :* station hivernale. Malaria pendant les mois de juin et juillet.

Salerne. — *Situation :* Italie, au sud de Naples. — *Thermologie :* moyenne annuelle de 1°,5, aussi élevée que celle de Naples. Mieux abritée que celle-ci, moins exposée aux vents septentrionaux. Climat assez variable. — *Saison :* station hivernale.

Sicile. — Abonde en stations d'hiver. Catane, Syracuse et leurs environs et toute la côte S. et E. de l'île, offrent un grand nombre de ces refuges.

Sorrente. — Assez bonne station estivale à cause de la prééminence des vents du N. qui rafraîchissent la température.

Suisse (stations d'altitude). — Elles sont très nombreuses, comme l'explique la configuration montagneuse de la contrée. Lombard les distingue en : *Climats plus doux que toniques*, entre 450 et 500 mètres (Mornex, Saint-Gervais, Charnex); *Climats toniques et vivifiants* entre 900 et 1,000 mètres (Chaux-de-Fond à 1,034^m; Grinwald à 1,046; Chamonix à 1,052; le Locle à 924); *climats toniques et très excitants* au-dessus de 1,100 mètres (Saint-Bernardin 1,754; Saint-Moritz 1,786; Loesche 1,359).

Venise. — *Thermométrie :* temp. moyenne annuelle 13°,26; temp. moyenne vernale 12°,6; temp. moyenne estivale 22°,8; temp. moyenne automnale 13°,26; temp. moyenne hivernale 3°,3. Oscillations hivernales 11°,9 ; vernales 14°,3 ; estivales 14°,1 ; automnales 14°,5. — *Hygrométrie :* moyenne annuelle de jours de pluie 75. Quantité annuelle de pluie 933^{mm}. — *Anémologie :* vent du N.-E. prédominant, agréable, purifie l'atmosphère ; vents d'ouest et du sud chauds et énervants. — *Barométrie :* moyenne de 757 millimètres. — Climat très analogue à celui de Pise, d'une action sédative; convient dans le cas d'éréthisme nerveux et circulatoire.

Villefranche. — *Situation :* Alpes-Maritimes, à 2 kilom. de Nice. Rade ouverte au midi, bien fermée ; sur la côte E. de cette rade. Abri contre les vents d'est. Le N., le S.-O., l'O. et le N.-O. sont des vents rares. La culture du citronnier en pleine terre indique une température plus douce que celle de Nice.

CINQUIÈME PARTIE

FORMULAIRE BROMATOLOGIQUE

———

Alimenter les malades est tout un art, et des plus épineux ; déléguer ce soin à ceux qui l'entourent est une négligence dont les effets, pour n'être pas dramatiques et saisissants, n'en sont pas moins tout aussi fâcheux que ceux des prescriptions pharmacologiques, faites à contre-sens thérapeutique ou d'une manière incorrecte. J'ai consacré un gros livre à cette question capitale de la diététique alimentaire et je ne me flatte pas d'avoir épuisé le sujet (*Hygiène alimentaire des malades, des convalescents et des valétudinaires,* ou *du Régime envisagé comme moyen thérapeutique,* troisième édition. Paris, 1881). Mon but ne peut être ici, laissant de côté les principes de la diététique, que de réunir les principales formules bromatologiques que le praticien a tous les jours l'occasion d'appliquer. Nous les grouperons sous les deux chefs suivants : 1° Formules analeptiques ; 2° Formules des diètes spéciales ou exclusives.

Iʳᵉ SECTION. — FORMULES ANALEPTIQUES.

Définition. — Moyens propres à fournir à la nutrition les éléments d'une réparation active.

Agents analeptiques. — Tous les aliments « *valentis materiæ* », comme disaient les anciens, c'est-à-dire susceptibles de fournir, avec le moins de travail digestif possible, la plus grande somme de matériaux réparateurs.

Indications. — Tous les cas dans lesquels la nutrition a subi un déchet : convalescence des maladies aiguës, hectisies diverses, consomptions.

Régime analeptique. — Il consiste essentiellement : 1° à stimuler l'appétit ; 2° à accroître, si elles sont languissantes, les aptitudes digestives ; 3° à placer les malades que l'on veut *entraîner* dans les conditions de milieu et de genre de vie qui sont les plus propres à diminuer les dépenses organiques et à favoriser les recettes.

I. Analeptiques protéiques.

I. Toutes les viandes réparatrices et fraîches, sous formes de viande grillée, quelquefois crue, de bouillons, de consommés, etc.

1° *Bouillons.*

Beef-tea des Anglais.

On prend une livre de bœuf entièrement maigre et sans mélange d'os ; on ajoute son poids d'eau froide, on fait chauffer jusqu'à ébullition ; au bout de 1 à 2 minutes, on passe avec expression, puis on ajoute du sel, des assaisonnements, du caramel.

Bouillon fortifiant de Liebig.

On prend 250 grammes de viande fraîche ; on la hache, on la délaye dans 500 grammes d'eau additionnée de 4 gouttes d'acide chlorhydrique et de 3 grammes de chlorure de sodium ; on laisse macérer pendant une heure ; on verse ensuite sur un tamis de crin ou un linge fin.

Debout a fait remarquer que la couleur et l'odeur de ce bouillon doivent répugner à un grand nombre de malades ; que si on le chauffe, on sépare l'albumine et l'on a un bouillon ordinaire non albumineux, très restaurant ; que s'il est pris froid, au contraire, il est très propre à rendre de l'albumine au sang.

Bouillon à la boule.

Ce bouillon, très employé dans la pratique de Montpellier, consiste à placer dans une boule d'étain, hermétiquement close (et incomplètement remplie), les ingrédients habituels d'un consommé et à plonger dans un bain-marie. C'est un bouillon à l'étuvée qui conserve tous les principes nourrissants et sapides de la viande.

2° *Pulpe de viande crue* (Weisse et Trousseau).

Pour confectionner la pulpe de viande, on choisit un morceau de viande de bœuf ou de mouton, bien débarrassé des fibres et de la graisse; on le hache très menu, on le pile dans un mortier, et on exprime cette pâte de viande à travers une passoire à trous fins en la comprimant avec le pilon; on recueille la pulpe très divisée à l'aide d'un couteau promené au-dessous de la passoire et on recommence cette manœuvre jusqu'à ce que la pâte ne laisse plus rien passer. On peut aussi préparer la pulpe de viande par le grattage à l'aide d'un couteau mal affilé.

On administre cette pulpe en nature ou mélangée à du sucre, de la confiture de groseilles, de la conserve de roses, étendue sur des biscuits de Reims, des tranches de pain.

Tapioka à la pulpe de viande (F.).

On prépare du tapioka au gras et on le mélange dans un mortier avec 1 ou 2 cuillerées de pulpe de viande. Ce potage très réparateur a une couleur, une odeur et un goût très appétissants. Il faut le saler un peu fortement pour compenser la fadeur de la viande.

II. Analeptiques gras.

I. *Crème de lait.*

1° Introduire dans un peu de café noir de 1 à 10 cuillerées à bouche de crème à beurre et sucrer.

2° Mélanger la crème avec un peu de kirsch (formule anglaise).

3° Quand la saison le permet, manger des fraises assaisonnées à la crème.

II. *Beurre.*

Le faire prendre en nature.

II. *Beurre bromo-ioduré* (Trousseau).

℞ Beurre frais...................... 125 grammes.
Iodure de potassium............... 5 centigrammes.
Bromure de potassium............. 20 —
Chlorure de sodium................ 2 grammes.

Convient aux enfants scrofuleux qui ont besoin d'un régime gras.

III. *Œufs.*

1° *Œufs laiteux* (*ova tremula*. Galien).

2° *Lait de poule.*

On mêle dans un bol 1 ou 2 jaunes d'œuf avec du sucre en poudre, on ajoute une cuillerée à café d'eau de fleurs d'oranger, et on verse sur ce mélange de l'eau bouillante, peu à peu et en agitant.

On peut, au lieu d'eau, se servir de thé, de café, d'eau coupée de lait. J'emploie assez habituellement l'eau panée comme véhicule du lait de poule. On peut l'aromatiser en y ajoutant du rhum, du kirsch, quand il y a utilité à le rendre excitant.

3° *Looch jaune.*

℞ Jaune d'œuf très frais................ n° 1.
Huile d'amandes douces............ 30 grammes.
Eau de fleurs d'oranger............. 10 —
Sirop de guimauve ou de capillaire. 30 —
Eau............................... 100 —

IV. *Huile de foie de morue.*

L'huile de foie de morue demande, pour être supportée, qu'on l'administre au moment des repas ; qu'on en interrompe l'usage toutes les fois que l'appétit diminue ; qu'on limite son emploi à la saison froide ; qu'on le suspende quand le temps ne permet pas de faire d'exercice ; qu'on l'additionne de sel fin.

L'*intolérance gustative* est éludée par un des artifices suivants : mastication, au préalable de pastilles de *pepper-mint* ou d'écorce d'orange fraîche (Frédéricq) — rinçage de la bouche avec de l'eau-de-vie forte ou du rhum pour émousser la sensibilité des papilles du goût — enrobage de l'huile dans une rondelle de pain azyme : on la trempe dans de l'eau aiguisée d'essence de menthe ; elle se moule sur la cuiller, on la remplit, on rabat les bords et on l'avale en humant, *instar ostreœ* (Maisonneuve). — Se boucher les narines et fermer les yeux au moment de l'ingestion de l'huile. — Emploi du bouillon, du lait, du café noir comme véhicules.

L'*intolérance gastrique* est tournée en grande partie par la précaution de prendre l'huile saupoudrée de sel fin, ce qui la rend beaucoup plus digestible ; il faut d'ailleurs placer le malade dans toutes les conditions qui assurent une bonne digestion.

Les succédanées de l'huile de foie de morue en nature sont d'une valeur équivoque. La capsulation, la gélatinisation de l'huile de foie de morue n'atteignent pas le but.

1° *Huile de foie de morue iodoformée* (F.) (Voyez page 162).

2° *Huile de foie de morue à l'essence d'amandes amères.*

3° *Huile de foie de morue à l'essence d'eucalyptus.*

V. *Lait.*

1° *Lait naturel* (DIÈTE LACTÉE).

2° *Lait artificiel.*

Farine lactée (Nestlé).

C'est une farine imprégnée de lait, desséchée et ayant conservé les principes nourrissants de ce liquide.

On mélange 1 cuillerée à bouche de farine lactée dans 10 cuillerées d'eau et on fait bouillir.

Pour les enfants plus âgés on fait bouillir une cuillerée dans 6 d'eau.

Remplace imparfaitement le lait pour les nourrissons.

3° *Mélange crémeux* (Biedert).

On fait bouillir 200 grammes de crème fraîche dans 600 grammes d'eau et on ajoute 5 grammes de sucre de lait.

4° *Boissons d'œufs* (Ecertrank).

℞ Eau........................ 200 grammes.
　 Blanc d'œuf.................. n. 1.
　 Sel marin................... q. s.

On ajoute plus tard le jaune de l'œuf et on blanchit avec 1/3 à 3/4 de lait.

Dans les diarrhées des jeunes enfants.

III. **Analeptiques féculents.**

Sagou, salep, arrow-root, tapioka, glands doux.

1° *Chocolat au salep.*

℞ Salep....................... 15 grammes.
　 Incorporer à pâte de chocolat.. 500 —

2° *Racahout.*

Mélange de glands doux torréfiés, de sucre et de chocolat aromatisé à la vanille.

IV. Analeptiques gélatino-gommeux.

I. *Gelées de viandes.*

1° Blancs-manger.

Blancs-manger maigres (lait, amandes, gélatine, aromates divers).

Blancs-manger gras contenant les principes extractifs des viandes blanches.

II. *Gelées végétales.*

Préparées avec des algues qui abondent en gelées (*Porphyra vulgaris, Ulva latissima, Gracilaria lichenoïdes, Fucus carragahen*).

Lait analeptique (Thodanter).

℞ Lait........................... 1 litre
   Carragahen.................... 5 grammes
   Sucre blanc................... 30   —
   Cannelle. .... 1 gramme 30 centigr.

On fait bouillir pendant 10 minutes.

Les potages aux nids d'hirondelles rentrent dans la catégorie des gelées.

V. Lavements nutritifs.

1° *Lavement nutritif* (Ambr. Paré).

a. Bouillon de poule et quatre onces de vin.

b. Purée d'orge mondée, avec mélange de lait et de deux jaunes d'œuf.

2° *Lavement peptonisé* (Flint).

On mélange 200 à 300 grammes de viande finement hachée avec le tiers de son poids de pancréas frais de bœuf, et on verse sur le mélange 200 grammes d'eau tiède.

3° *Lavement de lait peptonisé* (Catillon).

On porte du lait frais à l'ébullition, puis on le fait digérer avec 1 à 3 grammes de pancréatine. On s'épare la couche butyreuse par l'éther, et la caséine peptonisée reste dissoute.

4° *Lavement de peptone de viande.*

3 cuillerées à bouche de la solution saturée de peptone de viande dans 250 grammes d'eau; addition de 3 à 4 gouttes de laudanum et de 30 centigrammes de bicarbonate de soude.

5° *Lavement à la pepsine et à la diastase.* (F.)

On épaissit un verre de bouillon de bœuf avec 4 grammes de tapioca ; on fait cuire légèrement, on laisse refroidir ; on mélange avec 30 grammes de pulpe de viande fraîche et on ajoute 20 centigrammes de diastase et 1 gramme de pepsine acidifiée.

Tous ces lavements nutritifs exigent les précautions suivantes : 1° température tiède ; 2° petit volume ; 3° position horizontale après les avoir pris ; 4° lavement d'eau 1 heure avant le lavement nutritif.

II° SECTION. — DIÈTES ET RÉGIMES EXCLUSIFS.

Définition. — Régimes basés sur l'usage principal ou exclusif de telle ou telle catégorie d'aliments.

Sortes de diète. — Diète abstinentielle. — Diète sèche. — Diète lactée. — Diète sucrée. — Diète de fruits. — Diète liquide. — Diète végétale. — Diète animale.

Indications. — Diverses suivant leur nature, ces diètes sont tour à tour tempérantes, antiphlogistiques, reconstituantes, etc.

Régime. — Ce régime varie avec chacune d'elles et les constitue essentiellement.

I. Diète abstinentielle.

Mesures et doses indiquées par le but à atteindre.

Indication dans les maladies aiguës de nature inflammatoire, les hypertrophies diverses, la polysarcie, certaines maladies chirurgicales, en particulier les anévrysmes (méthode de Valsalva) ; comme moyen de réduire le volume du fœtus dans le cas de rétrécissement du bassin (Depaul) ; dans diverses maladies chirurgicales et à la suite de quelques opérations, dans la syphilis.

I. **Cura-famis ou soult-cure** (Voyez Antisyphilitiques).
II. **Méthode de Valsalva.**
1° Saignées copieuses.
2° Réduction à moitié des aliments ordinaires ; arriver à ne donner que 14 onces par jour d'aliments solides dans lesquels les viandes blanches entrent pour 2 onces. On peut donner du

lait, du bouillon, mais il faut réduire la quantité des aliments solides, dans la proportion de 1 once de ceux-ci pour 4 onces de lait ou de bouillon. Le vin doit être interdit. Quand le malade atteint d'une hypertrophie active du cœur a été environ deux mois sans éprouver de palpitations et sans présenter d'impulsion forte du cœur, on peut se relâcher peu à peu de la rigueur de ce régime, sauf à y revenir si les accidents reparaissent (Laënnec). Le repos et la position horizontale, qui ralentissent d'une manière si marquée les mouvements du cœur, sont un élément nécessaire de ce traitement.

III. **Régime de Banting modifié, contre l'obésité.**

1° Abstention de lait, de sucre, de bière, de beurre, de champagne, de porto, d'eau de Seltz.

2° Réduction des aliments à 900 grammes par jour, dont 300 grammes de liquides et 600 grammes d'aliments solides.

3° Usage modéré des féculents, abstention aliments gras, réduction des boissons, même de l'eau, au minimum.

4° En résumé : combinaison de la diète abstinentielle, de la diète sèche et de l'entraînement par l'exercice.

II. Diète sèche ou xérophagie.

(Indiquée dans la polyurie, les hydropisies, la syphilis invétérée).

1° Maintenir les malades dans un endroit frais.

2° Ne permettre que peu d'exercice et à petits pas.

3° Réduire les boissons et les aliments liquides au minimum.

4° Leur recommander d'aspirer au chalumeau de paille la petite quantité de boisson qu'on leur permet.

5° Usage modéré de fruits aqueux.

6° Lotions fréquentes de la bouche avec de l'eau aiguisée d'essence de menthe ou d'eau de Botot.

7° S'abstenir des aliments qui altèrent (fritures, saumures, féculents) ou de ceux qui contiennent une quantité considérable d'eau de végétation (légumes verts, pommes de terre).

8° Usage quotidien de 2 à 4 grammes de sel de prunelle (nitrate de potasse fondu) en dissolution dans un litre d'eau froide.

III. Diète végétale.

I. **Régime herbacé**. — Diète fondée sur l'abstention de viandes et l'emploi principal, sinon exclusif, de végétaux verts, crus ou cuits (Scorbut, goutte, gravelle).

II. **Régime féculent**. — Indications peu précises.

III. **Régime de fruits**. — Cure de raisins.

1° Repas uniquement composé de raisin, avec ou sans adjonction d'un repas constitué par de la viande grillée.

2° Commencer par 1 livre de raisin et arriver progressivement à 4, 6 et même 8 livres.

3° Prendre, autant que possible, ces repas de raisin à la vigne même.

4° Le premier repas, celui du matin, doit être plus abondant que les autres.

5° Deux heures après ce repas de raisin, déjeuner au pain, boire un verre d'eau. Promenade pendant ces deux heures.

6° A midi, second repas de raisin ; à deux heures, dîner léger.

7° A cinq heures le soir, troisième repas de raisin ; collation vers sept heures.

La durée de la cure de raisin doit être de cinq à six semaines.

IV. Diète animale ou fibrineuse (Barbier).

Élément important, mais dont on abuse aujourd'hui, de la médication analeptique ou reconstituante (glycosurie, diarrhées cachectiques ; diarrhée de sevrage, rachitisme, marasme, etc. (Voir ANALEPTIQUES).

V. Diète lactée.

I. **Diète lactée simple**.

(Moyen de provoquer une diurèse ou un flux diarrhéique qui diminuent les épanchements séreux, cavitaires ou interstitiels. — Diarrhée chronique. — Goutte floride. — Hypertrophie active du cœur. — Phthisie.)

1° Régime lacté, tantôt exclusif, tantôt mitigé.

2° Faire choix d'un lait irréprochable comme qualité, et le consommer récent.

3° N'employer que le lait cru.

4° Le saler légèrement.

5° Donner le lait par petites quantités (une tasse) fréquemment répétées ; arriver à 2, 3 et même 4 litres de lait par jour.

6° Ajouter progressivement d'autres aliments, mais en petite quantité et peu variés (pain, beurre, œufs, etc.).

7° S'il y a de la constipation, choisir du pain de seigle et sucrer le lait avec du miel brun.

II. Diète lactée médicamenteuse.

1° Faire prendre aux nourrices ou aux femelles laitières des médicaments (chlorure de sodium, fer, sublimé, etc.).

2° *Dulcifier* ces médicaments en les faisant prendre dans du lait.

VI. Diètes ou cures de petit lait et de koumiss.

I. Cures de petit-lait.

Habituellement réunies aux cures de raisin.

(Méran, Ischl, Rehburg, Badenweiller, Allevard, etc.).

II. Cures de Koumiss ou lait de jument fermenté.

1° *Koumiss naturel* ou des Tartares. Lait de jument fermenté dans des outres de cuir. Le premier jour, on débute par du koumiss faible ; c'est-à-dire n'ayant que deux jours de préparation et on en prend 3 bouteilles, deux le matin et une le soir après dîner. Le quatrième jour, on augmente la dose, et pendant quatre jours, on boit quatre bouteilles dans les vingt-quatre heures. Le huitième jour on augmente d'une bouteille et on prend du koumiss fort, de trois jours. Quantité usuelle de 5 à 8 bouteilles. Nourriture grossière, composée principalement de viande de mouton (Bogaïolewski).

2° *Koumiss artificiel* ou galazyme (Schnepp).

VII. Diète grasse.

I. Huile de foie de morue (Voy. ANALEPTIQUES GRAS).

II. Crème de lait (Voy. ANALEPTIQUES GRAS).

III. Chocolat.

IV. OEufs.

V. Bouillie de farine de maïs récente préparée au lait.

VI. Beurre et huiles en quantités aussi considérables que le permet la tolérance de l'estomac.

VII. Viandes grasses.

L'emploi concomitant des condiments salés et aromatiques, la vie au grand air, l'exercice, la gymnastique, l'équitation, etc., sont des auxiliaires utiles du régime gras. Le suspendre toutes les fois que le malade sera obligé de garder la chambre. Mal supporté l'été ; l'hiver est la saison qui permet d'en tirer le meilleur profit.

FIN

TABLE DES MATIÈRES

PREMIÈRE PARTIE

FORMULAIRE PHARMACOLOGIQUE

Iʳᵉ SECTION. — Prolégomènes.

DEUXIÈME PARTIE

FORMULAIRE ÉLECTROLOGIQUE

Ire SECTION. — Électrothérapie.

IIe SECTION. — Magnétothérapie.

TROISIÈME PARTIE

FORMULAIRE HYDROLOGIQUE

QUATRIÈME PARTIE

FORMULAIRE CLIMATOLOGIQUE

CINQUIÈME PARTIE

FORMULAIRE BROMATOLOGIQUE

FIN DE LA TABLE DES MATIÈRES.

TABLE ALPHABÉTIQUE
DES MATIÈRES

D

M

U

V

FIN DE LA TABLE ALPHABÉTIQUE.